Ruth & Dietmar Pfennighaus

Einfach fasten – gesünder leben

Ein ganzheitlicher Wegweiser für Körper, Geist und Seele

Francke

Ruth und **Dr. Dietmar Pfennighaus** sind die Initiatoren des Gesundheitshauses in Marburg. Ruth ist Gesundheits- und Ernährungsberaterin sowie Phytotherapeutin. Dietmar ist Theologe, Systemischer Berater und Supervisor. Er leitet das Weiterbildungsinstitut für Systemische Beratung und Seelsorge (www.isbus.net).

Wichtiger Hinweis:
Die Informationen und Empfehlungen in diesem Buch stammen aus dem Bereich der Naturheilkunde und sind kein Ersatz für eine ärztliche Beratung und Behandlung. Die Autoren und der Verlag übernehmen keine Haftung für nachteilige Auswirkungen oder Schäden, die in Zusammenhang mit den in diesem Buch enthaltenen Informationen und praktischen Hinweisen auftreten könnten.

Trotz aller Bemühungen ist es uns leider nicht gelungen, die Rechteinhaber sämtlicher Fremdtexte ausfindig zu machen. Für Hinweise sind wir dankbar.

Bibliografische Information der Deutschen Nationalbibliothek
Die Deutsche Nationalbibliothek verzeichnet diese Publikation in der Deutschen Nationalbibliografie; detaillierte bibliografische Daten sind im Internet über https://dnb.de abrufbar.

2. Auflage 2026
ISBN 978-3-96362-144-4

Am Schwanhof 19, 35037 Marburg an der Lahn

Umschlagbild: © stock.adobe.com/Anna Om
Umschlaggestaltung & Satz: Francke-Buch GmbH

Fotos Innenteil: © privat: Steffen Stark (S. 6); privat (S. 9)
© www.pixabay.com: ; Monfocus (S. 13); Felix Mittermeier (S. 17); danielbuescher (S. 19); Nennieinszweidrei (S. 21); StockSnap (S. 23, 118); Stevebidmead (S. 27); blanca_rovira (S. 28); PublicDomainPictures (S. 32); Ridderhof (S. 40); Ertz (S. 43); MaBraS (S. 45); Life-Of-Pix (S. 48); demieahl (S. 50); Jonny-Joka (S. 54); FrankWinkler (S. 56); PIRO4D (S. 64); Bessi (S. 67); rawpixel (S. 72); Stux (S. 84); congerdesign (S. 87); 5598378 (S. 96); Silviarita (S. 103); wuzefe (S. 111); sik-life (S. 117); Lubosttouska (S.120); Einladung_zu_Essen (S. 121); Pexels (S. 127, 160, 177); Jabbacake (S. 131); danigeza (S. 139); JillWellington (S. 144, 154); PhotoGranary (S. 149); 28703 (S. 156); ROverhate (S. 165); hschmider (S. 172); katerinavulcova (S. 179); Tama66 (S. 185); LisaRedfern (S. 200); Mareefe (S. 201); RitaE (S. 203, 210); GorilaCreativo (S. 205); Free-Photos (S. 207); congerdesign (S. 208); mp1746 (S. 209); stevepb (S. 211); Schlauschnacker (S. 212); marekonline (S. 213)
© www.shutterstock.com: SasaStock (S. 37); Evgeny Atamanenko (S. 106) Elena M. Tarasova (S. 110); gpointstudio (S. 136); Mike Pellinni (S. 169); Liderina (S. 181); goodmoments (S. 188); Jiri Hera (S. 197); Karissaa (S. 199); Harry Wedzinga (S. 202); pilipphoto (S. 204); pilipphoto (S. 206)
© iStockphoto.com: Irma Burns; Pimpay (S. 101) matka_Wariatka (S. 80)

Printed in Poland

www.francke-buch.de • info@francke-buch.de

Inhalt

Dank und Vorwort

Wie wir uns dem Fasten nähern, verdeutlicht, wie einzigartig und unterschiedlich wir doch sind. Deshalb war das gemeinsame Schreiben dieses Buches eine Herausforderung. Doch so, wie wir in fast 40 Jahren Ehe von unserer Andersartigkeit wesentlich mehr profitiert haben, als uns daran zu reiben, kann nun beim Lesen unser unterschiedlicher Schreibstil bereichern. So werden Sie mit verschiedenen Blickwinkeln vertraut – ganz im Sinne der Ganzheitlichkeit.

Wir bedanken uns zunächst gegenseitig beieinander für die Großzügigkeit, mit der wir der Andersartigkeit des anderen von Herzen zugestimmt haben.

Ebenso möchten wir uns herzlich bei unserer Lektorin Steffi Baltes bedanken, die aus all den Bausteinen ein Ganzes hat werden lassen. Außerdem haben fleißige Helferinnen durch ihr Mitdenken und ihre Korrekturen einen wertvollen Beitrag geleistet.

Nicht zuletzt sind wir dankbar für die vielen Menschen, mit denen wir schon so viele Jahre unterwegs sein dürfen – in den Fastenwochen und bei anderen Gesundheitsseminaren sowie in der Beraterweiterbildung, durch die wir ein tieferes Verständnis für die Bewegungen unserer Seele gewinnen.

Nun liegt ein Buch vor Ihnen, das Ihnen das Fasten näherbringt und erleichtert. Ganz grundsätzlich wird erfahrbar, wie wir gerade durch zeitweiligen Verzicht das Wertvolle und den Reichtum unseres Lebens spüren können.

Viel Freude und fruchtbare Erfahrungen auf dieser Entdeckungsreise wünschen

Ruth und Dietmar Pfennighaus

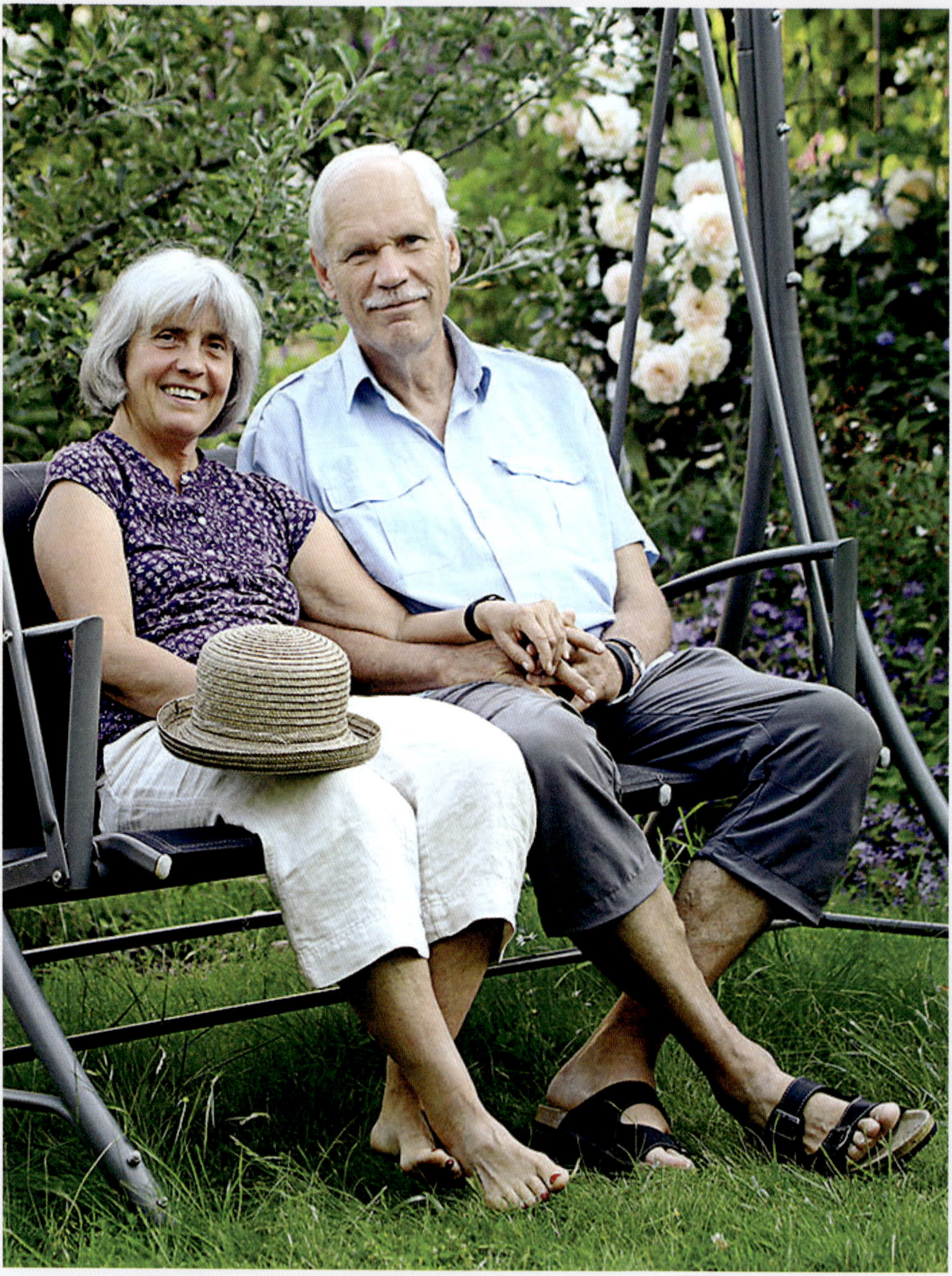

Einleitung: Unser Einstieg ins Fasten

RUTHS FASTENGESCHICHTE

Meine ersten Erfahrungen mit dem Fasten machte ich in einer Phase meines Lebens, in der ich total erschöpft war. Mein Mann und ich hatten fünf Kinder im Alter von 10 bis 17 Jahren. Die Sorge für sie und ein großes Haus mit Grundstück, die ehrenamtliche Arbeit in unserer Gemeinde und die Selbständigkeit zerrten an mir. Ich merkte, dass ich dringend eine Auszeit brauchte. Warum ich mich in dieser Situation gerade für geführte Fastentage entschied, bleibt mir bis heute ein Rätsel. Doch so fing alles an: Im bergigen Harz, in einem alten Bauernhaus, begann vor über 20 Jahren meine Geschichte mit dem Fasten, meine »Fastenreise«. Ich kam dort in eine überschaubare Gruppe mit einem erfahrenen Fastenleiter, einem Wanderführer und einem Pastor – was konnte da schon schiefgehen?

Für mich leider so einiges. Früh am Morgen ging es gleich eine Stunde bergan. Die im Fasten schon erfahrenen Mitglieder der Gruppe liefen fröhlich erzählend mit dem Leiterteam weit voraus und ich als Neuling musste zusehen, wie ich hinterherkomme. Damals reagierte ich körperlich sehr heftig auf das Fasten. Es war sehr anstrengend für mich, doch ich hielt tapfer durch.

Ich merkte: Weder die Gruppe noch die Gegend waren richtig für mich. Da meine Heimat ursprünglich Mecklenburg und die Ostsee ist, versuchte ich es das nächste Mal mit Fastentagen an der See. Wir waren eine sehr große Gruppe, die vom Fastenleiter am herrlichen Ostseestrand geführt wurde – das war schon besser. Doch mir fehlte eine schöne Umrahmung und inhaltliche Impulse für das Fasten. Denn schon zu diesem Zeitpunkt spürte ich: Fasten ist nicht nur für meinen Körper eine Auszeit, sondern auch für meine Seele. Fasten ist eine ganzheitliche Regeneration.

Doch ich blieb dran, ermutigt auch durch meine Freundin Christiane, selbst Mutter einer Großfamilie, mit der mich eine enge langjährige Freundschaft und das gemeinsame Interesse für einen gesunden, ganzheitlichen Lebensstil verband. In der ehemaligen DDR hielten wir in verschiedenen Kirchengemeinden Gesundheitsvorträge mit anschließenden Kochvorführungen. Diese lebendigen, praxisnahen Vorträge ermutigten viele zu einem gesünderen Lebensstil.

Darüber hinaus war ich schon seit über 30 Jahren als Gesundheits- und Ernährungsberaterin tätig. So kam ich auf den Gedanken, mir mithilfe meiner langjährigen Erfahrungen und in meiner Lieblingsgegend meine eigene Fastenwoche zu »stricken«. Gesagt getan.

Kreativ und motiviert setzte ich den Plan auf dem Darß, einer herrlichen Halbinsel zwischen Rügen und Rostock, in die Tat um. Lange Sandstrände, Ruhe, gute Wanderwege und kleine hübsche Fischerdörfer zogen mich immer wieder in diese Gegend. Mein Mann entdeckte mit mir zusammen die angedachten Wanderrouten zu Fuß und per Rad.

Mir war von Anfang an klar, dass zu einer Fastenwoche die aktive Bewegung gehört.

Zur besseren Vorbereitung einer Fastenwoche fuhren meine Freundin und ich in einer stürmischen Herbstwoche mit dem Rad los, immer stramm gegen den Wind, um den Darß und die Gegebenheiten vor Ort weiter zu erkunden. Dabei fasteten wir gleich mit und entwickelten unser ganz spezielles Fastenprogramm. Nicht nur Themen wie Ernährung und Ernährungsumstellung, sondern viele verschiedene Gesundheitsaspekte nahmen wir in das Programm auf. Ich hatte mittlerweile über viele Jahre hinweg in unserer Familie Erfahrungen gesammelt, was z. B. in der Ernährung gut umsetzbar ist und was nicht.

Und dann ging es tatsächlich los mit unserer ersten eigenen Fastengruppe. Mutige fasteninteressierte Frauen fanden sich schnell. In einer kalten regnerischen Märzwoche im Jahr 2000 starteten wir in Prerow an der Ostsee. Doch gleich die erste Wanderung zum Leuchtturm wurde statt den vorgesehenen 12 Kilometern ganze 20 Kilometer lang, da wir uns in einem großen Wald auf dem Darß verliefen. Als wir schließlich an unserem Ziel ankamen, waren wir vollkommen verfroren und kaputt.

Was für ein Einstieg! Rückblickend war es aber dennoch eine fröhliche, sehr persönliche und bereichernde Zeit.

Als Fastenleiterinnen lernten wir nach und nach gemeinsam, was zu verbessern ist. Im Laufe der Zeit entwickelten sich im Frühling und im Herbst feste Gruppen auf der Insel Rügen und auf dem Darß. Eine Frau sagte es der anderen weiter und lud sie zu den Gruppen ein. Viele Frauen merkten, dass sie jedes Jahr diese Auszeit, diese Stärkung für ihre Gesundheit und diese Neuorientierung brauchten und davon profitierten. Ich war sehr zufrieden, etwas Passendes gefunden zu haben: Die Gegend war wunderschön zu erwandern und zu »erradeln« und die Gesundheitsimpulse wurden von uns so konzipiert, dass sie für die Teilnehmer hervorragend in ihrem Leben umzusetzen waren. Dies waren ermutigende Wochen, in denen ich auch selbst meinen Lebensstil korrigiert und manches Neue ausprobiert habe.

In der Gruppe war das Fasten leichter, lange Strandspaziergänge luden zu guten Gesprächen ein, »Fastenkrisen« wurden gemeinsam und mit bewährten Naturmitteln bewältigt. Mit der Zeit sprach es sich herum: Einmal im Jahr zu fasten, das gehört zum Besten, was man für die eigene Gesundheit tun kann. Inzwischen bot ich auch in Marburg über die Evangelische Familienbildungsstätte Fastenwochen an mit dem gleichen Resultat: Immer wurden Befindlichkeitsstörungen und Krankheiten gebessert. Schon nach 1 bis 2 Fastenwochen verbesserten sich Allergien, Heuschnupfen und Rheuma – typische Lebensstil-Erkrankungen.

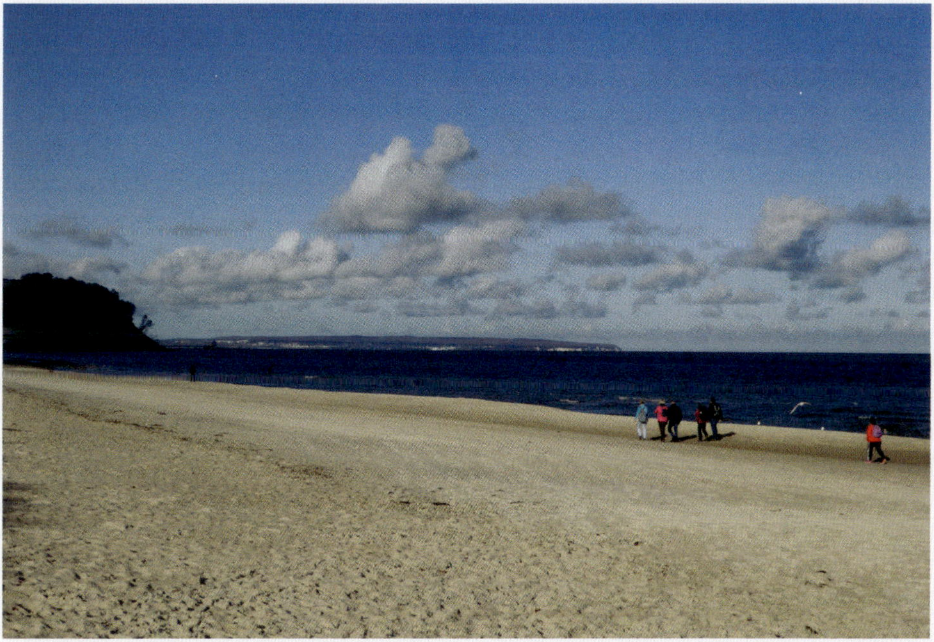

Die Gewichtsreduktion spielte eigentlich eine untergeordnete Rolle, dennoch verbesserte sich die Figur und das Erscheinungsbild deutlich.

Für einige allerdings war das Fasten zu schwer, angstbesetzt oder durch Berufstätigkeit nicht leicht umzusetzen. Da erinnerte ich mich an das »Basenfasten«. Das war keine neue Idee, sondern uralte Gesundheitsfürsorge aus der Bibel (Daniel

1,12ff.). So führte ich einige Zeit später die »Basenwochen« ein. Die Teilnehmer konnten sich zum Frühstück an Obst, später am Tag vor allem an Gemüse, Kartoffeln, Salat und Suppen satt essen. Die gleichen Gesundheitsthemen, gekoppelt mit einem intensiven Kautraining und Wanderungen ergänzten das Programm. Und auch da machten wir die Erfahrung: Beim Basenfasten wurde trotz Essen entschlackt, entgiftet, Gewicht reduziert und neue Verhaltensmuster trainiert.

Jetzt, nach 20 Jahren, sind die verschiedenen Fastengruppen zu einem sehr wichtigen Teil meiner Arbeit geworden. An der Ostsee und in Marburg konnte ich ein immer spezielleres Gesundheitsprogramm entwickeln. Fasten ist der stärkste Appell an die Selbstheilungskräfte des Körpers und überdies ein uraltes Heilmittel. In jeder Fastenwoche erlebe ich kleine und große Wunder.

Fasten in den verschiedenen Formen gehört zu meinem Jahresablauf dazu: Mal ist es das Buchinger-Fasten mit Wasser, Tee und Brühe, mal Basenfasten mit den Gruppen, Intervallfasten oder mein »Stoffwechsel-Montag« als Entlastungstag. Im Frühjahr und auch im Advent, der alten vergessenen Fastenzeit, faste ich. Dabei entdecke ich immer wieder ganz neu die Bedeutung des alten Wortes »Mäßigkeit« und gelange dadurch zu mehr Genuss und Dankbarkeit.

Ruth Pfennighaus

DIETMARS FASTENGESCHICHTE

Meine Geschichte mit dem Fasten begann während meiner Pastorenausbildung vor knapp 40 Jahren. Beim Bibellesen entdeckte ich, dass in der Urgemeinde die Aussendung zum Dienst mit Gebet und Fasten verbunden war (vgl. Apostelgeschichte 13,3; 14,23). So ergänzte ich das Gebet für die gerade in den Pastorendienst Ausgesandten durch mein Fasten – ohne (bis heute) jemandem davon zu erzählen.

Einige Jahre später – genauer 1987 – fingen meine Frau Ruth und ich an, Gesundheitsseminare anzubieten, zu denen auch Fastenwochen gehörten. Nun begann ich, neben dem geistlichen Verständnis für die Bedeutung des Fastens auch Verständnis für die körperlichen und seelischen Vorgänge zu entwickeln.

Da ich damals allerdings so stark abnahm, dass ich untergewichtig wurde, ließ ich die Fastenwochen dann für etliche Jahre bleiben. Meine Frau Ruth half mir, von Zeit zu Zeit weitere gute Erfahrungen mit dem Fasten zu sammeln.

Ein Meilenstein war dann meine Krebserkrankung vor fünf Jahren, in der ich mich einer Chemotherapie unterziehen musste, die als die heftigste gilt, die noch ambulant durchgeführt werden kann. Das Fasten hat einen wesentlichen Beitrag dazu geleistet, dass ich diese Zeit sehr gut durchgestanden habe und mich heute gesünder fühle als vorher. (Die Hintergründe des maßvollen Fastens während der Chemotherapie finden Sie im Anhang auf S. 214f.

Dabei fiel mir auf: Wer noch nie gefastet hat und auch nicht gut begleitet wird, hat sehr geringe Aussichten, dass es während einer gesundheitlichen Krise gelingt. Wenn man sich körperlich sehr unwohl fühlt, wird es in den meisten Fällen zu viel Überwindung kosten. Da man keinerlei Erfahrung hat, das Sprechen von Körper und Seele während des Fastens zu deuten, wird es in einem gesundheitlichen Ausnahmezustand umso schwieriger.

So gilt für das Fasten, was auch für andere Verhaltensweisen wichtig ist, die ganzheitliche Gesundheit zu fördern: Sammeln Sie möglichst in Zeiten, in denen es Ihnen weitgehend gut geht, Erfahrungen damit, um in schweren Zeiten darauf zurückgreifen zu können!

In letzter Zeit habe ich wieder neu entdeckt, wie mir das Fasten hilft, das Leben mehr zu genießen. Schon allein dadurch wird die Fastenzeit zu etwas sehr Wertvollem.

Dietmar Pfennighaus

Aufräumen – und was alles zum Fasten gehört

MEIN JÄHRLICHER »KÖRPERLICHER FRÜHJAHRSPUTZ« UND DIE HAUS-AUFRÄUMAKTION

Bei meinen alljährlichen Fastenzeiten geht es nicht nur um einen »körperlichen Frühjahrsputz«, sondern auch um das Aufräumen im weiteren Sinne. Ich spüre, dass ich alles habe, was ich brauche. Ja, ich habe sogar mehr, als ich brauche. So verbinde ich schon seit zehn Jahren das Fasten mit dem Aufräumen und jedes Mal befreit es mich.

Ich habe z. B. einen ziemlich großen Schrank voller Kleidung, denn ich bin eine begeisterte Secondhand-Käuferin. Doch eigentlich brauche ich nicht so viel, denn im Sommerurlaub z. B. könnte ich nur mit einem Handköfferchen losfahren, da ich ohnehin meist das Gleiche anziehe. Auch im Alltag ist mir die bequemste Kleidung die vertrauteste. Während ich meinen Kleiderschrank aussortiere und aufräume, fördere ich nicht nur so manches Kleinod zutage, sondern auch die Erkenntnis: Ich habe wirklich genug.

Mit Büchern geht es mir und uns ähnlich: Vor unserem letzten Umzug haben wir unsere Bücherregale komplett aus- und durchsortiert. Welche Schätze, welche Bereicherung – aber welche Massen fanden wir auch!

So entdeckte ich viele Gesundheits- und Kräuterbücher, Darmgesundheitsbücher, Fastenbücher, Ehebücher, Kochbücher ... aber wann soll ich das alles lesen? Die Bücherschätze erdrückten mich und ich verschenkte etliche Kartons. Selbst die fünf noch übrig gebliebenen Bücher über Darmgesundheit überfordern mich etwas. Und obwohl ich eine begeisterte Zeitschriftenleserin bin, komme ich damit nicht hinterher. Letztlich greife ich täglich ohnehin meist nur zu meinem Tagebuch.

Meine klitzekleine Speisekammer mit nur fünf Einlegeböden ist ein Segen – da kann sich nicht allzu viel ansammeln. Doch es ist unglaublich, was sich selbst in dieser kleinen Kammer stapelt. Ich fasse den Entschluss: Ich kaufe erst wieder Hülsenfrüchte, wenn das bunte Allerlei in unzähligen, schmackhaften Linseneintöpfen verarbeitet ist.

Begeistert erstehe ich große Tassen

oder auch zierliche Sammeltassen. Unsere Wohnung ist sehr geschmackvoll dekoriert, aber nachdem nun acht antike Kaffeekannen auf dem Fensterbrett stehen, setze ich dem Sammeltrieb ein Ende.

Meine Kosmetik habe ich schon lange auf Naturkosmetik umgestellt, die ich selbst mit guten Hautölen und wohlriechenden ätherischen Ölen in meinen Lieblingsdüften zubereite. Mein Kosmetikschrank ist also sehr übersichtlich. Aber wo kommen bloß die zehn Probepäckchen Shampoo her? Und die drei Naturseifen halten ja auch ewig …

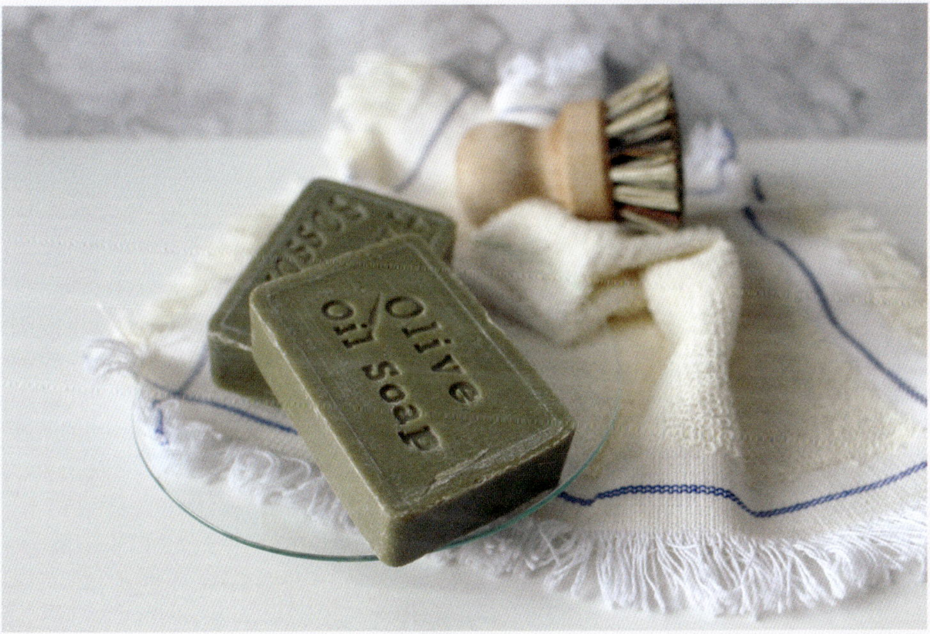

Ich habe mehr Kulis und Bleistifte, als ich je leer schreiben kann. Meine Mutter bündelte sie nach schlecht und gut schreibenden – doch darin möchte ich meiner Mutter nicht nacheifern, die z. B. auch leidenschaftlich gern Kunstblumen sammelte. Auf ihrem kleinen Balkon hatte sie ganzjährig ein Hawaiiblütenparadies. Diese Leidenschaft ist zum Glück an mir vorübergegangen. Doch ich entdecke auch bei mir, dass ich von manchen Dingen viel zu viel besitze. Das kommt letztlich auch dadurch, dass wir in den vergangenen Jahren drei elterliche Wohnungen, Häuser und Gärten ausräumen mussten.

Zu guter Letzt fällt mir ein, dass sich

im Haus sieben Lesebrillen verteilen. Und ich habe auch genug Gartenhosen und Gartenjacken. An meiner Speisezimmertür hängen zwölf Mutmach-Sprüche. Doch letztlich bleiben meine Augen immer an den Worten: »Beten – Danken – Singen – Friede« und »Geduld und Spucke« hängen. Schon das zu leben ist genug für einen Tag.

Erleichtert gehe ich nach dem Aufräumen und Aussortieren durch unser Haus. Doch siehe da – an einigen Stellen könnte ich tatsächlich noch nachräumen! Aber zur Fastenzeit im nächsten Frühjahr geht's ja weiter. Und meine Verschenk-Kiste wird größer ...

Das sind nur einige Beispiele, die Sie sicherlich nachvollziehen können. Aber denken Sie bitte nicht, dass ich ein sammelnder Messi bin. Unser Haus ist ordentlich und strukturiert eingeräumt. Aber ich merke durch das regelmäßige Fasten, kombiniert mit dem Aussortieren, was sich in einem Jahr so alles ansammelt oder was ich auch in zwei Jahren nicht mehr brauchen werde.

Mittlerweile bin ich schon über 60 Jahre alt und mir wird immer bewusster: Mein Leben ist endlich. Manchmal werde ich im Hinblick darauf ein wenig nachdenklich: Was hat sich auch an guten, wichtigen, hilfreichen Dingen angesammelt, die ich aber nicht wirklich brauche und die mich viel Zeit und Kraft kosten?

Ich will Nein sagen lernen. Ich will Ja sagen zur Biokiste mit ökologischen Lebensmitteln aus meiner Region, zum Plastikfasten, zum Einkaufen per Rad (das geht schon seit drei Jahren super). Ich möchte Zeit haben für Beziehungen, für Menschen, für die Natur und für Schönheit. Ich möchte Ruhezeiten, im Garten ohne Zeitdruck arbeiten, Neues entdecken. Das reicht.

Durch das Fasten entscheide ich mich einmal im Jahr für ein befreiteres Leben. Nicht weil ich Platz für Neues schaffen will, sondern weil ich möchte, dass das Alte reifen und sich entwickeln und dabei tief verwurzeln kann.

Dabei erfahre ich jedes Mal, was der Philosoph Martin Heidegger einst so treffend ausgedrückt hat:

»Verzicht nimmt nicht. Verzicht gibt. Er gibt die unerschöpfliche Kraft des Einfachen.«

Probieren Sie es doch einmal aus, die befreiende und ordnende Kraft des Fastens, die nicht nur auf ihren inneren Menschen, sondern auch auf ihre Umgebung positive Auswirkungen hat.

ZUR RUHE KOMMEN IN DER FASTENZEIT – WAS HILFT?

Manchmal merke ich, dass ich mir während meiner Fastenzeit zu viel vornehme. Obwohl ich faste, räume ich nicht nur unser Haus, sondern auch die Garage auf, schreibe wichtige Briefe, verabrede mich mit Freunden und ... und ... und ... So füllen sich die Tage meiner Fastenwoche sehr schnell, obwohl ich mir das eigentlich anders vorgenommen hatte.

Um in der Fastenzeit (und nicht nur dann) wirklich zur Ruhe zu kommen, habe ich mir mit der Zeit feste Rituale angewöhnt, die mir helfen, dem Tag eine gute Struktur zu verleihen – ihn achtsam zu beginnen, zwischendurch kurz innezuhalten und ihn bewusst zu beschließen.

Rituale, die mich achtsam durch den Tag gehen lassen:

Am Morgen:

Ein guter Start in den Tag ist beim Fasten und auch sonst von besonderer Wichtigkeit. Er entscheidet oft darüber, wie unser Tag verlaufen wird. Eine positive Morgenatmosphäre wird sich spürbar auf den ganzen Tag auswirken. So könnte ein schöner Start in den Tag aussehen: Bevor Sie aufstehen, räkeln, strecken und dehnen Sie sich in Ihrem Bett wie eine Katze. Unser Bindegewebe muss aufwachen. Lassen Sie nicht gleich die Aufgaben und Herausforderungen des Tages Schlange stehen. Sagen Sie stattdessen dreimal laut: »Danke, was für ein guter Tag liegt vor mir!«

Nachdem Sie zwei große Gläser Wasser getrunken und abwechselnd warm und kalt geduscht haben, empfehle ich Ihnen, mit einem Bibelwort oder einem anderen positiven Impuls für Ihre Gedanken in den Tag zu starten.

Am Mittag:

Da ich ganz in der Nähe eines großen Diakonissenhauses wohne, habe ich die Möglichkeit, des Öfteren dorthin zum Mittagsgebet zu gehen. Die Diakonissen unterbrechen mittags ihre Arbeit, beten, danken und richten sich für den Rest des Tages neu aus.

Dabei beten wir zusammen: »In der Mitte des Tages kommen wir zu dir, Herr. Wir gehören nicht der Arbeit, nicht den Menschen, nicht uns selbst. Wir gehören dir, Gott. Unsere Zeit steht in deinen Händen.«

Diese einfachen, klaren Worte bringen mich auf den Grund der Tatsachen zurück. Sie vermitteln mir: »Das Wichtigste ist schon getan. Du brauchst dich nicht abzuhetzen und von deinem Lebenskonto zu viel abzuheben. Immer mit der Ruhe!«

Am Abend:

Wie sehen unsere Abende aus? Geht es nach einem langen Arbeitstag und schnellem Abendbrot am Montag zum Sport, am Dienstag zum Chor, mittwochs zu einer anderen ehrenamtlichen Aktivität, donnerstags zum Hauskreis ...? Das kann auf die Dauer nicht gut gehen. Und eigentlich wissen wir das.

Deshalb habe ich meine Abendtermine drastisch eingeschränkt. In der Regel nehme ich mir nur noch einmal in der Woche abends etwas vor.

In einer Fastenwoche ist das besonders wichtig. Genießen Sie den »sabbatlichen« Charakter des Abends mit regelmäßigen Spaziergängen, lesen, früh schlafen gehen, im Sommer in der Hängematte liegen, im Winter ein Bad nehmen – alles, was das Tempo verlangsamt.

Was mir sonst noch hilft, den Tag zu entschleunigen:

Vor einiger Zeit habe ich mich von meinem schnurlosen Telefon wieder auf ein Telefon mit langer Schnur umgestellt. Mir fiel nämlich auf, dass ich während des Telefonierens oft mehrere Dinge gleichzeitig machte, z. B. bereitete ich während des Gesprächs das Essen vor. Doch wenn ich jetzt telefoniere, sitze ich und konzentriere mich nur auf das Gespräch. Das ist nur eine kleine Maßnahme, aber sehr effektvoll. Sie hilft mir, meinen Alltag zu entschleunigen.

Außerdem versuche ich, meinen Alltag immer wieder kurz zu unterbrechen und wertvolle, schöne Impulse aufzunehmen. So liegt z. B. in unserem Bad neben dem stillen Örtchen ein Band mit schönen Volksliedern und Lyrik. Ich versuche, mir manches davon ein wenig einzuprägen. Eines meiner Lieblingsgedichte ist »Mondnacht« von Joseph von Eichendorff:

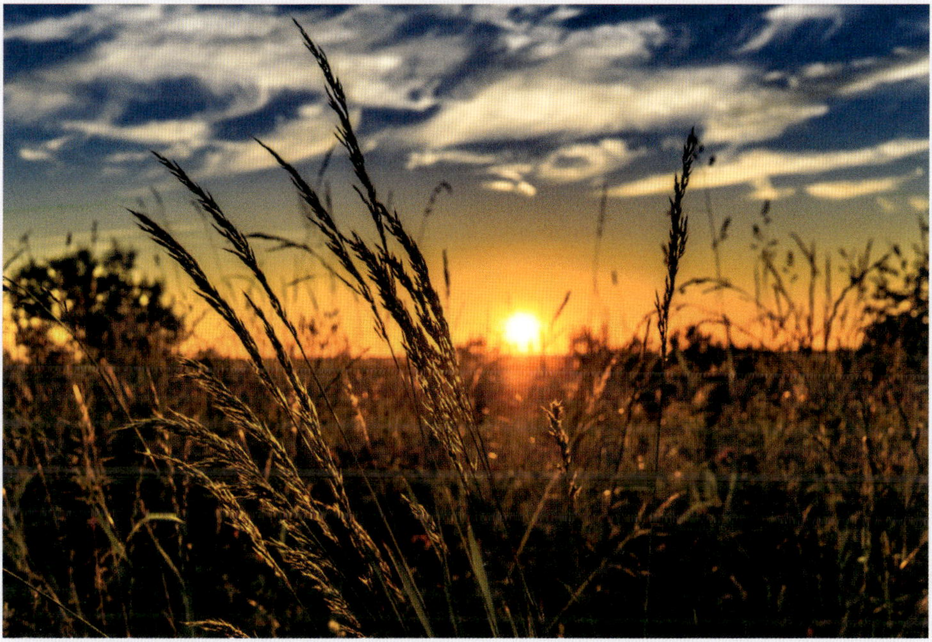

Es war, als hätt' der Himmel
die Erde still geküsst,
dass sie im Blütenschimmer
von ihm nun träumen müsst'.

Die Luft ging durch die Felder,
die Ähren wogten sacht,
es rauschten leis' die Wälder,
so sternklar war die Nacht.

Und meine Seele spannte
weit ihre Flügel aus,
flog durch die stillen Lande,
als flöge sie nach Haus.

Finden Sie die Rituale, die Hilfen zur Entschleunigung während der Fastenzeit (und auch sonst), die zu Ihnen passen! Üben Sie diese kleinen oder größeren Rituale ein, bis diese zur Gewohnheit werden. Mit der Zeit werden Sie merken, dass es immer besser geht. Die Welt um uns herum stürzt nicht ein, wenn wir unser meist zu hohes Lebenstempo zurückfahren. Es geht auch ohne unseren ständigen Einsatz weiter und wir brauchen keine Sorge zu haben, dass wir zu vereinsamen.

Seien Sie ermutigt:

»Auch eine Reise von tausend Meilen fängt mit dem ersten Schritt an.« (aus China)

Fasten als geistliche Ernährung

FASTEN UND GESUNDHEIT IN DER BIBEL

Schon in der Antike wusste man: Fasten tut nicht nur dem Körper, sondern auch Geist und Seele gut. So sagte der Rhetoriker und Kirchenlehrer Johannes Chrysostomus:

»Das Fasten ist die Speise der Seele. Wie die körperliche Speise stärkt, so macht das Fasten die Seele kräftiger und verschafft ihr bewegliche Flügel, hebt sie empor und lässt sie über himmlische Dinge nachdenken, indem es sie über Lüste und die Freuden des gegenwärtigen Lebens erhaben macht. Wie leichte Fahrzeuge das Meer schneller durchqueren, schwer belastete Schiffe aber untergehen, so macht das Fasten die Gedanken leichter.« (Johannes Chrysostomus, 345–407 n. Chr.)

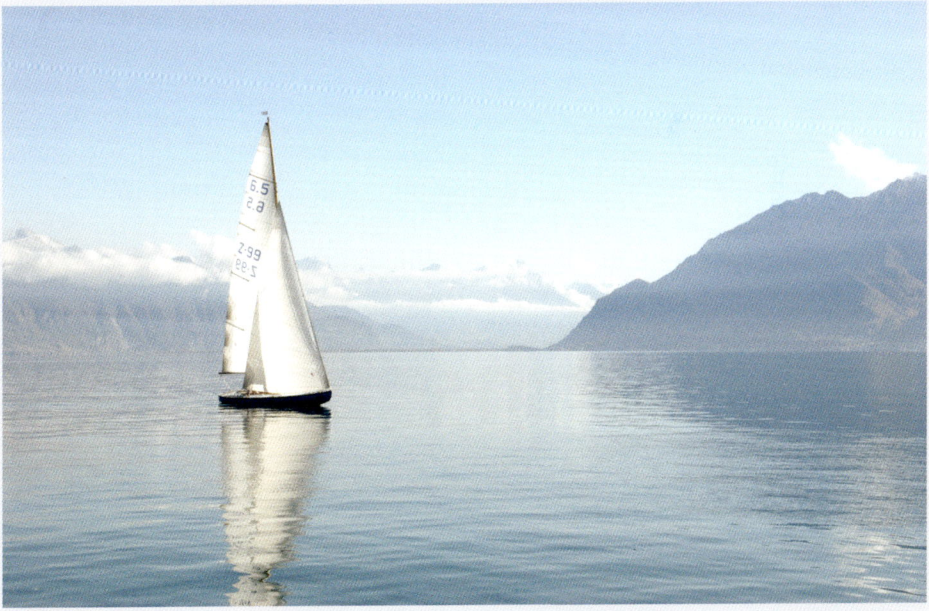

Auch die Bibel enthält viele Hinweise auf Gesundheit und Lebensstil. So stellt sich Gott den Menschen des Volkes Israel als ihr Arzt vor und fügt eine Verheißung hinzu. »Wirst du der Stimme des Herrn, deines Gottes, gehorchen und [...] halten alle seine Gesetze, so will ich dir keine der Krankheiten auferlegen, die ich den Ägyptern auferlegt habe; denn ich bin der Herr, dein Arzt.« (2. Mose 15,26) Das Volk Israel, das sich nach den alten Gesundheitsgrundsätzen richtete, war in der Tat körperlich ein gesundes Volk.

Im Alten Testament, im Buch des Propheten Daniel, finden sich Hinweise darauf, dass Daniel und seine Freunde Fleisch und Milchprodukte fasteten und sich stattdessen basisch ernährten. Ihre Gesundheit profitierte davon:

»Da sprach Daniel zu dem Aufseher [...]: Versuch's doch mit deinen Knechten zehn Tage und lass uns Gemüse zu essen und Wasser zu trinken geben. Und dann lass dir unser Aussehen und das der jungen Leute, die von des Königs Speise essen, zeigen; und danach magst du mit deinen Knechten tun nach dem, was du sehen wirst. Und er hörte auf sie und versuchte es mit ihnen zehn Tage. Und nach den zehn Tagen sahen sie schöner und kräftiger aus als alle jungen Leute, die von des Königs Speise aßen.« (Daniel 1,11ff.)

Manchmal achten wir, gerade als Christen, sehr auf unsere Seele und unser geistliches Leben und vernachlässigen darüber unseren einzigartigen und wunderbar gemachten Körper. Als Gott uns Menschen erschuf, sagte er uns gleich im Paradies, was unserem Körper tatsächlich guttut und was er benötigt. Wenn wir darauf nicht achten, ist das nicht zu unserem Vorteil. Das ist mir ganz neu bewusst geworden, als ich einmal unser Auto mit dem falschen Benzin betankte: Nach wenigen Kilometern blieb es liegen und musste repariert werden. Das ist für mich ein Bild dafür, dass wir unseren Körper und unsere Seele so nähren sollen, wie Gott sich das gedacht hat, damit es uns gut geht. Da Gott wusste, dass mit der Zeit bei uns so einiges aus dem Ruder laufen wird, hat er uns mit seinen Weisungen und Geboten in der Bibel eine Richtschnur für unser seelisches und soziales Miteinander gegeben und ebenso Gesundheitsgebote und Weisungen zu einem guten Umgang mit dem, was er uns an Essen schenkt. Da lesen wir z. B.:

Sprüche 25,16: »Findest du Honig, so iss davon nur, soviel du bedarfst, dass du nicht zu satt wirst und speist ihn aus.«

Jesus Sirach 31,20: »Wer Maß hält beim Essen, schläft gut; am Morgen steht er auf und fühlt sich wohl. Aber wer zu viel isst, schläft unruhig und krümmt sich vor Schmerzen.«

Prediger 3,12-13: »Da merkte ich, dass es nichts Besseres dabei gibt als fröhlich sein und sich gütlich tun in seinem Leben. Denn ein jeder Mensch, der da isst und trinkt und hat guten Mut bei all seinem Mühen, das ist eine Gabe Gottes.«

Psalm 34,9: »Schmeckt und sehet, wie freundlich der Herr ist. Wohl dem, der auf ihn trauet!«

Hesekiel 47,12: »Ihre Früchte werden zur Speise dienen und ihre Blätter zur Arznei.«

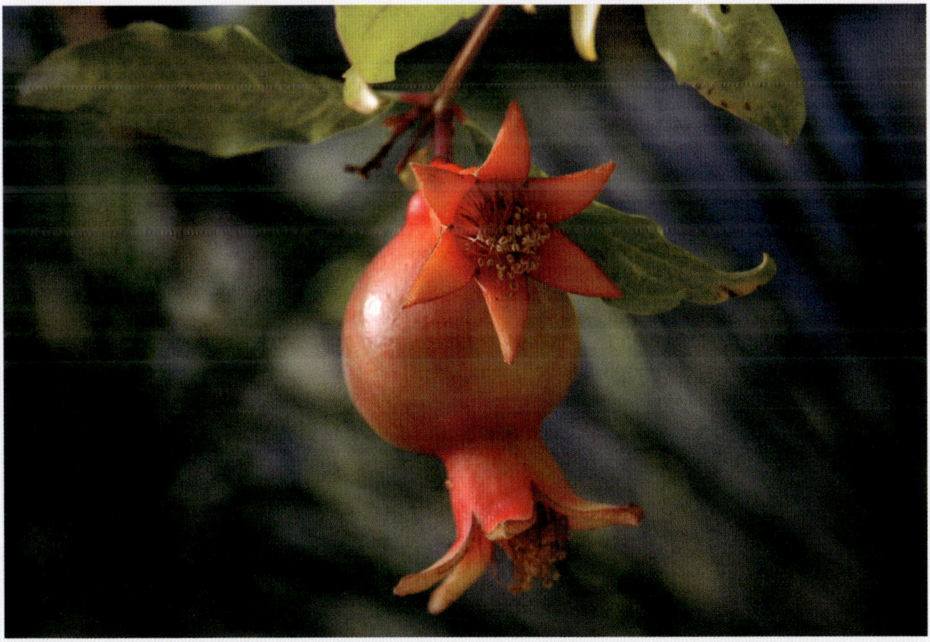

Genauso, wie sich Gottes Zehn Gebote nicht geändert haben, sind auch die Gesundheitsgebote für uns Menschen immer noch relevant. Gerne lesen wir den Vers: »Ich bin dein Herr, dein Arzt.« Den Satz davor überlesen wir allerdings meist: »Wenn du dich an meine Gebote hältst, werde ich dich vor all den Krankheiten der Ägypter bewahren.«

Heute bestätigt die wissenschaftliche Forschung in vielen Fällen alte biblische Gesundheitsgebote. So warnen Ärzte für Rheumatologie z. B. vor dem Genuss von Schweinefleisch. Da waren die Speisegebote der Bibel, die den Genuss von Schweinefleisch verbieten, ihrer Zeit weit voraus. Auch die Hygiene- und Gesundheitsvorschriften, die sich in der Bibel finden, z. B. für Schwangere und Wöchnerinnen oder in Bezug auf den sorgfältigen Umgang mit Lebensmitteln, waren bereits sehr weitblickend und fortschrittlich.

Oft muss ich daran denken, dass unserem Körper in der Bibel viel Wertschätzung entgegengebracht wird. Wir sind ja als Gottes Ebenbild geschaffen und Gott möchte in uns wohnen. So lesen wir z. B. im Neuen Testament: »Oder wisst ihr nicht, dass euer Leib ein Tempel des Heiligen Geistes in euch ist, den ihr von Gott habt, und dass ihr nicht euch selbst gehört?« (1. Kor. 6,19) Deswegen dürfen und sollen wir gut mit unserem Körper umgehen.

Gott möchte, dass wir daran mitwirken, gesund an Körper, Seele und Geist zu werden. Er hat uns geschaffen nach einem Meisterplan. Und sein Sohn Jesus Christus hat sich für uns hingegeben. Leben wir so, wie es Gott für uns vorgesehen hat?

Das 3. Buch Mose erinnert uns: »Ihr sollt heilig sein, denn ich bin heilig, der Herr, euer Gott.« (19,2) Und an anderer Stelle steht dort: »Darum sollt ihr meine Satzungen halten und meine Rechte. Denn der Mensch, der sie tut, wird durch sie leben.« (18,5)

Das Fasten war zu Zeiten des Alten und Neuen Testamentes fest im Lebens- und Jahresrhythmus der Menschen verankert und gehörte zum täglichen Leben selbstverständlich dazu. Mose, die Propheten und Jesus fasteten. Man fastete z. B. als Zeichen der Hingabe, zur Buße und zur Reinigung.

Im Talmud steht: »Wer betet, ohne erhört zu werden, muss zu fasten beginnen.« Das spiegelt auch meine Lebenserfahrung: Wo mir etwas so wichtig war, dass ich das Beten durch Fasten unterstützte, hat sich etwas verändert – zumindest, was meine Klarheit in Bezug auf das Erhoffte betraf.

Offensichtlich ist, dass wir durch das Fasten die Überzeugung unterstreichen, alles von Gott zu empfangen bzw. das Entscheidende von ihm längst erhalten zu haben.

Die geistliche Bedeutung des Fastens bleibt für uns ein Stück geheimnisvoll. Doch dass eine große Kraft vom Fasten ausgeht für den äußeren und den inneren Menschen, das ist gewiss. So konnte der Kirchenvater Athanasius begeistert schreiben:

»Siehe da, was das Fasten wirkt. Es heilt die Krankheiten, trocknet die überschüssigen Säfte im Körper aus, vertreibt die bösen Geister, verscheucht verkehrte Gedanken, gibt dem Geist größere Klarheit, macht das Herz rein, heiligt den Leib und führt schließlich den Menschen vor den Thron Gottes ... Eine große Kraft ist das Fasten und verschafft große Erfolge.« (Athanasius, 300–373 n. Chr.)

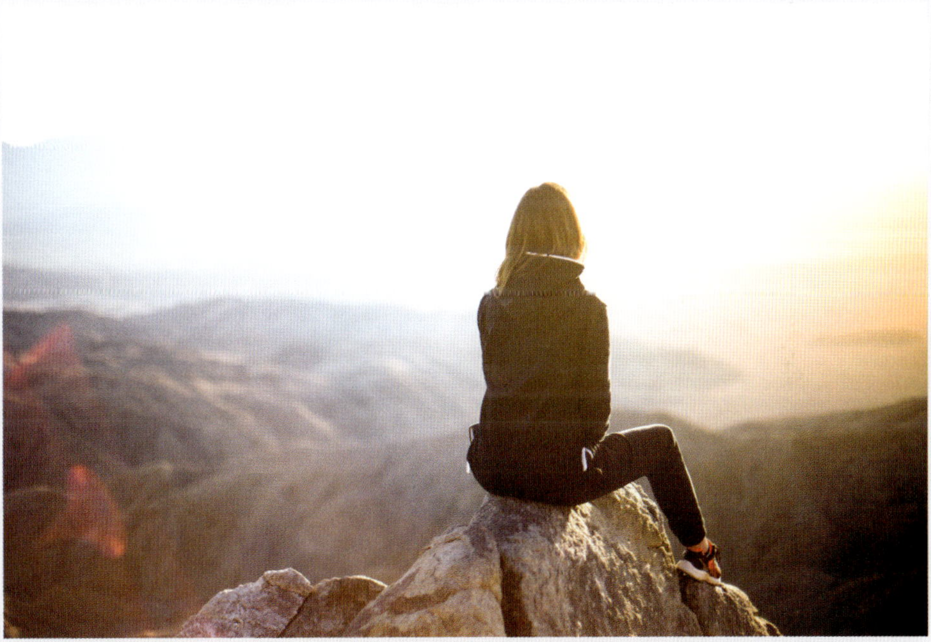

Was am Fasten begeistert

Im nächsten Teil des Buches wollen wir Ihnen die Vorzüge des Fastens unter folgenden Aspekten vorstellen:

- Fasten in seiner heilenden Wirkung
- Eine kostbare Neuausrichtung während des Fastens
- Sieben Haltungen, um das Leben zu genießen und gut zu fasten
- Fasten – eine Hilfe zum bewussten und achtsamen Essen

FASTEN IN SEINER HEILENDEN WIRKUNG

Heilfasten ist ein jahrtausendealtes Heilmittel. Alle alten Naturvölker fasteten zum Teil sehr lange und regelmäßig. Auch Tiere haben Fastenzeiten in ihren natürlichen Biorhythmus integriert.

In den letzten Jahren werden die erstaunlichen Heilwirkungen wissenschaftlich neu entdeckt.

> Fasten ist ein bemerkenswert ungefährliches und tief wirkendes Heilverfahren. Von alters her haben Menschen es als »Chirurgie ohne Messer« und den »königlichen Heilweg« praktiziert.

Wie sehr das Fasten eine naturgemäße Lebensordnung unterstützt, wird durch die Tatsache unterstrichen, dass es in unserem genetischen Code seit Jahrtausenden angelegt ist. Zeiten des Mangels hätte die Menschheit nicht überstanden, wenn wir nicht auch für Kälte und Hunger ausgestattet wären. Wir sind nicht für ein immerwährendes Schlaraffenland geschaffen. In diesem entstehen Krankheiten, die chronisch werden können.

Unser Körper wird durch das Fasten zur Selbstheilung angeregt, der »innere Arzt« wird unterstützt und die gesunden Anteile in uns aktiviert. Die heilenden Wirkungen sind vielfältig. Um nur einige Beispiele zu nennen: Unser Immunsystem wird gestärkt, Gelenke entlastet, Schmerzen reduziert, die Haut gereinigt, Allergien und Diabetes Typ II verbessern sich. Die Darmflora wird geschont und neu aufgebaut. Fasten wirkt wie ein Feuerlöscher auf Entzündungen im Körper. Das ist deshalb so wichtig, weil chronische Entzündungen stets eine große Gefahr für unsere Gesundheit und Grundlage für viele Erkrankungen darstellen. Alles in allem ist Fasten letztlich eine Verjüngungskur für die Zellen.

Zu viel aufgenommene Fette und tierische Eiweiße sammeln sich gerne im Bindegewebe an. Dieses übersäuert und verschlackt. Fasten ist sozusagen ein Recyclingprogramm, das beschädigte Zellen abbaut und gesunde aufbaut. Der Körper recycelt in den Stunden, in denen kein Insulin ausgeschüttet wird. Das ist der Fall, wenn wir nicht ständig zwischendurch essen. Zellen müssen sich reinigen, um arbeiten und funktionieren zu können. Fasten stößt den Heilungsprozess genau dort an, wo wir eine Baustelle – z. B. eine Entzündung – im Körper haben.

Beim Fasten wird die »Autophagie« stark angeregt. Der Körper baut altes oder defektes Zellmaterial ab und recycelt bzw. verwertet es. Dabei handelt es sich um ein hochkomplexes Selbstverdauungsprogramm.

Durch die übermäßige Aufnahme von tierischem Eiweiß und durch minderwertige, nicht vollwertige und ballaststoffreiche Ernährung kann es zu einer »Vermüllung« bzw. Verschlackung des Körpers kommen. Dieser »Müll« wird beim Fasten »eingepackt« und von den Phagozyten (Fresszellen) »aufgefressen« und wiederverwertet. Genau genommen handelt es sich um eine Art Sanierungsprogramm für den Körper.

Was bewirkt das Fasten in den verschiedenen Regionen unseres Körpers?

Das Fasten entlastet die *Leber*, die für die Entgiftung unseres Körpers zuständig ist.

Die Schleimhäute von *Magen und Darm* regenerieren sich und die Darmflora wird positiv beeinflusst.

Chronisch schmerzende *Gelenke*, etwa bei Arthritis oder Rheuma, erfahren

Linderung, nicht zuletzt auch durch eine Gewichtsreduzierung.

Die *Bauchspeicheldrüse* muss weniger Insulin herstellen. Die Empfänglichkeit der Zellen für Insulin wird verbessert. Das wirkt sich besonders positiv für Menschen mit Diabetes 2 oder deren Vorstufen aus.

Herz und Kreislauf profitieren davon, dass die verminderte Nahrungsaufnahme den Blutdruck und den Cholesterinspiegel günstig beeinflusst.

Wer moderat fastet und gleichzeitig körperlichen Aktivitäten nachgeht, braucht sich keine Gedanken um eine übermäßige Reduktion der *Muskeln* zu machen.

Moderates Fasten stimuliert das *Gehirn*. Erneuerungsprozesse der Hirnzellen werden angeregt, die kognitive Leistungsfähigkeit erhöht und die Stimmungslage verbessert, angeregt durch den Botenstoff Serotonin. Studien weisen darauf hin, dass Fasten vor Demenz schützt.

EINE KOSTBARE NEUAUSRICHTUNG WÄHREND DES FASTENS

Im Alltag richten wir unsere Aufmerksamkeit oft nur auf Defizite wie Symptome und Krankheiten – also auf das, was gerade nicht so gut läuft. Dann erwarten wir Hilfe von außen, um uns »reparieren« zu lassen. Hier ist es meiner Ansicht nach wichtig, dass wir eine neue Perspektive gewinnen und auf die Kräfte für Gesundheit und Wohlbefinden schauen, die bereits in uns angelegt sind.

Durch das Fasten können wir lernen, besser für uns zu sorgen, maßvoll zu leben und sinnvolle Grenzen zu setzen. Wir nehmen uns in unserer Ganzheit wahr. Es rückt mehr in unseren Blick, was uns gesund macht und fit hält. Wir kommen in Kontakt mit einem naturgemäßen Leben mit guten Rhythmen, was z. B. Aktivität und Ruhe, Essen und Essenspausen betrifft. Wir lernen, unsere Ressourcen besser zu nutzen.

Da wir in einer Überflussgesellschaft leben, ist es besonders wichtig, eine

»Der Mensch hat genug, wovon er leben, aber zu wenig, wofür er leben kann.«
(nach Viktor E. Frankl, 1905–1997)

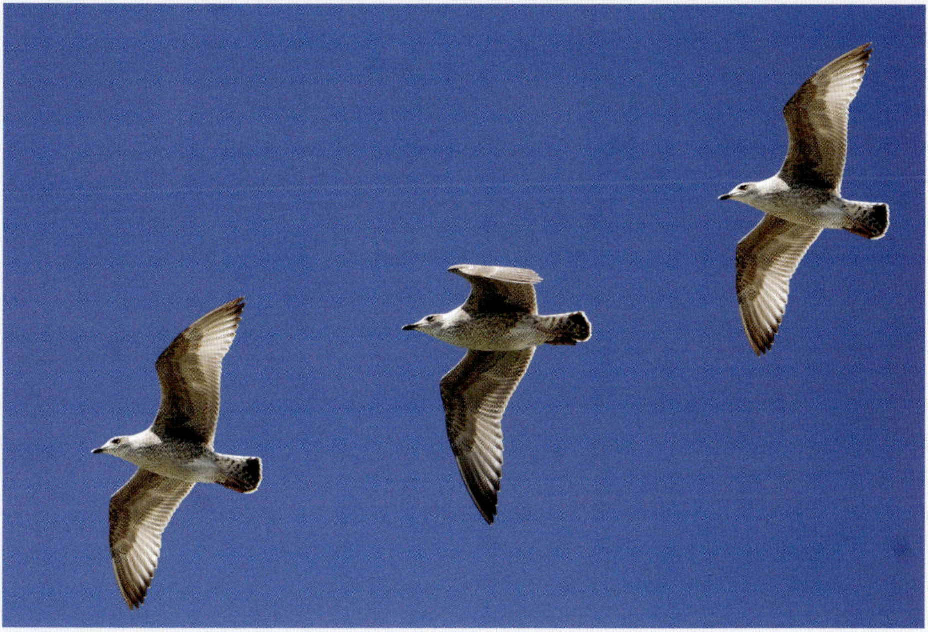

gute Balance und eine sinnvolle Ordnung für unseren Lebensstil und unsere körperliche und geistige Ernährung einzuüben.

Fasten kommt vom althochdeutschen Wort »fastēn« und bedeutet ursprünglich »(an den christlichen Fastengeboten) festhalten«.

Tatsächlich lasse ich beim Fasten erst einmal viel los, halte dafür aber anderes fest bzw. mache es fest – für Körper, Seele und Geist. So kann ich z. B. mit der Zeit »festmachen«, wer ich wirklich bin, und meine tief liegende Sehnsucht nach einem gelingenden Leben wahrnehmen. Was füllt mich wirklich aus? Wonach sehne ich mich? Welche Gewohnheiten hindern mich, der Sehnsucht zu folgen? Bin ich noch gut zu mir selbst? Führt mein Leben in die richtige Richtung? Wo sollte es eine neue Wendung bekommen? Gestalte ich mein Leben noch selbst oder werde ich von anderen und von meiner Arbeit gelebt?

Deshalb sind Fastentage für mich immer auch »heilige Tage«, die wohltuend meinen Alltag unterbrechen und Raum für das Innehalten und die Selbstreflexion lassen.

In unserer Zeit, in der wir oft auf der Überholspur unterwegs sind, brauchen wir dieses bewusste und achtsame Innehalten. Fasten trainiert das Vereinfachen und »Entrümpeln« unserer äußeren Umgebung und unseres Inneren – in unserer Wohnung, unseren Terminen, unseren Beziehungen, unserer Arbeit und in anderen Bereichen unseres Lebens.

Dabei sollten wir auch Fragen zulassen wie: *Verbrauche* ich nur noch, sodass ich gar nicht mehr sehen kann, was ich wirklich *brauche*? Wie steht es um meinen ökologischen Fußabdruck? Gehe ich verschwenderisch mit den Ressourcen unserer Welt um? Wo kann ich in dieser Hinsicht nachbessern? In welchem Verhältnis steht bei mir Genuss und Verzicht? Bin ich *gefüllt* mit äußeren Dingen, die mein Leben erschweren, oder *er-füllt* mit Visionen und Leidenschaft? Was sind meine Ziele im Leben?

Vielleicht habe ich das, worauf mein Leben eigentlich ausgerichtet sein sollte, mein »Ziel« sozusagen, verfehlt oder aus den Augen verloren und nun spüre ich die Auswirkungen meines Getriebenseins und Umherirrens. Interessanterweise bezeichnet das Wort »Sünde« in der Bibel eine »Zielverfehlung«. Doch zum Glück kann und darf ich immer wieder neu »zielen« und mich auch durch Fastenzeiten inspirieren lassen, mich neu auf das auszurichten, worauf es wirklich ankommt.

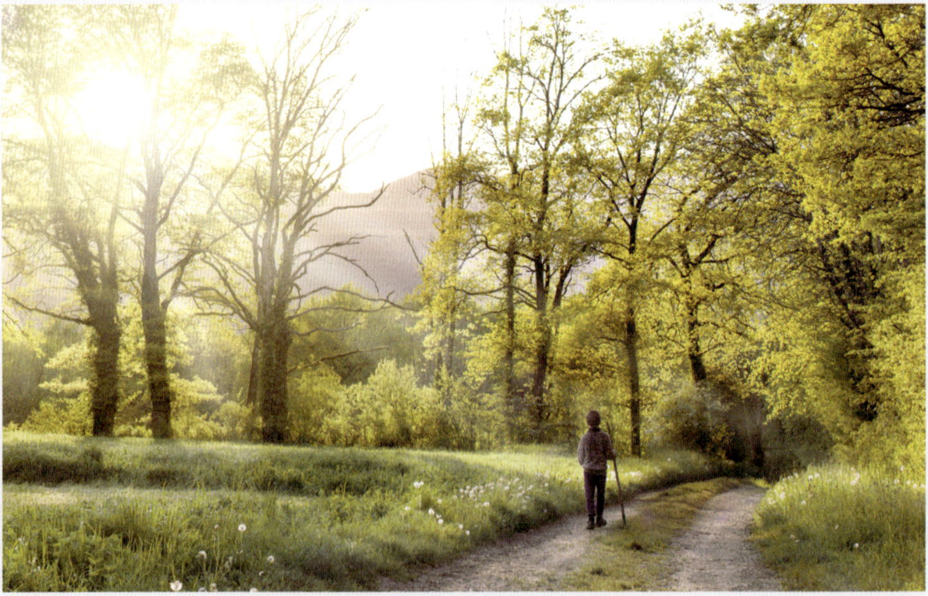

Fasten bringt Orientierung und Ordnung in unser Leben. Es wirkt wie ein ganzheitlicher »Frühjahrsputz« zu jeder Jahreszeit und ist ein Geschenk, das Sie sich selbst bereiten können.

Fasten tut gut, nur Mut!

Vielleicht starten Sie mit folgendem Fastengebet in diese Zeit der Neuausrichtung:

Der Herr sei mit dir.
Der Herr sei mit dir beim Aufbruch in dein Fasten,
dass du gespannt und erwartungsfroh
dem entgegenblickst, was dir das Fasten abverlangt
und was dir dabei geschenkt wird.

Der Herr sei mit dir in allem, was du beim Fasten
für deinen Körper, deinen Geist und deine Seele tust,
dass sie dein Fasten wirkungsvoll erfahren
und in ihrer Erneuerung etwas spürbar wird
von Gottes Zuwendung an dich.

Der Herr sei mit dir in den schwierigen Zeiten deiner Fastentage,
wenn Hungergefühle auftreten, Verspannungen sich auflösen,
Träume dich erschrecken,
seelische Altlasten entsorgt werden wollen,
dass du Zeit, Ruhe und Geduld findest, damit umzugehen,
und in dir neue Kräfte aufbrechen,
immer neu deinen Lebensweg zu gehen.

Der Herr sei mit dir am Ende der Fastentage,
wenn du dankbar zurückschauen kannst
auf die Last und Lust deiner Fastentage,
wenn du Erleichterung und Energie spürst
für dein weiteres Unterwegssein

und gewiss sein kannst,
auf dem Weg zu dir,
zu den Mitmenschen und zu Gott war nichts vergeblich.

(Verfasser unbekannt)

SIEBEN HALTUNGEN, UM DAS LEBEN ZU GENIESSEN UND GUT ZU FASTEN

Im Buch Prediger im Alten Testament heißt es: »So kam ich zu dem Schluss, dass es für den Menschen nichts Besseres gibt, als fröhlich zu sein und das Leben zu genießen.« (Prediger 3,12)

Wie kam der biblische Weisheitslehrer zu diesem Schluss? Er führt sich und seinen Lesern bzw. Hörern in den vorangegangenen Versen vor Augen, dass alles seine Zeit hat. Viele Gegensätze zählt er auf, z. B.:

»Geboren werden hat seine Zeit, sterben hat seine Zeit; pflanzen hat seine Zeit, ausreißen, was gepflanzt ist, hat seine Zeit; abbrechen hat seine Zeit, bauen hat seine Zeit; weinen hat seine Zeit, lachen hat seine Zeit; klagen hat seine Zeit, tanzen hat seine Zeit.« (Verse 2-4)

So könnte es für den Genuss des Lebens ein Schlüssel sein, beidem in einem permanenten Wechsel zuzustimmen: dem einen und dessen Gegensatz, dem vielen und dem wenigen. Unter unseren lebenserhaltenden Vorgängen bietet sich besonders gut die Ernährung an, einem Wechsel ganz bewusst und in Freiheit nachzugehen. Deshalb ist es für Leib und Seele gut, den Zeiten des Essens zuweilen in einer individuell angepassten Form Zeiten des Fastens entgegenzusetzen.

> So können Sie sich von der Entdeckung überraschen lassen, dass gerade das Fasten ein Türöffner für das Genießen ist.

Es gibt Genussregeln, die den Eindruck erwecken, man brauche sich das Genießen nur zu erlauben, das Passende für sich zu finden und sich aktiv dafür Zeit zu nehmen. Doch es braucht auch bestimmte innere Einstellungen. Das Fasten kann uns unterstützen, zu diesen Haltungen zu finden.

Wir können das Leben genießen, wenn wir ...

1. ... auf die Zwiesprache und das Zusammenwirken von Körper und Seele achten.
2. ... ungeteilt die Möglichkeiten des Augenblicks ausschöpfen.
3. ... die Ressourcen unseres Lebens wahrnehmen.
4. ... einfach da sind, statt ständig zu funktionieren.
5. ... das Gespür für den Rhythmus von Anspannung und Entspannung schärfen.
6. ... durch zeitweiligen Verzicht die Gaben des Lebens bewusster auszukosten lernen.
7. ... die Leere ebenso schätzen wie die Fülle.

Im Überblick:

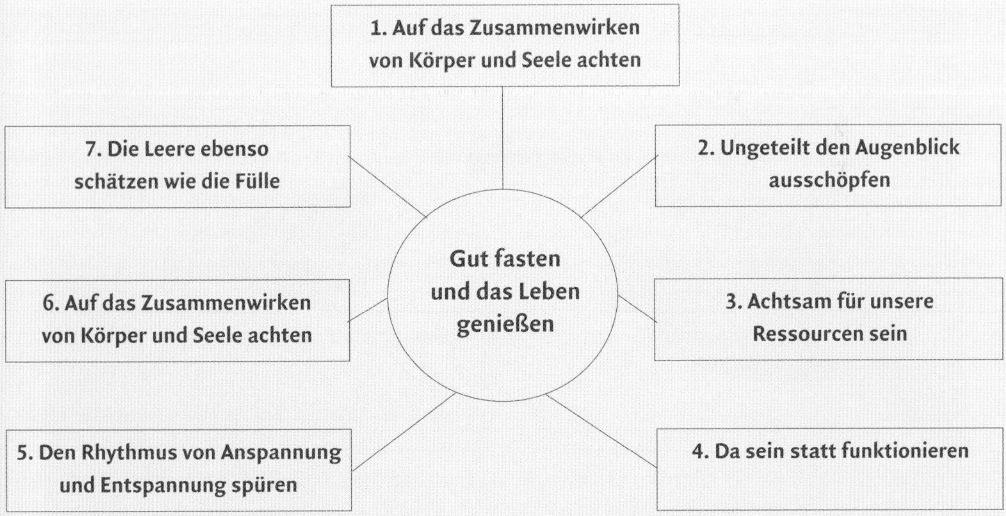
1. Auf das Zusammenwirken von Körper und Seele achten
7. Die Leere ebenso schätzen wie die Fülle
2. Ungeteilt den Augenblick ausschöpfen
Gut fasten und das Leben genießen
6. Auf das Zusammenwirken von Körper und Seele achten
3. Achtsam für unsere Ressourcen sein
5. Den Rhythmus von Anspannung und Entspannung spüren
4. Da sein statt funktionieren

1. Auf die Zwiesprache und das Zusammenwirken von Körper und Seele achten

Manchmal fühlen wir uns unwohl und irgendwie hin- und hergerissen, wissen aber nicht so recht, weshalb. Es kann daran liegen, dass sich Leib und Seele nicht miteinander im Einklang befinden.

Ganz zu Anfang gab es in uns keinerlei Zwiespalt. In unserem ersten Lebensjahr gab es keine Trennung zwischen körperlichen und seelischen Vorgängen. Bei allen körperlichen Erfahrungen war die Seele ganz mit dabei (und nicht mit etwas anderem beschäftigt). Oder können Sie sich ein Baby vorstellen, das an der Mutterbrust oder am Fläschchen saugt und gleichzeitig mit globalen Problemen beschäftigt ist?

Wenn wir uns als ganz kleines Kind freuten oder litten, kam das auch körperlich unmittelbar zum Ausdruck. In der Regel waren wir ganz mit uns eins und überzeugt, dass alles vorhanden ist, was wir zum Leben brauchen. So fühlten wir uns vollständig, waren grundsätzlich mit uns zufrieden und letztlich sicher.

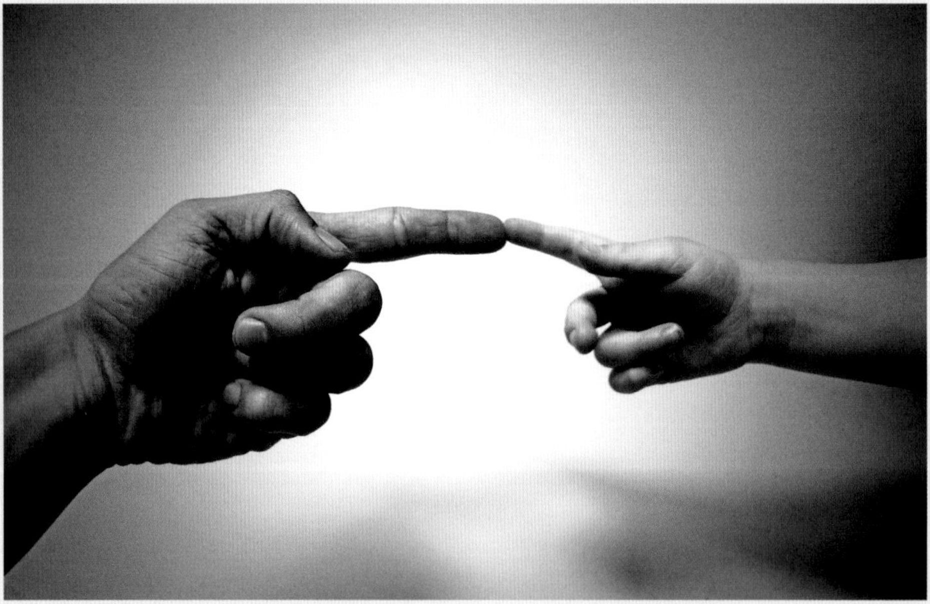

Leider war es damit so schnell vorbei, dass wir uns oft nicht mehr an diese Zeit erinnern können. Für dieses jähe Ende mögen Unsicherheiten in unserem Beziehungsnetz verantwortlich sein. Entscheidend war aber auch, dass wir uns in unseren Sicherheitsbestrebungen unvermeidlich darauf konzentriert haben, uns an die Erwachsenenwelt anzupassen und deren Erwartungen zu entsprechen. Damit waren wir nicht mehr so ganz bei uns selbst und unsere Aufmerksamkeit wurde »aufgespalten«. Wir erlebten nun immer weniger etwas mit ganzer Seele und allen Fasern unseres Körpers. Doch die Sehnsucht nach solchen ganzheitlichen Erfahrungen schlummert noch immer in uns.

Verständigungsschwierigkeiten behindern das Zusammenwirken von Körper und Seele. Noch bevor wir eine Muttersprache lernten, haben wir die Körpersprache fließend beherrscht. Damals verstanden wir, was unser Körper uns sagen wollte – und unsere Umwelt meist auch.

Wenn heute unser Körper durch Unbehagen zu uns spricht, hören wir nicht gut hin, was er uns sagen möchte. Wir sind geneigt, ihm zu verstehen zu geben: »Funktioniere gefälligst und halte ansonsten die Klappe.« Wenn wir so mit jemand anderem umgehen würden, fiele uns sofort auf, wie unpassend das ist. Uns selbst gegenüber nehmen wir die miserable Kommunikation zwischen Körper und Seele jedoch meist hin.

Das Fasten kann uns helfen, zu einem erneuerten Umgang mit uns selbst zu finden.

Wir können die Zwiesprache und das Zusammenwirken/Zusammenfinden von Körper und Seele neu entdecken. Wie das geschehen kann, dafür möchte ich Ihnen ein Beispiel geben, indem ich Sie in meine »inneren Gespräche« während des Tagesablaufes mit hineinnehme:

Ich bin erwacht. Stehe ich sofort auf oder zögere ich es hinaus? Etwas in meinem Körper ist noch müde, andererseits will er sich nun wieder bewegen dürfen. Etwas in meiner Seele freut sich auf den Tag, ein anderer Teil schreckt jedoch vor dem Ungelösten zurück. Die Stimmen, die für das Aufstehen sprechen, tun sich zusammen. Achtsam und ein wenig genüsslich strecke ich meine Glieder. Gleich darauf komme ich im Bad mit Wasser in Berührung – innen und außen. Der Körper sagt der Seele: Spüre mal nach, was das Wasser für mich bedeutet und wie erfrischend es sich anfühlt!

Ich bin draußen auf dem Weg zur Arbeit. Meine Seele versucht gerade schon, ein paar schwierige Nüsse von unerledigten Aufgaben zu knacken. Dagegen lädt mein Körper sie ein, den Bewegungen nachzuspüren und einige wohltuende Reize zu beachten: den Himmel und all das Gewachsene um mich herum wahrzunehmen, den Vögeln zu lauschen, Gerüchen nachzugehen und die sanften Luftbewegungen zu spüren.

Ich setze mich an meinen Schreibtisch. Mein Körper würde sich lieber bewegen. Aber meine Seele will jetzt etwas abarbeiten – aus Pflichterfüllung heraus, aber natürlich auch aus Freude an meiner Arbeit. Mein Körper macht mit, würde sich jedoch freuen, wenn ich ihn zwischendurch etwas strecke und bewege und ihn nicht stundenlang zum Stillsitzen zwinge.

Meine Seele will zwischendurch etwas naschen, weil sie sich davon Aufmunterung erhofft. Die dagegen viel leisere Stimme meines Körpers gibt allerdings zu bedenken, dass er lieber das schon Gegessene fertig verdauen möchte. Diesmal will ich darauf hören. Dass ich dabei gut bei mir bin und auf meine wahren Bedürfnisse achten kann, muntert mich auf.

Es liegen bereits einige Anstrengungen geistiger Arbeit hinter mir. Mein Körper hat – um den Spannungsbogen zu halten – Stresshormone ausgeschüttet. Damit hat er die Seele in ihren Vorgängen unterstützt. Doch für die Ausgewogenheit meines Körpers müssen diese Hormone wieder abgebaut werden. Da das am besten durch Bewegung geschieht, bittet mein Körper meine Seele, für diesen Ausgleich zu sorgen.

Nun esse ich zu Mittag. Auf dem Tisch liegt auch die Zeitung, die ich gewöhnlich beim Kauen lesen würde. Doch der körperliche Vorgang des Essens und was dadurch in mir geschieht verlangt meine ganze Aufmerksamkeit. Mein Körper lädt mich ein: *Nachdem du in den vergangenen Stunden meist mit äußeren Vorgängen beschäftigt warst und auf andere Menschen reagiert hast, ist es jetzt Zeit, zu dir selbst zu kommen.*

Erst kostet mich das Überwindung. Doch dann kann ich das Essen wirklich genießen.

Während mein Körper sich am Abend langsam zur Ruhe begibt, lädt er die Seele ein, auch zur Ruhe zu kommen.

Beobachten Sie einmal selbst, was sich Ihr Körper und Ihre Seele in den unterschiedlichen Alltagssituationen zu sagen haben. Und nehmen Sie diesen Austausch in die Fastenerfahrung mit hinein. Wenn es im Körper rumort, hat die Seele Beruhigendes zu sagen (dazu an späterer Stelle mehr). Ist die Seele in Aufruhr, will der Körper darauf hinweisen, dass ihm das Entlastende in der Fastenzeit guttun würde.

Wenn es uns gelingt, wieder mehr mit uns selbst in Kontakt zu kommen, werden wir erleben, dass wir uns »vollständiger« fühlen, und erkennen, wie wertvoll wir und unser Leben sind. Damit hat sich die Tür zum Genießen geöffnet.

Wie diese Haltung das Fasten unterstützt und das Fasten diese Haltung stärkt: Beim Fasten wird die Reduzierung des Hungergefühls körperlich durch das Abführen unterstützt, damit wir eher auf die körpereigenen Depots zurückgreifen. Doch dies allein reicht nicht aus. Die bewusste und freie Entscheidung der Seele, eine Zeit lang von den Reserven zu leben, ist wohl noch wichtiger.

Umgekehrt kann von der körperlichen Erfahrung etwas ausgehen, das die Seele gut gebrauchen kann. Wenn wir uns beispielsweise körperlich beim Fasten etwas leichter fühlen, könnte die Seele die Einladung hören, manches mit mehr Leichtigkeit zu nehmen. So ist Fasten eine Erfahrung, bei der das Zusammenwirken von Körper und Seele besonders naheliegt. Wenn Sie sich während der Fastenzeit dieses Zusammenspiel immer wieder vor Augen führen, kommen Sie über manche Beschwerlichkeiten leichter hinweg. Und Sie können dann auch in der Zeit danach von der Aufmerksamkeit für dieses Zusammenwirken profitieren. Sie sind damit so gut bei sich angekommen, dass Sie manche äußeren Reize eher genießen können.

2. Ungeteilt die Möglichkeiten des Augenblicks ausschöpfen

Wie können wir eher zu ganzer Aufmerksamkeit für das Hier und Jetzt finden?

Überlegen Sie doch einmal, was Sie heute und gestern getan haben. Wenn Sie etwas einkaufen, ist Ihre Kaufkraft gefragt. Im Job werden Ihre Leistungsfähigkeit und Kompetenz eingefordert. Werden Sie um Auskunft gebeten, ist Ihr Wissen von Bedeutung.

Wenn wir ständig erleben, dass nur ein (kleiner) Teil von uns gefragt ist, fühlen wir uns schnell benutzt und »reduziert« – wie etwas, das nicht mehr ganz, also beschädigt oder gar zerbrochen ist. Wir brauchen persönliche Beziehungen, in denen wir als *ganzer Mensch* gefragt sind. Wie sehr wir das nötig haben, wird besonders in unseren intimen Beziehungen deutlich. Es würde sich doch sehr verletzend anfühlen, wenn nur unsere Geschlechtlichkeit gefragt und alles andere nicht von Interesse wäre.

Sicherlich jeder von uns wünscht sich ein erfülltes Leben – weit über einen funktionierenden Körper hinaus. Einst schrieb ein zufriedener Kurgast ins Gästebuch von Marienbad:

»Glückselig kehre ich von hier zurück. Ich fand Gesundheit hier, des Lebens höchstes Glück!«

Ein Geistlicher schrieb darunter:

»Das ist des Lebens Glück noch nicht. Das ist nur halb.

Glückselig wäre sonst auch ein gesundes Kalb.«

Ein gesunder Körper allein ist nicht alles. Unser Körper will die Seele in allem einbeziehen. Und unsere Seele weiß: Nur das, was ich leibhaftig erlebe, berührt mich wirklich.

Körper und Seele sind unzertrennliche Partner. Der eine Partner erlebt nie etwas ohne den anderen.

Körper und Seele bewegen sich in den Rhythmen des Lebens. Man darf sich das wie eine Wippe vorstellen, die auf beiden Seiten besetzt ist.

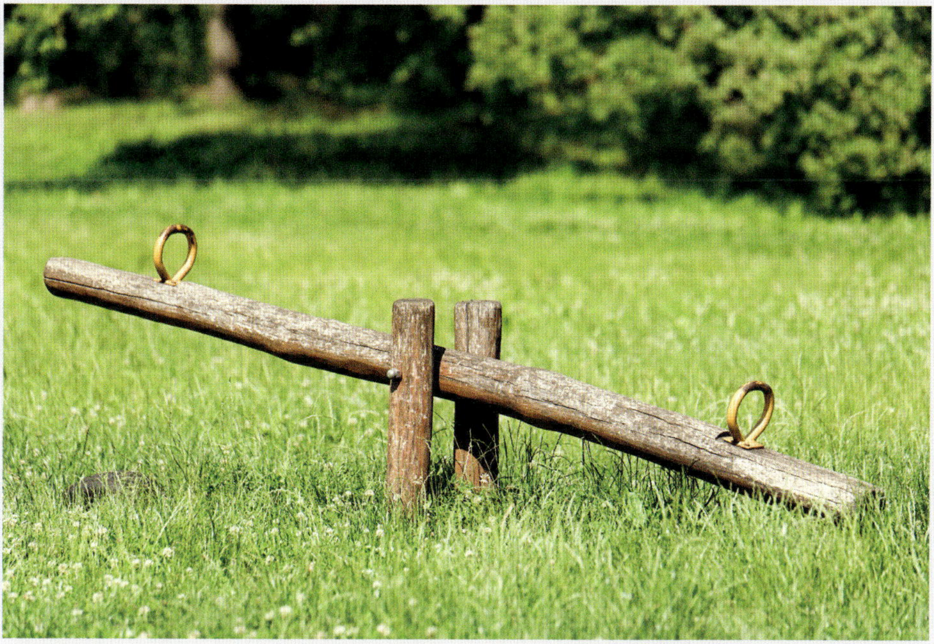

Sind die Partner einigermaßen gleichgewichtig, dann wird die Wippbewegung ausgeglichener sein. Dazu gehört auch, dass man das Gegenüber im Blick behält.

Im Grunde ist die Vorstellung absurd, dass irgendetwas *nur* mit unserer Seele oder *nur* mit unserem Körper geschieht. Wenn wir uns freuen oder leiden, ist immer der *ganze* Mensch betroffen. Das ist in der Bibel eine Selbstverständlichkeit. In Psalm 63,2 z. B. wendet sich der Beter an Gott mit den Worten: »Es dürstet meine Seele nach dir, mein Leib verlangt nach dir ...« Hier wird deutlich: Seele und Körper gehören zueinander. Sie stellen keinen Gegensatz dar.

Auch das Sehnen nach Erlösung (das wir oft nur als einen seelischen Vorgang verstehen) betrifft uns als ganzen Menschen. So heißt es in Römer 8,23: »Wir warten darauf, dass auch unser Körper erlöst wird.«

Wenn wir die Einheit von Körper und Seele, dieses enge Miteinander nicht wahrnehmen, erleben wir vieles nur mit einem Teil unseres Seins. Doch damit stellen wir uns im Grunde gegen unsere Natur.

Der Körper will die Aufmerksamkeit der Seele. Und die seelischen Vorgänge sollen auch körperlich spürbar sein.

Überlegen Sie einmal, was Sie heute oder gestern körperlich erlebt haben: essen, äußerliche und innerliche Berührung mit Wasser, bewegen, verschnaufen, Berührungen ... War Ihre Seele mit dabei? Können Sie sich vorstellen, dass Ihr Körper Ihre Seele zu jeder Zeit einlädt, mit ganzer Aufmerksamkeit dabei zu sein? Sobald es zu diesem Miteinander kommt, können Sie den Moment erst richtig genießen. Denken Sie nun an ein seelisches Highlight: Sie erfahren z. B., was Ihnen die Beziehung zu anderen Menschen oder Gott bedeutet. Sie werden durch etwas inspiriert oder sind für etwas dankbar. Auch hier hat die Seele das Bedürfnis, den Körper mit einzubeziehen. Dieser will durch eine achtungsvolle Berührung, durch Bewegungen oder eine kräftige Reaktion Ihres Atems das seelische Erleben unterstreichen. So schöpfen Sie die Möglichkeiten aus, die Ihnen der Augenblick bietet.

Glauben Sie, dass Ihr Leben reich ist, wenn Sie besonders viel erleben? Dann müssen Sie schon an möglichst vielen Orten gewesen sein, so viele Menschen wie nur möglich kontaktiert haben, so viel wie nur möglich besessen haben. Doch wahrscheinlich werden Sie nirgendwo ganz angekommen sein, wirklich tief gehende Beziehungen nicht gefunden haben und weit davon entfernt sein, sich durch Ihren Besitz überreich beschenkt zu fühlen.

Aufmerksamkeit kann man nicht vermehren. Wir haben immer nur 100 Prozent für unser Leben und das, was uns täglich begegnet, zur Verfügung. Allerdings sind wir darin geübt, unsere Aufmerksamkeit aufzuspalten, sie zu teilen, zu vierteln usw. Doch ein Viertel ist nur ein Bruchstück, sodass wir nur einen Ausschnitt des Lebens um uns herum wahrnehmen. Das macht uns dann völlig zu Recht unzufrieden.

Wie diese Haltung das Fasten unterstützt und das Fasten diese Haltung stärkt: Fasten kann uns bewusster machen, wie unsinnig diese ständige Zersplitterung unserer Aufmerksamkeit ist. Der Darm mit seinen 100 Millionen Nervenzellen ist eng mit dem Gehirn verknüpft. Von der Entschlackung im Darm könnte ein Impuls für eine Entschlackung im Gehirn ausgehen – von der körperlichen Erleichterung etwas für ein leichteres Lebensgefühl.

Beim Fasten signalisieren wir uns selbst: Ich will mich auf das Gegebene konzentrieren und muss mich nicht ununterbrochen »abfüllen«. Ich will mit Leib und Seele sensibel und aufmerksam für die Eindrücke sein, die mir begegnen. Das hilft mir, mich

»vollständig« und ganz zu fühlen, nicht zerspalten oder gar zerbrochen.

3. Achtsam für unsere Ressourcen sein

Jemand begegnete einmal einem Hippie und rief ihm zu: »Hey, Sie haben einen Schuh verloren!« Dieser antwortete: »Nein, ich habe einen gefunden!«

Dieser Witz spielt mit unserer Sicht auf das Leben: Es kommt darauf an, sich auf das zu konzentrieren, was wir vorfinden.

Das Gefühl von Vollständigkeit, von »Ganzsein« stellt sich nur ein, wenn wir das wertschätzen, was uns längst anvertraut ist.

Können Sie sich vorstellen, beim Fasten gerade durch den Verzicht etwas Wertvolles für den Moment und Ihren weiteren Weg vorzufinden? Vielleicht kann Ihnen die folgende »Suchanleitung« dabei helfen:

Konzentrieren Sie sich nicht auf die Hindernisse, sondern auf die Freiräume. Stellen Sie sich vor, Sie haben gerade Fahrradfahren gelernt und sind noch etwas unsicher unterwegs. Sie müssen an einer Stelle vorbei, an der auf der Mitte des Weges ein Eisenpfosten steht. Wenn Sie sich ganz auf dieses Hindernis fixieren, während Sie darauf zufahren, erhöhen Sie damit das Risiko, gegen den Pfosten zu stoßen. Vielmehr sollten Sie auf den Raum links oder rechts davon schauen, der Ihnen ausreichend Platz bietet. So ist es auch mit dem Fasten: Hier gilt die Konzentration nicht möglichen Beschwerden, sondern den Freiräumen. In der Fastenzeit können wir besonders gut mit uns in Kontakt kommen und entdecken, wie viel Gutes und Kraftvolles in uns steckt.

Begrüßen Sie es, Vorratskammern in sich zu tragen. Depots für schlechte Zeiten anzulegen, ist eine Vorgehensweise, die in der Schöpfung tief verankert ist. Das gilt auf alle Fälle für viele Tiere und Pflanzen, da sich in der Natur, bedingt

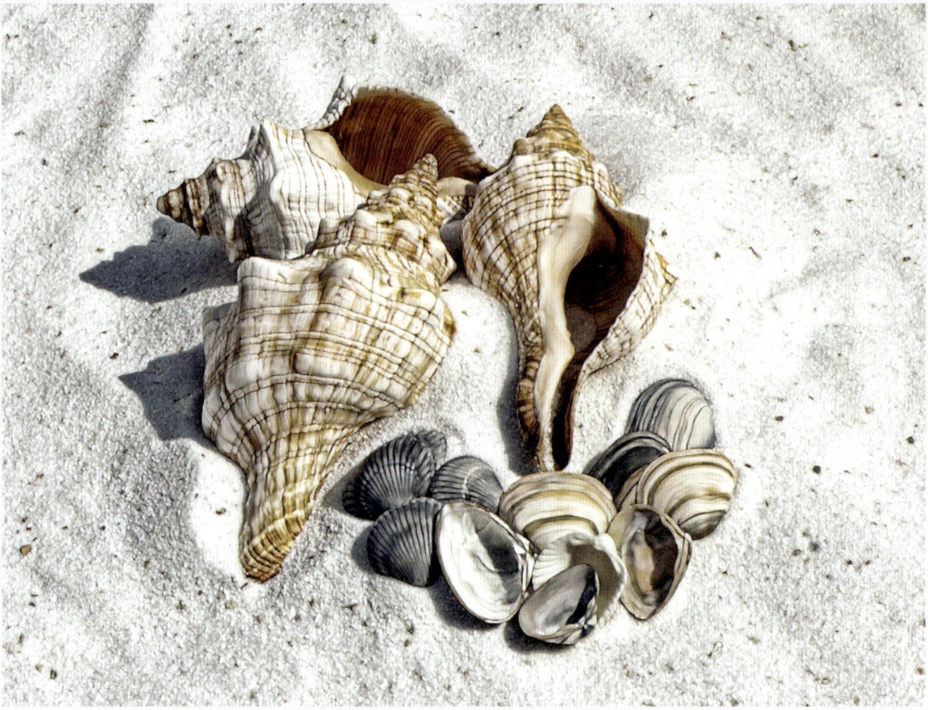

u. a. durch die Jahreszeiten, immer Zeiten des Überflusses mit denen des Mangels abwechseln. Auch unser menschlicher Körper will für schlechte Zeiten vorsorgen. Wenn wir jedoch stets im Überfluss leben und Mangel um jeden Preis verhindern, fallen wir aus diesem Rhythmus heraus. Wie gut, wenn wir uns ihm durch das Fasten wieder nähern und ein natürliches Gespür dafür, was unser Körper nötig hat (oder auch nicht), zurückgewinnen können.

Als meine Mutter aus Altersgründen nicht mehr alleine in Ihrem Haus bleiben konnte, haben wir ein gigantisches Depot von Lebensmitteln entsorgen müssen, deren Verfallsdatum schon einige Jahre zurücklag. Für mich ist es eine beängstigende Vorstellung, dass es um meinen Körper und seine Energiespeicher ähnlich bestellt sein könnte.

Lernen Sie, auch die Vorratskammern der Seele zu schätzen. Für alles, was in unserem Körper passiert, können wir für unsere Seele eine Parallele finden. Auch dort werden Vorräte angelegt, selbst wenn sie nicht so wahrnehmbar und mit Händen zu greifen sind wie die des Körpers. Weil wir daran erinnert werden müssen, ist die Geschichte der Maus Frederick von Leo Lionni so bemerkenswert und populär: Im Herbst sammeln alle Feldmäuse eifrig Vorräte für den langen Winter an. Doch die kleine Maus Frederick tut das nicht. Als sie von den anderen Mäusen nach dem Grund gefragt wird, antwortet sie, dass sie lieber Sonnenstrahlen und Farben und Worte für die dunklen Wintertage sammle. Als die Vorräte seiner Freunde zur Neige gehen, kann Frederick seine »Vorräte der Seele« mit ihnen teilen ...

Wir brauchen diese Zeiten, in denen wir das Gesammelte ausbreiten – wir sagen auch: verarbeiten – können. Eine Fastenzeit bietet sich dazu an, die Vorräte der Seele in Augenschein zu nehmen. **Gemeinsam sind Körper und Seele stärker, Mängel auszugleichen.** Verschiedene Facetten unseres Seins bilden ein Netzwerk gegenseitiger Unterstützung. Wenn z. B. unser Körper leidet, will die Seele etwas Aufmunterndes entgegensetzen. Sie kann auf die immer noch vorhandenen schönen Seiten unseres Lebens aufmerksam machen. Oder sie lässt die Hoffnung auf gute Zeiten wachsen. Ebenso kann durch sie unsere Vertrauens- und Liebesfähigkeit spürbarer werden. Oder es wird deutlich, wie tragfähig unsere Beziehung zu Gott doch ist. Wilhelm von Humboldt (1767–1835) drückte es einst so aus:

> »Es ist unglaublich, wie viel Kraft die Seele dem Körper zu verleihen vermag.«

Manchmal beobachten wir, wie dem Körper etwas Grandioses möglich ist. Wir erhalten den Eindruck, dass er über sich selbst hinauswächst. Wie sonst sollte beispielsweise eine perfekte Eiskunstlaufkür oder das Bewältigen einer schweren Erkrankung möglich sein?

Vielleicht erscheint Ihnen das Fasten im Moment auch noch als eine außergewöhnliche Leistung. Wenn wir in Marburg oder an anderen Orten mit den von uns geleiteten Fastengruppen arbeiten, ist es jedes Mal wieder ein spannender Lernprozess, welche große Rolle die Seele dabei spielt, körperliche Beschwerden während der Fastenzeit zu bewältigen. Die Seele ist offenbar bereit, den Körper in einem überraschenden Maß zu unterstützen. In diesem Hilfsnetzwerk gibt es natürlich keine Einbahnstraße. Ist die Seele beschwert, bietet sich der Körper an, etwas angenehm zu spüren. In diesem Moment muss sich für unser Bewusstsein das Belastende hintanstellen.

Wir kennen es aus anderen Bereichen unseres Lebens, dass aus Zusammenarbeit und Gemeinsamkeit eine große Stärke erwächst. Wenn sich z. B. zwei Menschen ineinander verlieben, kommen sie sich unbesiegbar vor. Das mag sich leider für viele Beziehungen heute auf lange Sicht nicht bestätigen. Doch für das Miteinander von Körper und Seele ist uns die Kraft aus der gegenseitigen Unterstützung sicher – besonders, wenn wir damit rechnen und dafür aufmerksam sind.

> Wir haben als Menschheit zwar herausgefunden, wie man zum Mond fliegen kann. Doch es fällt uns recht schwer, das wahrzunehmen, was uns ganz nahe ist – das Zusammenwirken unseres Körpers und unserer Seele.

In dem Drang, von allem Möglichen immer mehr haben zu müssen, können wir die leise Zwiesprache zwischen Leib und Seele nur allzu leicht überhören.

Gott ist unser unerschöpflicher Versorger. Jesus begegnete einmal einer Frau, die es müde geworden war, täglich Wasser von weit her zu holen. Er erkannte, dass ihr eigentlicher, innerer Durst von unerfüllter Sehnsucht nach Liebe herrührte. So sagte er zu ihr: »Wer aber von dem Wasser trinkt, das ich ihm gebe, den wird in Ewigkeit nicht dürsten, sondern das Wasser, das ich ihm geben werde, das wird *in ihm* eine Quelle des Wassers werden, das in das ewige Leben quillt.« (Johannes 4,14) Es ist und bleibt ein Stück weit geheimnisvoll, dass Jesus von einer Quelle in uns spricht, die niemals versiegen wird, wenn wir uns für Gottes Gegenwart in unserem Leben öffnen. Auch wenn wir es immer wieder bezweifeln – es ist alles da, was wir zu einem erfüllten Leben brauchen.

Fasten bringt Achtsamkeit für unsere Ressourcen mit sich. Wenn wir beim Fasten auf unsere körpereigenen Depots zurückgreifen, werden wir aufmerksam für das, was wir an Gutem in uns tragen. Wir fragen uns nicht

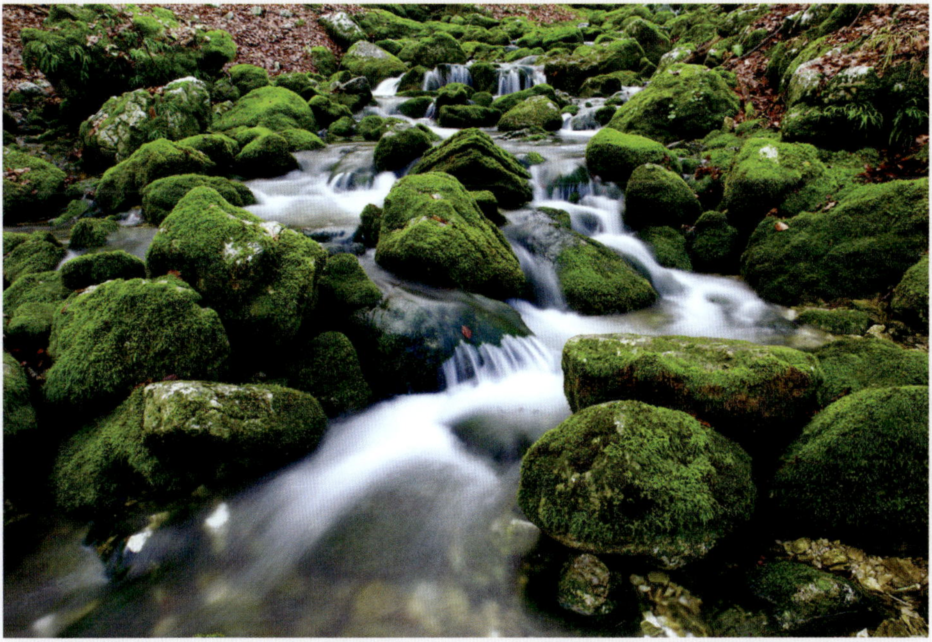

mehr ständig, was uns fehlt, sondern bemerken nun eher das, was wir bereits haben. Tauchen Beschwerden auf, dann können wir unsere Aufmerksamkeit eher auf die Regionen in uns lenken, in denen wir uns noch immer wohlfühlen. Betrachten wir unsere Beschwerden und Defizite eher mit dem Wissen um unsere Ressourcen, wirken sie nicht mehr so mächtig und bedrohlich. Glauben Sie mir – solch ein Perspektivwechsel ist möglich.

4. Einfach da sein, statt ständig zu funktionieren

In unserer Leistungsgesellschaft scheint alles einen Zweck zu erfüllen und sich »lohnen« zu müssen. Es soll einen messbaren Gewinn und Wert erzielen. Einerseits bringt uns das voran, andererseits macht es uns aber umso müder, je länger wir uns diesem System anpassen. Meine Frau Ruth hat mir einmal einen provokativen Spruch an die Tür meines Arbeitszimmers geheftet: »Ich würde *einfach mal nichts tun, wenn ich die Kraft dazu hätte.«*

Das hat mich zunächst irritiert, war aber auch heilsam für mich. Denn es geht bei diesem Gedanken nicht um Bewegungslosigkeit oder Apathie, sondern um die Freisetzung von der Herrschaft des Effektivitätsdenkens. Natürlich ist Nichtstun kein Kraftakt, aber es kostet das Vertrauen, dass wir über das Entscheidende längst verfügen. Durch eine Fastenzeit wird uns das bewusst. Und statt auf eine ungewisse Zukunft hinzuarbeiten, konzentrieren wir uns auf die Möglichkeiten der Gegenwart und schöpfen sie aus. Damit ist für Zukünftiges erst einmal genug getan.

Nehmen Sie sich neben Ihren Verpflichtungen bewusst eine Zeit, in der Sie einmal nichts tun müssen, das ein Ziel verfolgt? In der sie einfach nur da sein dürfen?

Meinen doch sehr zielgerichteten Alltag lockere ich zwischendurch bewusst durch vermeintlich »überflüssige« Bewegungen auf. So bringe ich ihn gewissermaßen in einen guten »Fluss« – »Flow« nennen das die Glücksforscher. Beispielsweise fahre ich, wo es möglich ist, immer mal wieder Schlangenlinien mit dem Fahrrad (unbeobachtet, damit ich nicht etwa von der Polizei einem Alkoholtest unterzogen werde …). Oder ich gehe einen kleinen Schlenker, strecke mich genüsslich und beschreibe mit den Armen spielerisch Bögen. Das Spazierengehen zeigt uns, dass wir nicht permanent dem Diktat der Zweckmäßigkeit unterworfen sind. Und wir stellen dabei fest, wie gut wir es haben. Das schafft Raum für Lebensfreude, die einen großen Wert in sich trägt. Was für ein Geschenk!

Übrigens achte ich für meinen Teil nicht unbedingt deswegen auf eine gesunde Lebensweise, um lange zu leben. Das ist keinem von uns dadurch garantiert. Für mich ist entscheidend, dass ein gesunder Lebensstil meine Lebensqualität erhöht. Das kann ich sofort spüren. So vermeide ich z. B. Fast Food, weil ich es als langweilig empfinde und mir Vollwertkost mittlerweile viel besser schmeckt und natürlich auch wertvoller für meinen Körper ist. Lange Zeit war mein Geschmack »verformt«. Es musste viel zu süß, fettig und salzig sein, um mir zu gefallen. Dass mein Geschmack nun wieder in seinen natürlichen Zustand zurückfindet – so, wie es vom Schöpfer vorgesehen ist –, gefällt mir sehr. Ich finde demnach zu der von meinem Hersteller »empfohlenen Einstellung« zurück. Denn wenn Gott unseren Geschmackssinn so geschaffen hätte, dass er unserer Gesundheit schadet, müsste ihm ein Fehler unterlaufen sein.

Ich bewege mich viel, aber moderat. Da ich mit einem großen Bewegungsdrang auf die Welt gekommen bin, musste ich die Freude daran nur wiederfinden.

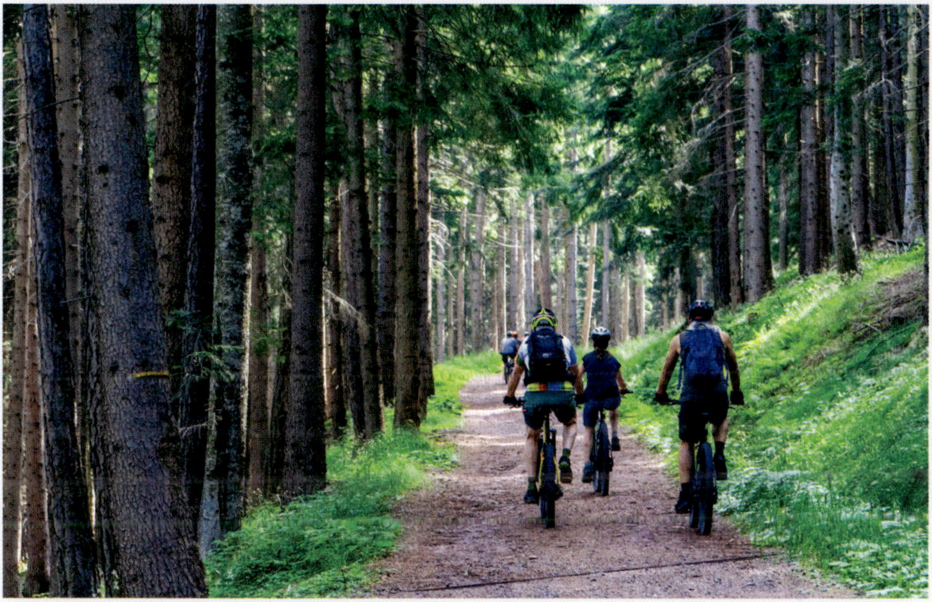

Durch die regelmäßige Bewegung fühle ich mich unmittelbar lebendig und bin auch gelenkiger und elastischer geworden.

Ich tue meiner Seele Gutes und merke sofort die wohltuende Auswirkung. Während ich mich bewege, kann ich meiner Liebe zur Natur nachgehen und jeden Tag so viel Schönheit um mich herum entdecken. Und ich erlebe:

> Es hat augenblicklich etwas Wohltuendes, sich von Trends und Gewohnheiten zu lösen, die den tatsächlichen Bedürfnissen von Körper und Seele widersprechen.

Merken Sie, wie sich uns das Geheimnis des Genießens mehr und mehr erschließt?

Lange Zeit konnte für mich ein guter Tag nur ein erfolgreicher sein – also einer, an dem ich viel geschafft hatte und Anerkennung erhielt. Das hat mich sehr erfolgsabhängig gemacht. Nun habe ich mich neu ausgerichtet. Ein guter Tag ist jetzt für mich einer, an dem ich ganz präsent war, im Hier und Jetzt gelebt habe, mich gut spüren konnte und auch in herausfordernden Situationen immer wieder zu einer Portion Leichtigkeit durchdringen konnte. Wem diese Fokussierung angesichts der vielen unerledigten Aufgaben und hilfebedürftigen Menschen unverantwortlich erscheint, dem sei gesagt: Nur aus dieser Haltung heraus können wir auch einen wesentlichen Beitrag für die Schöpfung und alle ihre Geschöpfe leisten, wertvolle Beziehungen pflegen, unsere Kreativität entfalten und vieles mehr.

Wie diese Haltung das Fasten unterstützt und das Fasten diese Haltung stärkt: Wenn Sie schon gefastet haben oder es in Erwägung ziehen – was motiviert Sie dazu? Schließlich passiert es nicht lediglich aus Gewohnheit heraus.

Zwar hat jegliche Motivation ihren Wert. Doch es gibt Unterschiede. Einige Motivationen bringen schon im Ansatz etwas Schweres mit sich, weil sie leistungs- und ergebnisorientiert sind und wir uns nicht so ganz sicher sein können, das Erhoffte auch wirklich zu erreichen.

Wenn es uns gelingt, schon in der Fastenzeit *an sich* einen besonderen Wert zu entdecken, dann kommt Leichtigkeit mit ins Spiel und das Fasten ist nicht mehr nur Mittel zum Zweck.

Fasten Sie, weil es seinen Wert bereits in sich trägt – weit über das Zweckgebundene hinaus.

Unsere Seele atmet auf, wenn wir einmal etwas »Zweckfreies« tun oder erleben, denn dadurch kommen wir zu uns selbst und zur Ruhe. Alle vermeintlichen Notwendigkeiten spielen einmal keine Rolle.

5. Das Gespür für den Rhythmus von Anspannung und Entspannung schärfen

Wir fühlen uns dann wohl, wenn wir uns mit den Rhythmen unseres Lebens weitgehend im Einklang befinden. Die auffälligste und grundlegendste Polarität unseres Lebens ist die zwischen *Anspannung* und *Entspannung*, auf die die ganze Schöpfung ausgerichtet ist. Jede Zelle unseres Körpers bewegt sich ebenso in diesem Wechselspiel wie die Vorgänge in unserer Seele.

Die Seele will einerseits etwas zu bewegen haben, andererseits aber auch mal nichts erreichen müssen. Der Volksmund beschreibt diesen Zustand mit »die Seele baumeln lassen«. Gleichermaßen möchte unser Körper gefordert werden, braucht aber nach aller Anstrengung seine Ruhepausen. Uns ist meist nicht bewusst, dass ununterbrochene Verdauungstätigkeit unseren Körper in eine Art »Dauerstress« versetzt. Nach der Anspannung der intensiven Verdauungstätigkeit braucht unser Körper dringend seine Ruhepausen. Fastenzeiten ermöglichen diese und machen uns neu sensibel für den natürlichen Rhythmus von Anspannung und Entspannung, der auch unsere Verdauungstätigkeit betrifft.

Wer nicht den Schritt des Pferdes aufnimmt, wird nie ein guter Reiter. Wer gegen den Wind ankämpft, wird nicht segeln können. Wer kein Gefühl und Verständnis dafür gewinnt, wie sich Körper und Seele in einem ausgewogenen Rhythmus von Anspannung und Entspannung bewegen wollen, liegt mit der eigenen Natur im Clinch.

Wie können wir für den in uns angelegten Rhythmus sensibler werden?

Ein grundlegender Rhythmus der Schöpfung. Das Erste, das Gott dem biblischen Schöpfungsbericht nach geschaffen hat, war das Licht. Darauf folgte die Zuordnung zu Tag und Nacht: die Zeit des Lichtes für das Tätigsein und die Zeit der Dunkelheit für das Ruhen.

Der Erfinder Thomas Edison sah Schlaf als Zeitverschwendung an. Wenn er müde wurde, ging er nicht zu Bett, sondern legte seinen Kopf für zwei Stunden auf seinen Erfindertisch. Es war für ihn nur konsequent, die elektrische Glühbirne zu erfinden, um nicht nur sich selbst vom Tag-Nacht-Rhythmus zu emanzipieren, sondern auch allen anderen Menschen den Schlaf zu rauben. Mittlerweile allerdings dämmert es uns längst, dass die Lossagung von solchen elementaren Rhythmen ihre Schattenseiten hat.

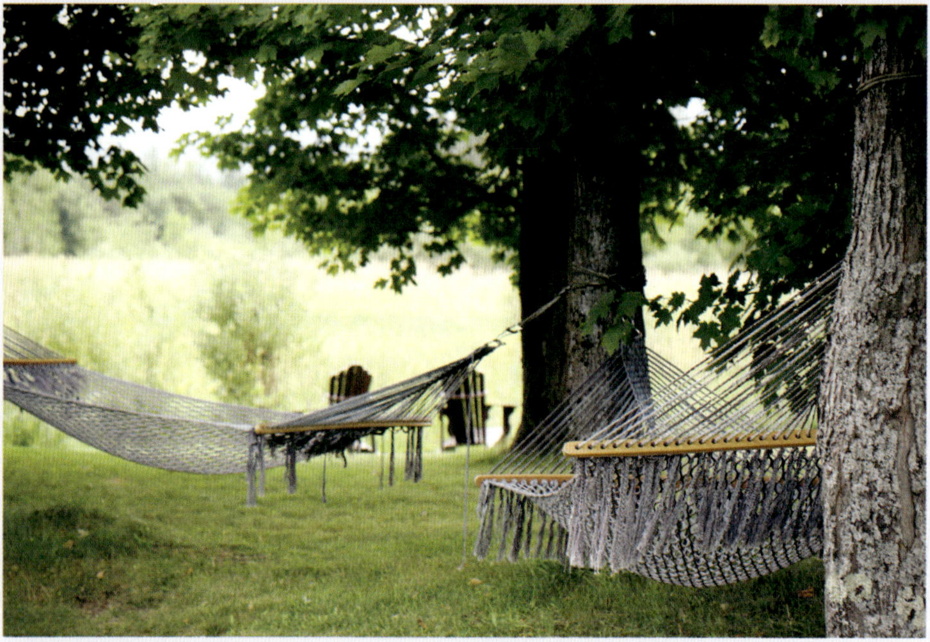

Ziehen Sie sich zum seelischen Verdauen von Außenreizen auch mal zurück. Wenn die Menschen im alten Griechenland Neuigkeiten erfahren wollten, gingen sie auf die *Agora*, den Marktplatz, wo sie dann von Freunden und Bekannten die neuesten Nachrichten hörten. Als die Printmedien und schließlich Rundfunk und Fernsehen erfunden wurden, brauchte es keine persönlichen Beziehungen mehr, um Informationen aufzunehmen. Seit einiger Zeit nun tritt das Smartphone seinen nahezu widerstandslosen Siegeszug an. Damit ist das Aufnehmen von Informationen aus jedem zeitlichen und räumlichen Rahmen herausgefallen, der für unseren Lebensrhythmus so bedeutungsvoll ist. Unsere Möglichkeiten, die Eindrücke zu verdauen und ausklingen zu lassen, haben sich dadurch drastisch reduziert. Es gelingt uns immer weniger, nicht nur nach außen gerichtet zu sein, sondern wieder nach innen – also zu uns selbst – zu finden. Die tägliche »mediale Überfütterung« ruft bei uns gewisse »Verstopfungserscheinungen« der Seele hervor, die sich nach einem Fasten von der Informationsflut sehnt. Hören Sie wieder mehr auf Ihre Seele und lassen Sie sich nicht von dem Druck knechten, jederzeit über alles und jeden informiert sein zu müssen.

Nehmen Sie die Übergänge wahr und zelebrieren Sie diese. Es ist gut für uns, die Übergänge zwischen Phasen der Anspannung und Entspannung wahrzunehmen und sie in ihrem Reichtum schätzen zu lernen. Dazu einige Beispiele: Am Abend würdige ich es, mich meinem Bett nähern zu können. Ein kurzes Innehalten auf dem Weg dorthin macht mir bewusst, dass es ein Geschenk ist, all die Tätigkeiten des Tages jetzt ruhen lassen zu können.

Am Morgen versichert mir der Vorgang des Aufstehens, dass ich körperlich und seelisch die Kraft dazu aufbringe. Viele Möglichkeiten liegen vor mir. Das ist so viel schöner, als den ganzen Tag im Bett verbringen zu müssen. Auch der Rhythmus der Mahlzeiten verdient meine Beachtung. So bedenke ich am Ende einer Mahlzeit gerne für einen Moment, dass bis zur nächsten mein Körper mit Nährstoffen gut versorgt ist.

Im Alltag fehlt uns oft die Muße für ein solches Innehalten. Meine Krebserkrankung hat es mir erleichtert, mir diese Zeiten zu nehmen, da ich während der Chemotherapie zum Arbeiten zu schwach war. So habe ich mir z. B. an Novembernachmittagen beim Einsetzen der Dämmerung eine Kerze in meinem unbeleuchteten Zimmer angezündet und beobachtet, wie das Tageslicht immer schwächer und das Licht der Kerze immer bedeutungsvoller wurde. So habe ich den Übergang vom Licht zur Dunkelheit, der mich tief berührt hat, zelebriert. Das hat dazu beigetragen, dass mir im Rückblick die für meinen Körper herausfordernde Krankheitszeit nicht mehr als so schwer erschien. Die Seele hat ihre Ressourcen in die Waagschale geworfen und meinen Genesungsprozess günstig beeinflusst.

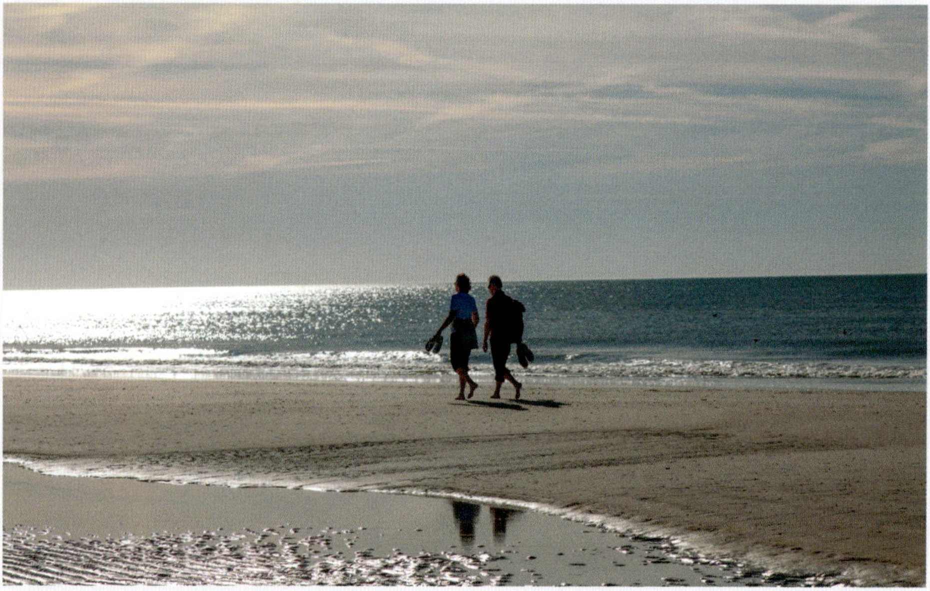

Entdecken Sie durch Fastenzeiten den Rhythmus des Lebens neu. Die Ruhepause für die Verdauung während einer Fastenzeit regt uns an, uns nach Ausgeglichenheit zwischen Anspannung und Entspannung für Körper und Seele auszustrecken. Wir entscheiden uns beim Fasten aus freien Stücken – also ganz ohne Zwang – für eine Auszeit. Fasten ist eine klare Ansage, dass es uns ernst ist, einmal wirklich etwas sein zu lassen. Wir steigen eine Zeit lang aus der Sorge aus, etwas zu versäumen und uns deshalb immer noch mehr einverleiben zu müssen.

Es ist bedeutungsvoll, die Übergänge zwischen Essen und Fasten besonders bewusst wahrzunehmen.

Die Entlastung als »Ouvertüre« der Fastenzeit ebenso wie das Fastenbrechen am Ausklang der Fastenzeit sind etwas sehr Kostbares, das unsere aufmerksame Würdigung verdient und sich nicht nur aus anatomischen Notwendigkeiten ergibt.

Dies kann uns dazu anregen, auch insgesamt in unserem Leben mehr den Wechsel zwischen Anspannung und Entspannung zu beachten und damit auch genießen zu können.

6. Durch zeitweiligen Verzicht die Gaben des Lebens auskosten lernen

Kontraste bereichern unser Leben. *Sanfte* Übergänge regen uns manchmal zu wenig an. Wir brauchen immer wieder auch *starke* Kontraste, um glückliche Momente zu haben. Wer seinen Platz am Ofen nicht verlässt, kann dessen wohlige Wärme schon bald nicht mehr wertschätzen.

Begrüßen Sie die Kontraste, weil sie Ihr Leben bereichern! Um diese wahrzunehmen, braucht es nicht unbedingt eine extreme Reizintensität wie z. B. den großen Aufguss in der Sauna. Es reicht schon, zeitweise auf etwas zu verzichten, um es dann wieder besser auskosten zu können. Fasten bringt solch einen starken Kontrast wie von selbst mit sich.

In der Malerei kennen wir das Phänomen der »Kontrastharmonie«. Gerade Farben, die im Kontrast zueinander stehen, schaffen zusammen ein harmonisches Ganzes und etwas Vollständiges.

Mehr von dem immer Gleichen – also noch mehr einkaufen, zu immer spektakuläreren Urlaubszielen aufbrechen oder überhaupt mehr Reize aufnehmen – bereichert uns in Wirklichkeit nicht. Denn schnell sorgt eine Stimme im Hinterkopf für Unruhe, die uns fragt, ob das alles denn spektakulär genug sei und ob wir die gegebene Zeit auch wirklich optimal nutzen. Dieses Phänomen hat neuerdings einen Namen: FOMO – »Fear of Missing Out«. Wir werden von der ständigen Angst angetrieben, etwas zu verpassen. Doch das hält uns vom Genießen des geschenkten Augenblicks ab.

Wir brauchen das rechte Maß und einen guten Rhythmus. Wenn wir z. B. hungrig oder überfressen vom Tisch aufstehen, ist es um das Genießen geschehen. Durch die Essenspausen – insbesondere während Fastenzeiten – entfaltet sich unsere Ernährung in ihrem Wert.

Wir dürfen den Wechsel von Eindrücken begrüßen. In unserem 60-jährigen Wohnhaus sind die Flure im Winter kalt. Statt zu beklagen, nicht in einem Niedrigenergiehaus zu wohnen, schätzen wir es, dass wir bei jedem Öffnen der Tür die wohlige Wärme oder erfrischende Kühle genießen können. Wenn wir einen Berg schweißtreibend und nährstoffverbrauchend besteigen, erleben wir das Gipfelerlebnis viel intensiver, als wenn wir mühelos die Seilbahn benutzt hätten. Jedem wirklich genussreichen Höhepunkt geht ein Spannungsaufbau voraus. Eine Bedürfnisbefriedigung ist erst dann wirklich erfreulich, wenn sie nicht schnell und leicht zu erreichen war.

Worauf haben Sie heute schon gewartet?

Empfinden Sie das Warten auf eine Bedürfnisbefriedigung nicht als eine Zumutung, sondern schätzen Sie die Sehnsucht als Fundament Ihrer Glücksmomente.

Das Genießen braucht die Einschränkung. Ein Bekannter beklagte sich bei mir: »Früher haben wir nur zu ganz besonderen Anlässen Delikatessen essen können und es dann auch als etwas Besonderes genossen.« Tatsächlich können viele von uns heute jeden Tag alles auf den Tisch stellen – mit der scheinbar unausweichlichen Folge, dass wir nichts mehr wirklich auskosten. Setzen wir uns noch (zumindest ein wenig) hungrig an den Tisch oder ist es einfach die nächste Mahlzeit, die jetzt dran ist, ganz gleich, ob wir Hunger haben oder nicht? Es erfordert einen Umgewöhnungsprozess, dass wir die Unterbrechungen des Essens ebenso genießen können wie das Essen selbst.

In einer Kantine im Betrieb z. B. ist dem Wort »Mahlzeit« längst der Charakter des feierlichen Innehaltens und Genießens abhandengekommen. Auch die Kuh auf der Weide kennt keine bewussten »Mahlzeiten«. Sie widerkäut den ganzen Tag vor sich hin. Sie mag darüber nicht unglücklich sein. Aber für uns Menschen gilt: Genuss braucht die Einschränkung. Erst, wenn wir nicht alles jederzeit zu uns nehmen, können wir unsere Mahlzeiten wirklich genießen.

7. Die Leere genauso schätzen wie die Fülle

Fülle bedeutet Anspannung, Leere kann dagegen Entspannung mit sich bringen. Leider bewerten wir meist die Fülle höher als die Leere, die wir mit Armut, Mittellosigkeit und Verlust in Verbindung bringen. So bevorraten wir uns mit Nachfüllrationen, um über Nachschub zu verfügen, sobald etwas in uns nicht ausgefüllt ist oder es auch nur sein könnte. Das Sättigungsgefühl wird uns viel vertrauter als das der Leere und erscheint uns sicherer. Da Fülle und Leere jedoch zwei gleichwertige Pole sind, ist die Geringschätzung der Leere nicht gerechtfertigt. Fastenzeiten bringen uns nahe, wie beides seine Zeit haben darf und unsere Wertschätzung verdient.

Auf zwei Hindernisse, die Leere schätzen zu lernen, möchte ich hinweisen:

Die tief sitzende Angst, zu kurz zu kommen. Haben Sie es als Kind ganz entspannt hingenommen, wenn Geschwister oder andere Kinder, die irgendwie zu Rivalen geworden waren, mehr bekamen als Sie? Nach meiner Erinnerung haben wir unter uns Geschwistern z. B. mit Argusaugen darüber gewacht, dass vom begehrten Nachtisch die anderen ja kein Gramm mehr bekamen als man selbst. Wir haben die Situation dann so gelöst, dass einer von uns den Nachtisch auf die Schälchen verteilt hat und die anderen sich zuerst aussuchen durften, welches sie nehmen.

Die falsche Vorstellung, unser »Sattsein« steigern zu können. Da wir in vielen Bereichen unseres Lebens eine permanente Steigerung bzw. Sättigung anstreben, übertragen wir diese Praxis oft auch auf unsere Nahrungsaufnahme und geraten in Versuchung, »satt ... satter ... unersättlich« zu werden.

Sättigung tut uns gut. Sie hilft uns, zur Ruhe zu kommen. Genau genommen gibt es kein unzureichendes oder unvollständiges Sattsein. Wenn wir immer satter werden wollen, werden wir es bald »satthaben« – also dessen überdrüssig sein. Unersättlichkeit verhindert ja gerade, dass wir uns umfassend gesättigt fühlen können, da wir uns eher auf unsere Defizite fokussieren. Das aber laugt uns aus. Dagegen bereichert es uns, ein Sättigungsgefühl zu bemerken, es zu würdigen und entsprechend zu reagieren.

Da wir in allem auf das rechte Maß angewiesen sind, schlagen Körper und Seele Alarm, wenn wir von etwas zu wenig oder zu viel haben. Haben wir zu viel gegessen, macht sich unser

Magen oder der ganze Verdauungstrakt bemerkbar. Wenn wir mit Reizen überfüttert sind, brummt uns vielleicht der Kopf oder schmerzt sogar.

Unser Leben ist voller kostbarer Momente des »Leerseins«. Die Bedeutung des Leerseins zeigt sich vielfältig: Denken Sie an einen erhebenden Moment, in dem Sie sich glücklich gefühlt haben. Womöglich haben Sie ein Ereignis oder einen Menschen mit Spannung erwartet. Bis das Ersehnte eintraf, haben Sie sich wahrscheinlich unvollständig, unerfüllt, ja vielleicht ein Stück leer gefühlt. Doch gerade das hat es möglich und so bedeutungsvoll gemacht, das Erwartete in Empfang zu nehmen.

Wann haben Sie in letzter Zeit etwas Neues angepackt? Damit das möglich war, mussten Sie, bildlich gesprochen, das Bisherige aus der Hand legen. Denn das Neue passt nur in leere Hände. In solchen Übergangssituationen befürchten wir manchmal, dass unsere Hände leer bleiben und das Neue nicht besser sein wird als das Alte. Doch dieses bedrängende Gefühl geht vorüber. Um sich gut entscheiden zu können, ist es hilfreich, sich einmal von allen Informationen und Meinungen zu befreien und die »Leere« zu wagen.

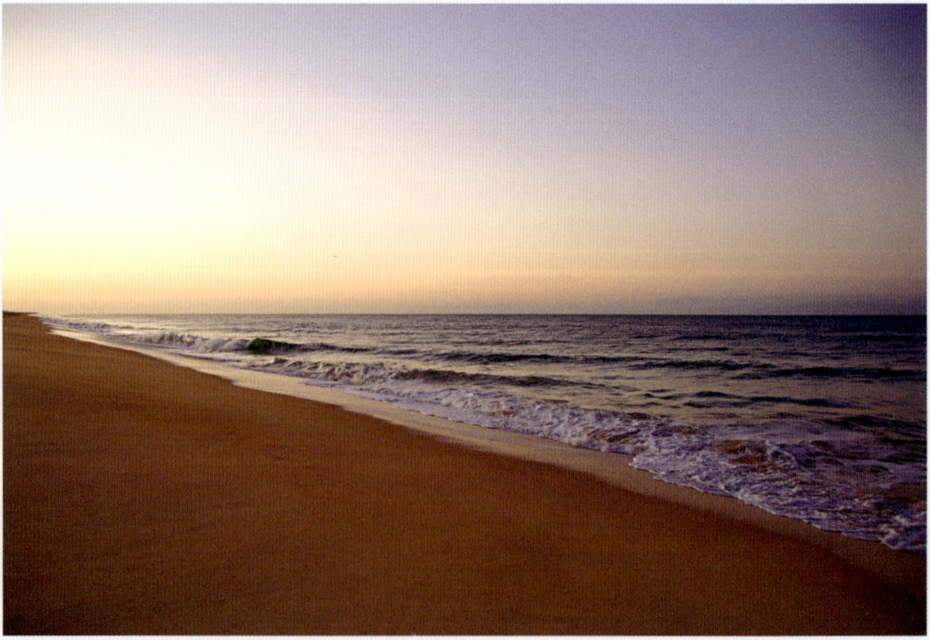

In den kostbaren Momenten des »Leerseins« kann man erst richtig spüren, wofür das eigene Herz schlägt.

Auch, wenn Sie anderen Menschen in deren Nöten beistehen wollen, kann es vorteilhaft sein, alle klugen Gedanken und Ratschläge erst einmal hintanzustellen und stattdessen »leer« und empfangsbereit für das Ergehen Ihres Gegenübers zu werden.

Wünschen Sie sich besondere Erfahrungen mit Gott? Auch dafür ist es eine gute Grundlage, sich leer zu fühlen. Gerade dann, wenn Ihnen im Gebet die Worte fehlen, kann Gott gut in Ihr Leben hineinsprechen.

Selbst für ein kräftiges Atmen ist das Entscheidendste, gut auszuatmen – sich also leer zu machen. Das intensive Einatmen geschieht dann von selbst.

Wem Fülle und Leere gleichermaßen möglich sind, der ist frei. Wenn wir nicht auch die Leere schätzen können, sind wir gezwungen, uns ständig abzufüllen, weil uns die Angst vor der Leere im Nacken sitzt. Für das Genießen ist dann kaum noch Aufmerksamkeit übrig.

Paulus schreibt an die Philipper:

> *»Ich sage das nicht, weil ich Mangel leide; denn ich habe gelernt, mir genügen zu lassen, wie's mir auch geht. Ich kann niedrig sein und kann hoch sein; mir ist alles und jedes vertraut: beides, satt sein und hungern, beides, Überfluss haben und Mangel leiden; ich vermag alles durch den, der mich mächtig macht.«* (Kapitel 4,11-13)

Dieser Text gehört zum Glück nicht zu denen, die wir im Gottesdienst gemeinsam sprechen. Denn er käme mir nicht leicht über die Lippen. Aber ich nehme die Freiheit, die der äußerlich gefangene Paulus im Inneren hat, wie einen erfrischenden Luftzug wahr.

Im Grunde haben wir es ja heute einfacher als Paulus, frei zu sein, denn wir verfügen meist über eine große äußere Freiheit. Und wir müssen nicht hungern, weil uns jederzeit Nahrung zur Verfügung steht. Was für ein Vorrecht ist es also, frei wählen zu können – nicht wirklich hungern zu *müssen*, sondern fasten zu *dürfen*. Um die Freiheit auch zu spüren, brauchen wir nur beides zuzulassen: das bewusste Essen und auch das bewusste Verzichten, die Fülle ebenso wie die Leere. Dadurch werden wir frei, unser Leben zu genießen.

Heißen Sie das Leersein willkommen. Wenn Sie sich leer fühlen, weil Sie gerade keine Idee haben, was jetzt zu sagen oder zu tun wäre – begrüßen Sie es! Denn nun ist Platz für etwas Neues. Sie haben etwas Altes hinter sich gelassen, das dem Neuen im Weg stand. Sie verlassen nun die ausgetretenen Pfade und begeben sich in unbekanntes Terrain. Das muss Ihnen keine Angst machen.

»Man entdeckt keine neuen Erdteile, ohne den Mut zu haben, alte Küsten aus dem Auge zu verlieren.« (André Gide, französischer Schriftsteller, 1869–1951)

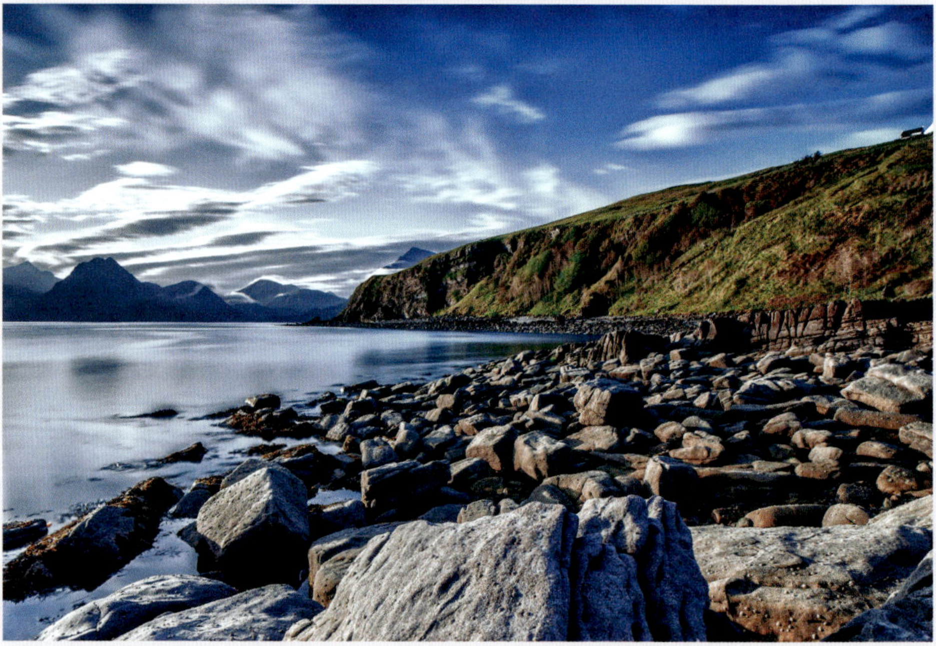

Wenn Sie sich leer fühlen, bekämpfen Sie diese Empfindung nicht gleich mit allen Mitteln, z. B. durch Reizüberflutung. Denn wenn Sie das Leersein als wertvoll erachten, ist schon diese Erfahrung an sich kostbar und eröffnet neue Möglichkeiten.

Fülle kann zu einem Gefühl der Schwere führen – Leere kann dagegen Leichtigkeit begünstigen. Wenn wir uns zwischen Leichtigkeit und Schwere entscheiden können, fällt uns die Wahl nicht schwer. Manchmal übersehen wir jedoch, dass wir uns nach mehr Leichtigkeit ausstrecken können.

Wie diese Haltung das Fasten unterstützt und das Fasten diese Haltung stärkt: Wenn sich beim Fasten der Magen leer anfühlt, ist das kein Ausdruck von Mangel oder gar Not. Sollte er doch einmal knurren, können wir das auch etwas spielerisch und humorvoll mit dem Schnurren einer Katze vergleichen, die sich ihres Lebens erfreut und ganz in der Entspannung angekommen ist. Mit dieser Haltung brauchen wir das körperliche Leersein während des Fastens nicht mehr zu befürchten. Statt den Nahrungsverzicht als ein Defizit zu betrachten, können wir diese Erholungspause für Körper und Seele als eine wertvolle Erfahrung annehmen und nutzen. Denn da der Körper während einer Fastenzeit für die Verdauung nicht so viel Energie verbraucht, steht diese nun unseren Tätigkeiten und der inneren Einkehr zur Verfügung. Wir erleben, dass für Körper und Seele ausreichende Ressourcen, das Notwendige für ein erfülltes Leben vorhanden sind.

> Die Fastenzeit mit ihrer »Leere« kann bewirken, dass nicht nur unser Körper, sondern auch unsere Seele gereinigt und entschlackt wird.

Viele Menschen erleben, wie ihr Denken in dieser Zeit eine ungewohnte Klarheit erlangt und der Verstand sehr aufnahmefähig wird. Das wussten schon die alten Lateiner: »Plenus venter non studet libenter« – ein voller Bauch studiert nicht gern. Das Fasten kann uns dabei helfen, zu dieser versöhnlichen Sicht der Leere zu finden.

FASTEN – EINE HILFE ZUM BEWUSSTEN ESSEN

Nach dem Fasten braucht der Körper weniger Nahrung. Wenn Sie danach genauso viel essen, wie Sie es zuvor gewohnt waren, könnten Sie zunehmen. Fasten ist nicht das Mittel der Wahl zum Abnehmen. Wird es so verwendet, dann kommt es, ähnlich wie bei Diäten, zu dem berühmten Jo-Jo-Effekt.

Gewichtsabnahme ist daher beim Fasten eher eine Zugabe. Da das Fasten – so wie wir es Ihnen vorstellen – zu einer Lebensstiländerung mit vollwertiger Ernährung und täglicher Bewegung anregt, wird es mit der Zeit zu einer dauerhaften Gewichtsregulierung kommen.

Was aber gehört zu einem guten, aufmerksamen Essen, zu dem Sie die Fastenzeit anregen möchte und das Ihnen hilft, sich in Ihrer Haut und mit Ihrer Figur wohlzufühlen? Hier einige Tipps dazu:

- Genießen Sie Ihr Essen.
- Kauen Sie langsam, mindestens 20 Minuten – denn gut gekaut ist halb verdaut.
- Lassen Sie sich deshalb Zeit und essen Sie kleinere Portionen.
- Hunger ist oft ein Signal, dass Ihr Körper Wasser benötigt. Trinken Sie vor dem Essen ein großes Glas Wasser. Das reduziert auch das Hungergefühl.
- Essen bzw. »snacken« Sie zwischen den Mahlzeiten nichts und trinken Sie keine kalorienhaltigen Getränke. Es bringt Ihren Insulinstoffwechsel durcheinander. Ideal wären zwei vollwertige Mahlzeiten am Tag ohne ein ständiges »to go« zwischendurch.
- Bewegung macht satt.
- Statt abends zu naschen, trinken Sie beispielsweise einen schönen Tee mit Zitrone bzw. Zitronenmelisse und Honig.

- Reduzieren Sie Zucker, Weißmehlprodukte und konzentrierte Getränke erheblich.

- Beachten Sie, dass eine vollwertige regionale und saisonale Frischkost länger satt hält als Fast Food.

- Fragen Sie sich: Was ist mein *wirklicher* Hunger? Ist es vielleicht eher ein »emotionaler« Hunger? Setzen Sie einmal in Gedanken an die Stelle des Essens, was sie wirklich brauchen. Denn wenn Hunger an sich nicht das Problem ist, kann das Essen auch keine Lösung bieten.
  Da die meisten von uns durch ein stressiges Alltagsleben dazu verleitet werden, mehr zu essen, kann sich eine Stressreduzierung positiv auf unser Essverhalten auswirken.

Sie werden nicht all diese Aspekte auf einmal berücksichtigen und Ihr Leben dementsprechend verändern können. Greifen Sie sich einzelne Tipps heraus und fangen Sie heute oder morgen damit an, Sie umzusetzen.

»Wenn nicht jetzt, wann sonst?« (Rabbi Hillel, 30 v. Chr.– 9 n. Chr.)

Und: Seien Sie geduldig mit sich! Neue Gewohnheiten brauchen mindestens sechs Wochen, meist jedoch anderthalb Jahre, um eine »neue Bahn« im Gehirn zu bauen. Es hilft nicht zu sagen: »Ich esse nie wieder Schokolade.« Denn das gelingt selten. Hilfreicher ist es, die Gewohnheit zu entwickeln, Süßigkeiten mit der Zeit durch Rosinen, Aprikosen, Datteln oder anderes leckeres Trockenobst zu ersetzen und so im Gehirn eine »Trockenobstbahn« anzulegen und zu festigen. Alte Gewohnheiten sitzen sehr tief. Neue Gewohnheiten brauchen deshalb eine lange Trainingszeit.

»Drum übe dich nur Tag für Tag, und du wirst sehn, was das vermag!« (Johann Wolfgang von Goethe, 1749–1832)

Wenn Sie durch bewusste Ernährung etwas abnehmen wollen, ist das auch ein Langzeitprogramm. Denn wenn Sie kontinuierlich ein Kilogramm pro Monat abnehmen, ist der Effekt anhaltender, als wenn die Pfunde möglichst schnell purzeln sollen.

Wiegen Sie sich nicht ständig. Wenn Sie etwas messen wollen, greifen Sie zum Maßband. Im Bauchfett stecken die meisten Entzündungsfaktoren. Hier ist der Richtwert ein Bauchumfang von maximal 88 cm bei den Frauen und 102 cm bei den Männern. Lassen Sie sich nicht entmutigen und beachten Sie noch einmal: Langfristige Gewichtsregulierung ist nur durch eine Lebensstiländerung, vollwertige Ernährungsumstellung und tägliche Bewegung zu erreichen.

Fasten – aber wie?

Nun möchte ich Ihnen vorstellen, was beim Fasten zu beachten ist, welche Fastenvarianten es gibt, wie eine Fastenwoche verlaufen kann und welche äußeren und inneren »Hilfsmittel« unsere Fastenzeit unterstützen. Außerdem widmen wir uns in den folgenden Kapiteln dem Fastenbrechen, den Aufbautagen und der Gestaltung einer basischen Woche.

1. FASTEN – FÜR WEN?

Wer kann fasten?

Fasten kann jeder Gesunde, der das freiwillig tun möchte. Fasten sollte jährlich in unseren Jahresrhythmus mit eingebaut werden, schließlich vergessen wir auch nicht Ostern, Weihnachten oder unseren Geburtstag. Fasten ist ein einfaches Mittel, um wieder in eine gute gesundheitliche Balance zu kommen. Denken sie daran: Beim Fasten kommt heraus, was drin ist! In der Regel verstärken sich zunächst die Beschwerden, die Haut wird etwas schlechter, es kann zu Kopfschmerzen und erhöhtem Blutdruck kommen. Da Heilung Zeit braucht, tritt eine anhaltende Besserung mitunter erst nach mehrmaligen Fastenzeiten ein. Was sich in Jahrzehnten an Symptomen angesammelt hat, ist nicht in 5 bis 7 Tagen zu kurieren. Doch auch schon nach einer Woche sind erstaunliche körperliche Besserungen möglich. Eindrucksvoll beschreiben Teilnehmer unserer Fastenkurse, die unter Schmerzen in Gelenken litten, dass sie schon nach 3 bis 4 Tagen schmerzfrei waren. Eine Fastenwoche könnte ein- bis zweimal im Jahr durchgeführt werden. Besonders profitieren vom Fasten alle chronisch Erkrankten, die z. B. an Rheuma, Arthrose und Stoffwechselerkrankungen leiden, Menschen mit Typ-2-Diabetes, Hauterkrankungen, Allergien oder Bluthochdruck.

Wann sollten Sie nicht fasten?

- wenn Sie unter 18 Jahren sind
- bei Essstörungen (z. B. Anorexia) und Untergewicht
- bei starkem Übergewicht (Fasten sollte nicht ausschließlich zur Gewichtsreduktion verwendet werden)
- bei psychischen Erkrankungen
- bei schwerem Burn-out-Syndrom
- bei akuten Krebserkrankungen oder anderen schweren Erkrankungen

Wenn Sie sich unsicher sind, ob Fasten für Sie infrage kommt, sprechen Sie mit Ihrem Arzt oder Heilpraktiker.

Fragen, die oft vor dem Fasten gestellt werden:

Ich möchte fasten, aber ich weiß nicht, ob ich das schaffe ...

Bedenken Sie, dass eine Fastenwoche für Ihre Gesundheit einen ganzheitlichen Wert darstellt. Sie schaffen das! Suchen Sie sich Verbündete in einer Gruppe oder ermutigen Sie einen Freund/eine Freundin zum Mitfasten. Zusammen geht es leichter.

Habe ich beim Fasten nicht großen Hunger?

Fasten ist nicht Hungern. Wir leben aus einer gut gefüllten Speisekammer. Durch das sorgfältige Abführen zu Beginn des Fastens verschwinden Hungergefühle fast ganz. Sollten doch noch Hungerattacken auftreten, können diese mit reichlich Wasser und Bewegung gut überwunden werden. Haben Sie Vertrauen! Unsere Fastenteilnehmer sind immer wieder ganz erstaunt, dass sie eine Woche ohne Essen auskommen und nicht unter Hungergefühlen leiden müssen. Sie werden beim Fasten aus anderen Quellen, inneren und äußeren, genährt. Unser Körper verfügt über genug Energiereserven.

Werden nicht wichtige Muskeln abgebaut?

Beim Fasten befreit sich der Körper zunächst einmal von allen Dingen, die ihn stören, die er nicht braucht und die ihn krank machen können. Eine Woche Fasten stellt für den Körper kein Problem dar. Längeres Fasten über zwei Wochen können Sie auch gerne durch einen Heilpraktiker oder Naturarzt begleiten lassen.

2. FASTENVARIANTEN

Bevor ich Ihnen meine persönlichen Tipps für die Vorbereitung und Durchführung einer Fastenwoche vorstelle, möchte ich aus der Fülle verschiedener Fastenarten einige herausgreifen und skizzieren, die ich kenne und schätzen gelernt habe. Verschiedene Fastenvarianten ermöglichen es uns, diejenige herauszugreifen, die zu uns, unseren Lebensumständen und unserer Zeit passt.

Das Buchinger-Fasten

Dr. Otto Buchinger (1878 bis 1966) wurde zum Begründer des Buchinger-Heilfastens. Ursprünglich weit gereister Marinearzt, erkrankte er an einem schweren Gelenkrheuma, das damals noch nicht behandelt werden konnte. Eine Fastenkur bei Dr. Riedlin in Freiburg brachte ihm die erhoffte Besserung und Beweglichkeit seiner Gelenke zurück. Er war so beeindruckt von den Resultaten, dass er seine Zeit fortan der Weiterentwicklung der Heilfastenmethode widmete. Im Jahr 1920 gründete er seine erste Kurklinik in Witzenhausen, die 1935 nach Bad Pyrmont umsiedelte. Im selben Jahr erschien sein Buch »Das Heilfasten«, das zum Standardwerk wurde.

Wichtig waren für Otto Buchinger eine gute Ernährung, kombiniert mit Bewegung, sowie die Abstinenz vom Rauchen und vom Alkoholgenuss. Er richtete sein Augenmerk aber auch auf den »inneren Menschen«, der gereinigt und ernährt werden will. So empfahl er seinen Patienten z. B. die Lektüre der Psalmen sowie die Werke Rilkes oder Goethes. Auch der Musik maß Buchinger eine wichtige therapeutische Rolle bei.

»Das jährliche Fasten soll eine heilige, mit Betrachtung und Besinnung ausgefüllte Zeit sein, in welcher der sogenannte Gesunde heilsame Entschlüsse fasst, die dann der ganzen Zwischenzeit bis zur nächsten Fasten-Periode zugutekommen.« (nach Dr. Otto Buchinger, 1878 bis 1966)

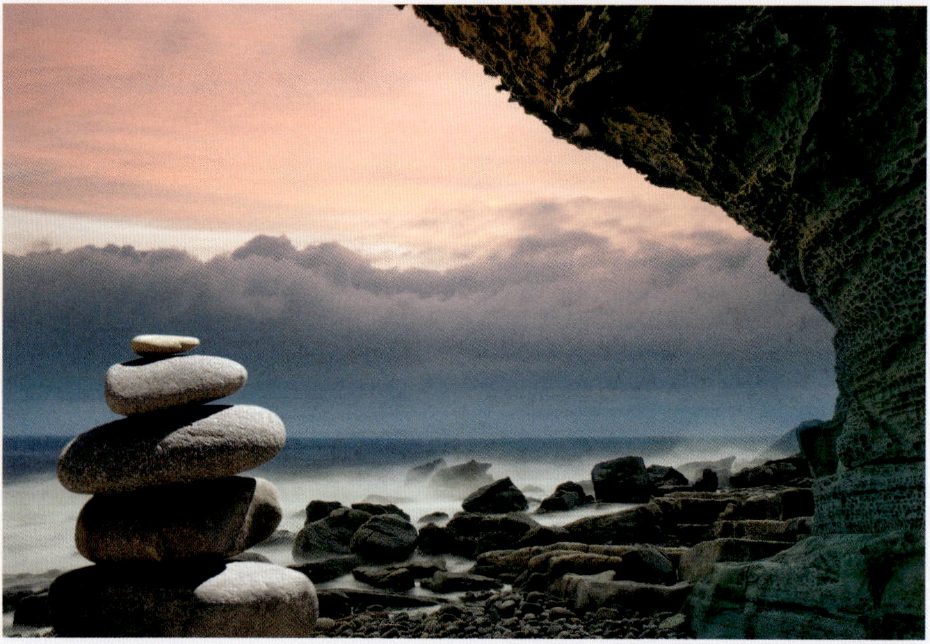

Das Buchinger-Heilfasten ist geprägt durch eine anfängliche Entlastung durch leichte Kost, eine Darmreinigung, das eigentliche Heilfasten mit Gemüsebrühe, Obst- und Gemüsesäften, Tee und Mineralwasser sowie begleitende therapeutische Maßnahmen wie z. B. Leberwickel. Bewegung und Nahrung für Seele und Geist spielen eine wichtige Rolle.

Heilfasten

Bei schwereren, chronischen Erkrankungen (Rheuma, Hauterkrankungen etc.) ist Heilfasten das Mittel der Wahl. Heilfasten erstreckt sich über einen längeren Zeitraum von 2-3 Wochen. In besonders schweren Fällen ist die Begleitung von Naturärzten oder in Fastenkliniken angesagt. Als besonders schwere Fälle würde ich z. B. Krebs und psychische Erkrankungen nennen. Oft entwickeln sich Erkrankungen über Jahrzehnte, daher ist es nicht mit einem einwöchigen Fasten getan, besonders bei schon lange bestehenden chronischen Erkrankungen.

Intervallfasten

Intervallfasten ist leichter durchzuhalten als andere Fastenvarianten, weil man 2 bis 3 Mahlzeiten zu sich nehmen kann und Hungergefühle selten auftreten. Ich ermutige meine Teilnehmer sehr zum Intervallfasten, weil viele von uns im Alltag häufig zwischendurch essen – sei es Naschen, Frustessen, Langeweile-Essen, Reste-Essen. All das geschieht natürlich zusätzlich zu den drei geregelten Mahlzeiten. Wir nehmen dadurch nicht nur wesentlich mehr Kalorien auf, als wir brauchen, sondern belasten unsere Verdauung und unseren Stoffwechsel extrem. Die Verschlackung wird begünstigt. Intervallfasten aber bringt Ordnung und Struktur in unsere Essensgewohnheiten und ist leichter umzusetzen, als wenn wir z. B. versuchen, zwei Tage zu essen und drei Tage zu fasten. Das Wichtigste beim Intervallfasten sind längere Essenspausen. So sollten Sie nach dem Frühstück eine Essenspause von 4, besser noch 5 Stunden einhalten und nach dem Mittagessen wieder 5 Stunden bis zum Abendessen. Dieses sollten Sie nicht zu spät einnehmen, damit sich bis zum Frühstück am nächsten Morgen eine Essenspause von ungefähr 14 Stunden ergibt. Natürlich können Sie das Abendessen (oder das Frühstück – je nachdem, was Ihnen leichter fällt) auch ganz weglassen und nur 2 Mahlzeiten am Tag zu sich nehmen.

Fasten nach F. X. Mayr

Der österreichische Arzt Franz Xaver Mayr (1875–1965), der der Darmsanierung große Bedeutung beimaß, brachte uns die Bedeutung des Kautrainings wieder zu Bewusstsein. Gründliches und langsames Kauen regt den Speichelfluss und damit die Kohlenhydratverdauung an, was für unsere Verdauung und dann auch für unseren Stoffwechselprozess von großem Wert ist.

»Der Darm ist die Wurzel der Pflanze Mensch.« (F. X. Mayr, 1875–1965)

Vier Prinzipien prägten sein Heilverfahren:

1. Schonung – die Verdauung wird durch eine spezielle Diät angeregt, sich zu regenerieren
2. Säuberung – Entschlackung durch Reinigung des Darmes
3. Schulung – Kautraining
4. Substitution – Zuführung von Vitaminen und Mineralstoffen

Die ursprüngliche »Milch-Semmel-Kur« von F. X. Mayr ist heute weitgehend überholt. Die Diät wurde auf Grundlage moderner Erkenntnisse weiterentwickelt und lässt sich individuell gestalten, z. B. in Form einer milden Schonkost.

Für gewöhnlich übe ich mit den Teilnehmern meiner Fastenkurse das intensive Kauen anhand von Mohrrübe, Kohlrabi und hartem Brot. Das ist ein Übungsprozess, der Geduld erfordert, aber es lohnt sich für unsere Gesundheit.

Nehmen Sie sich doch einfach mal eine Mahlzeit vor – vielleicht das Abendbrot – und üben Sie am Gemüse ihrer Wahl oder an hartem Brot zehn bis zwanzig Minuten dieses Kautraining. Sie werden erstaunt sein, wie intensiv Sie den Geschmack spüren und was für ein Genusserlebnis es ist.

Stoffwechsel-Montag

Der »Stoffwechsel-Montag« ist eine hervorragende Möglichkeit, nach einem »fetten« Wochenende den Körper zu entlasten. Einen solchen Tag gestalte ich als »basischen Tag«, in den ich am Morgen mit Obst oder einem Haferfrühstück starte, mittags Gemüse und Kartoffeln zu mir nehme und abends entweder eine leichte Gemüsesuppe esse oder das Abendessen ganz ausfallen lasse. An diesem Tag verzichte ich auf Brot, Wurst, Fleisch und Milchprodukte.

Einen Fastentag einzulegen, an dem man hauptsächlich Fruchtsäfte trinkt, empfehle ich wegen des großen Übersäuerungspotenzials in der Regel nicht.

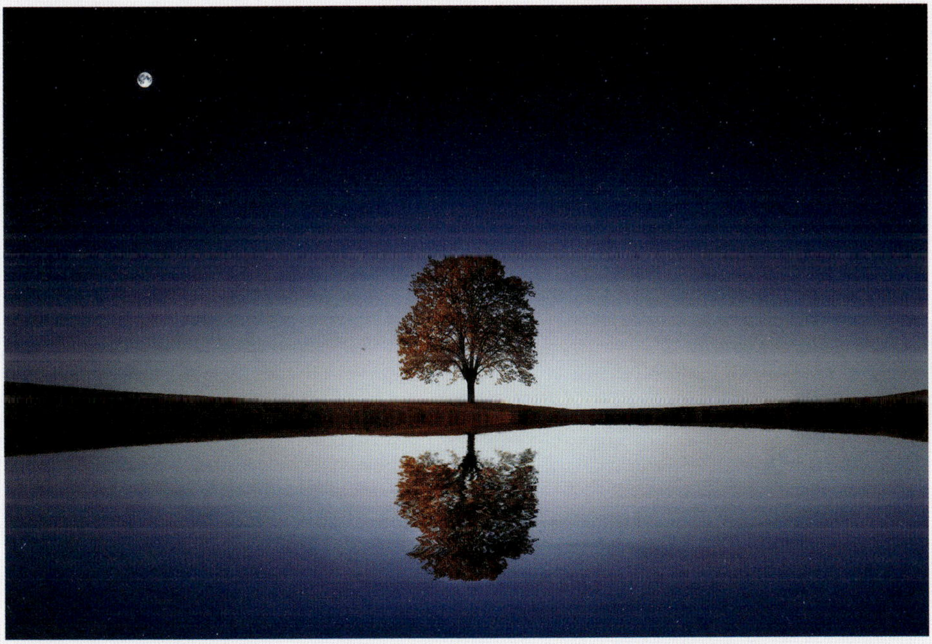

Umweltfasten/Klimafasten

Beim »Umweltfasten« geht es darum, bewusster und verantwortungsvoller gegenüber der Umwelt zu leben. Diese Form des Fastens sollten wir, nicht nur aufgrund der aktuellen Erinnerung unserer jungen Generation – »Fridays for Future« – dauerhaft einüben. Ob Plastikfasten, Kleidertauschbörse, Fair-Trade-Einkauf – während des körperlichen Fastens werden wir angeregt, auch über diese Arten des »Fastens« nachzudenken. Unser individueller ökologischer Fußabdruck wird durch die Fastenzeit und die hoffentlich darauffolgende veränderte Lebenseinstellung und -umstellung verbessert. Die Micha-Initiative Deutschland (www.micha-initiative.de) bietet gutes Material und hervorragende Ideen, um das Umweltfasten ganzheitlich umzusetzen.

3. WIE SIEHT EINE FASTENZEIT AUS? – EINE FASTENWOCHE IM ÜBERBLICK

Vorbereitung

Jetzt möchte ich Ihnen im Überblick eine Woche Fasten nach dem Buchinger-Prinzip vorstellen. Fasten mit Wasser, verschiedenen Heiltees und Gemüsebrühe wirkt im Körper wahre Wunder. Bereiten Sie diese Woche gut vor.

> Fastentage sind heilig, abgesonderte Tage. Tage, die nicht mit Stress, vielen Terminen und anderem mehr belastet sein sollten.

Dabei ist es nicht unbedingt nötig, Urlaub zu nehmen, obgleich es für viele Fastende entspannender ist. Das Fasten kann in den normalen Alltag integriert werden, aber Sie sollten sich um eine gute Balance zwischen Ruhe und Arbeit bemühen. Finden Sie Ihren ganz persönlichen Fastenort und Ihre Fastenzeit. Viele der Teilnehmer unserer Fastenkurse empfinden es als hilfreich, in einer Gruppe zu fasten (unsere Fastenkurse finden Sie unter www.ge-haus.de).

Einkaufsliste für die Fastenwoche:

- stilles Mineralwasser bzw. gutes Quell- oder Leitungswasser
- Kräutertees aus Birke, Brennnessel, Löwenzahn
- Vollkornhaferflocken
- Gemüse und Gewürze für die Gemüsebrühe (möglichst in Bio-Qualität), Obstsäfte (Direktsaft) oder Obst zum Selbstpressen (möglichst regional und in Bio-Qualität)
- Gemüsesäfte wie z. B. Rote-Bete-Saft, Sauerkrautsaft oder Möhrensaft (Direktsäfte, ohne Salz) oder Gemüse zum Selbstentsaften
- Imkerhonig
- Zitronen
- Magnesiumcitrat Pulver als osmotisches Abführmittel zur Darmentleerung oder sanfte Alternativen (z.B. Apfelessig, alkoholfreier Brottrunk, Sauerkrautsaft)
- medizinische Aktivkohle
- Tüte Natron als basischer Badezusatz

Hilfsmittel für die Fastenwoche:

- Wärmflasche
- Einlaufgerät mit Einlaufhilfe (Reise-Irrigator aus der Apotheke)
- kleines Handtuch für den Leberwickel

- etwas wärmere Kleidung als üblich
- Trockenbürste bzw. Massagebürste (in Drogerien erhältlich)
- Fastentagebuch

Die Fastenwoche auf einen Blick:

Die Woche zuvor:	Wir bereiten uns vor (möglichst mit einer basischen Woche)
1. Tag	Entlastungstag
2. – 5. Tag	Fastentage
5. Tag	Fastenbrechen
6. – 7. Tag	Aufbautage

Die Woche zuvor:

Es unterstützt Ihren Körper, wenn Sie sich eine Woche vor dem Fasten basisch ernähren und möglichst auch eine Woche nach dem Fasten. Zusammen mit der eigentlichen Fastenwoche kommt so eine jährliche dreiwöchige Entschlackungs-Gesundheitskur zustande.

Bereiten Sie Ihren Körper langsam auf die Fastenwoche vor. So ist es hilfreich, wenn Sie in der vorangehenden Woche weniger tierische Eiweiße in Form von Fleisch, Fisch und Milchprodukten zu sich nehmen. Wer regelmäßig Kaffee konsumiert, sollte dies drastisch einschränken, um in der Fastenwoche Kopfschmerzen vorzubeugen.

Unsere Mahlzeiten könnten so aussehen:

Morgen: Haferfrühstück oder Hirsefrühstück
Mittag: Salate, Kartoffeln, Gemüse, Suppen
Abend: Salate, Suppen
Nehmen Sie über den gesamten Tag verteilt viel Flüssigkeit zu sich.

Der Entlastungstag:

Dieser Tag vor Beginn des Fastens ist nötig, damit sich der Körper mit leicht verdaulicher Kost gut auf das Fasten vorbereiten kann.

Denken Sie nicht, Sie müssten vor dem Fasten noch einmal richtig zuschlagen. Denn Fasten ist kein Hungern, da wir aus der sehr gut gefüllten Speisekammer unseres Körpers leben.

Der Entlastungstag sollte möglichst ein Rohkosttag sein: Essen Sie leicht Verdauliches – am Morgen Obst und mittags Salat. Wer etwas Warmes braucht, kann auch eine bekömmliche Gemüsesuppe essen. Am Nachmittag sollte dann die Darmentleerung erfolgen. Beginnen Sie damit nicht zu spät, da es Sie sonst auch in der Nacht beschäftigen könnte. (Ausführlicheres zur Darmentleerung siehe Seite 78f.)

Beachten Sie dabei, dass die körperliche »Entlastung« auch beinhaltet, seelische Last abzuwerfen, Hektik und Stress abzubauen, Spannung loszulassen und zu sich zu kommen. Vielleicht hilft es Ihnen, am Abend alles bewusst abzulegen (z. B. mit einem symbolischen Stein), was Sie nicht in der Fastenzeit begleiten soll. So können Sie mit Freude und Spannung auf diese besondere Zeit blicken.

Die Fastentage:

Nach dem Aufstehen dehnen und strecken Sie sich bei offenem Fenster genüsslich. Vielleicht schließen sie eine leichte Frühgymnastik an. Es bietet sich auch an, barfuß über die morgendliche Wiese oder den Schnee im Garten zu laufen und dann mit Wechselduschen und einer Bürstenmassage fortzufahren. Alles sollte etwas langsamer erfolgen, da unser Kreislauf erst auf Touren kommen muss.

Trinken Sie 1–2 Gläser lauwarmes Wasser. Auch ein verdünnter warmer Saft (Saftsuppe), Kräutertee oder eine warme Hafermilch eignen sich zum Frühstück.

Zelebrieren Sie Ihre »Essensmahlzeiten«, die in diesem Fall ja flüssig sind, sehr genussvoll. Eine Kerze und ein Blumenstrauß z. B. schaffen gleich eine angenehme Atmosphäre. Trinken Sie langsam und genießen Sie jeden Schluck.

Tun Sie auch Ihrer Seele etwas Gutes mit einem Lied, einem Morgengebet oder einem ermutigenden Impuls zum Lesen. Eine genauere Tagesanleitung finden sie auch unter »Wie Ihr basischer Tag aussehen kann« (S. 91 ff.)

Ihrer Arbeit können Sie, wenn Sie möchten, wie immer nachgehen, doch vergessen Sie nicht, zwischendurch ausreichend Wasser oder einen Entschlackungstee zu trinken.

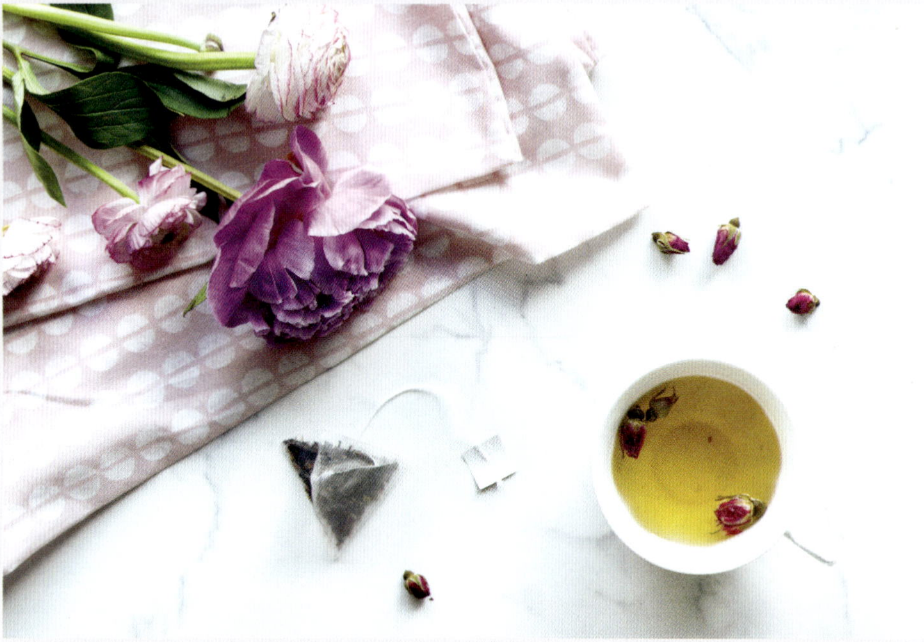

Mittags nehmen Sie mit Genuss basische Brühe und Tee zu sich. Bei unseren Fastenwanderkursen genehmigen wir uns zur Mittagspause einen Teelöffel Honig, der in der Mitte des Tages als Energieschub wirkt. Wenn dieser bei Ihnen allerdings Hunger auslösen sollte, lassen Sie ihn weg.
Nachmittags vergessen Sie Ihren Leberwickel nicht oder gönnen Sie sich ein Basen-Fußbad. Nach Bedarf kann auch noch einmal ein Einlauf durchgeführt werden. Gönnen Sie sich außerdem genügend Ruhezeit. Ein Spaziergang an frischer Luft tut immer gut.

Abends genießen Sie Ihren Tee, Wasser oder Gemüsebrühe.
Achten Sie beim Fasten darauf, dass Ihr Abend ruhig ist – also frei von Terminen. Machen Sie doch einfach mal nichts oder das, wozu Sie im normalen Alltag keine Zeit haben. Da fallen Ihnen sicher viele schöne Dinge ein. Und vor allem: Schnap-

pen Sie sich Ihre Laufschuhe oder Ihre Walkingstöcke, Ihren Hund, Freunde oder Ihren Ehepartner und gehen Sie raus in die Natur.

Außerdem empfehle ich Ihnen einen bemerkenswerten Fastenfilm, den Sie sich in der Fastenzeit unbedingt ansehen sollten: »Fasten und Heilen«, Arte-Dokumentation vom 06.03.2015.

Was der Seele guttut/hilfreiche Rituale:

Nehmen Sie sich für jeden Tag Ihrer Fastenwoche etwas vor, das Ihrem inneren Menschen, Ihrer Seele, guttut. Halten Sie eine »innere Einkehr«. Das hilft Ihnen, die Fastenzeit gut zu bewältigen.

> Die Erfahrung unserer Grenzen kann für uns zum Ort wichtiger Erkenntnisse werden, wenn wir es zulassen.

Stellen Sie, wenn Sie möchten, die Tage unter ein bestimmtes Motto oder versuchen Sie eine meditative Übung. So können Sie z. B. den ersten Tag zum Dankbarkeitstag erklären:

Dankbarkeitstag:	»Ich bin dankbar für ...« (Schreiben Sie es sich in Ihr Fastenbuch.)
Loslasstag:	»Ich lasse los ...« (Legen Sie Steine an einer bestimmten Stelle ab, die Ihre Sorgen und Lasten symbolisieren.)
Durchhaltetag:	»Ich halte durch ...« (Sagen Sie sich: »Ich schaffe das!«)
Mut-Tag:	»Ich bin stark und mutig und wage etwas Neues.«
Freudetag:	»Das Leben ist schön. Ich bin wertvoll und kostbar.«
Ruhetag:	»Ich gehe achtsam mit mir um.«

Nehmen Sie sich am Anfang und am Ende jedes Fastentages einige Minuten Zeit und denken Sie nach über Fragen wie:

- Wofür kann ich in meinem Leben dankbar sein?
- Sehe ich das Gute in meinem Leben/in meinem Umfeld?
- Glaube ich, dass ich wertvoll und kostbar bin?

Kleine Rituale wie diese werden Ihnen helfen, den Alltag zu unterbrechen, zur inneren Einkehr zu kommen und zu sehen, ob Sie auf einem guten Weg sind.

Weitere wichtige Hinweise:

- Achten Sie darauf, dass Ihre Urinfarbe spätestens am Mittag hell sein muss, sonst sollten sie mehr trinken.
- Bei schlechtem Geschmack im Mund lutschen Sie Zitronenschnitze aus.
- Frische Luft, Bewegung, ein gutes Buch und entspannende Musik helfen Ihnen, sich ganzheitlich zu erholen.
- Tun Sie, was Ihnen guttut und gehen Sie möglichst zeitig zu Bett.
- Halten Sie sich die Abende von Terminen frei.

Hilfreiche Tees in der Fastenzeit:

Kamille:	beruhigend für Darm und Psyche
Fenchel, Anis, Kümmel:	entblähend, wärmend
Brennnessel:	harntreibend, entschlackend
Pfefferminz, Rosmarin:	anregend für den Kreislauf
Löwenzahn, Scharfgarbe,	

Mariendistel:	stärkend für die Leber
Lindenblüte, Birkenblatt:	entschlackend
Apfelschale, Melisse:	gut für zwischendurch
Lavendel, Johanniskraut:	Abendtee

Bitte trinken Sie wegen des hohen Säuregehalts keine Früchtetees!

Und denken Sie daran, während des Fastens mehr Wasser als Tee zu sich zu nehmen. Reichern Sie sich Ihr Wasser mit Zitronenscheiben, frischem Ingwer oder Blüten an. Da Sie in der Fastenzeit dazu neigen zu frieren, trinken Sie gerne auch warmes Wasser.

Kaufen Sie Entschlackungstees oder basische Tees in Bioqualität in der Apotheke und im Reformhaus oder sammeln Sie sich Ihren Brennnessel- und Löwenzahntee selbst.

Wildkräuter begleiten das Fasten:

Die einfachen Wild- und Wiesenkräuter, die um uns herum wachsen, können unser Fasten sehr bereichern. Diese Heilkräuter helfen Ihnen beim Entgiften. Integrieren Sie die Kräuter in Ihren Fastenalltag. Hier einige Beispiele: Legen Sie in Ihre Wasserflasche Brennnessel, Giersch, Pfefferminz, Gänseblümchen oder Löwenzahn. Das sieht nicht nur schön aus und schmeckt besser, sondern es ermutigt Sie auch, mehr Flüssigkeit zu sich zu nehmen. Sie können auch einen Schafgarben- oder Löwenzahntee als Leberunterstützung trinken. Kauen Sie ein paar Blätter Spitzwegerich zur Immunstärkung. Wer im Garten Gundelrebe hat, kann auch diese gute Entgiftungspflanze in seinen Essens- oder Trinkplan einbeziehen. Schon in der basischen Vorbereitungswoche können Wildkräuter zum Einsatz kommen – verwenden Sie diese starken Mineralstoffspender im Salat, in der Suppe oder im Gemüse. Denken Sie daran: Hinter jeder Krankheit steckt oft ein Mineralstoffmangel. Eine größere Auswahl an Heilkräutern mit Tipps zu ihrer Verwendung finden Sie in meinem Buch »Wir sind für den Garten geboren«.

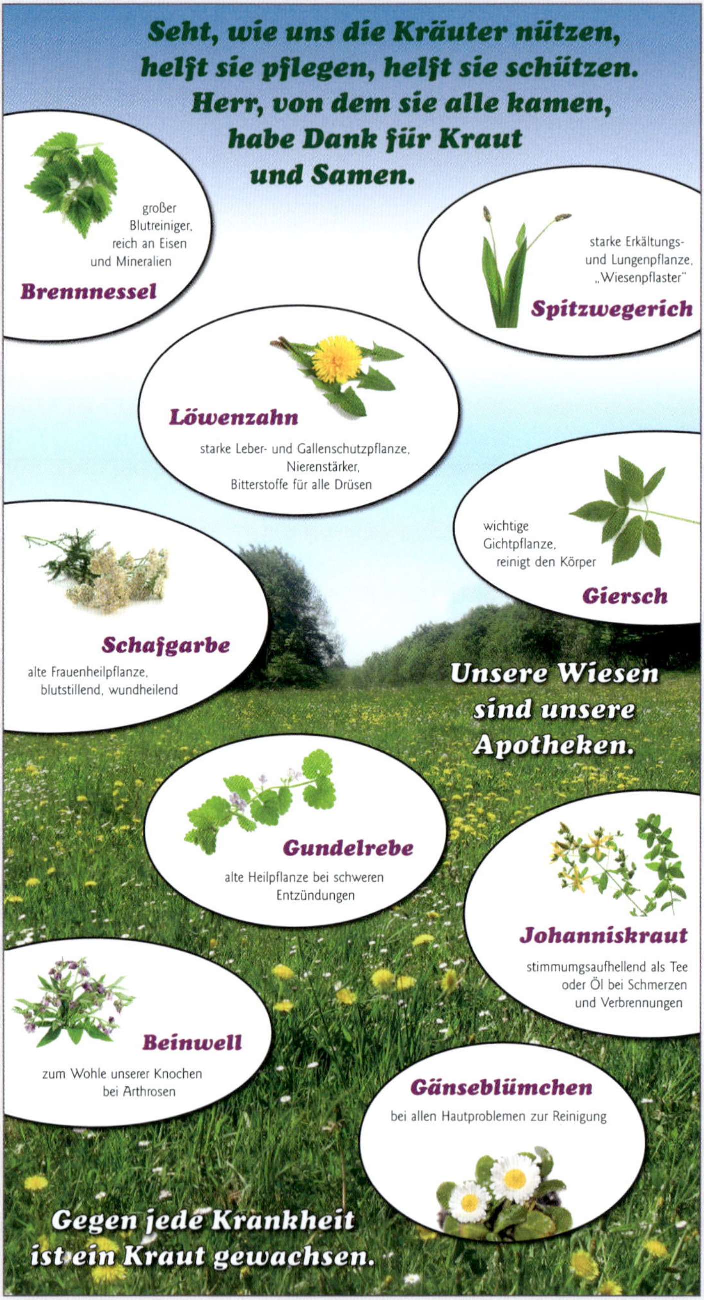
Seht, wie uns die Kräuter nützen,
helft sie pflegen, helft sie schützen.
Herr, von dem sie alle kamen,
habe Dank für Kraut
und Samen.
großer Blutreiniger, reich an Eisen und Mineralien
Brennnessel
starke Erkältungs- und Lungenpflanze, „Wiesenpflaster"
Spitzwegerich
Löwenzahn
starke Leber- und Gallenschutzpflanze, Nierenstärker, Bitterstoffe für alle Drüsen
wichtige Gichtpflanze, reinigt den Körper
Giersch
Schafgarbe
alte Frauenheilpflanze, blutstillend, wundheilend
Unsere Wiesen sind unsere Apotheken.
Gundelrebe
alte Heilpflanze bei schweren Entzündungen
Johanniskraut
stimmumgsaufhellend als Tee oder Öl bei Schmerzen und Verbrennungen
Beinwell
zum Wohle unserer Knochen bei Arthrosen
Gänseblümchen
bei allen Hautproblemen zur Reinigung
Gegen jede Krankheit ist ein Kraut gewachsen.

Hilfen bei Unwohlsein:

Beim Fasten kommt oft heraus, was drin ist. Ihre ganz persönliche schwache Stelle kann sich zunächst einmal verstärken, bevor eine Besserung eintritt. Wenn Sie in den ersten 2–3 Tagen mit Schwindel, Kopfschmerzen und Müdigkeit zu kämpfen haben, dann können dies Symptome des Entgiftungsprozesses in Ihrem Körper sein. Halten Sie durch, diese Beschwerden vergehen. Fastenkrisen sind zugleich Heilkrisen.

Erste Hilfe bei Unwohlsein während der Fastenzeit:

1. Gehen Sie an die frische Luft.
2. Trinken Sie mehr.
3. Entleeren Sie Ihren Darm.
4. Gönnen Sie sich Ruhe.

Kopfschmerzen: Darm entleeren, Lindenblütentee trinken

Übelkeit und Kreislaufprobleme: Rosmarintee trinken

Muskelschmerzen: können vom Eiweißabbau herrühren; Muskeln mit Johanniskrautöl oder Kyttasalbe (mit Beinwellwurzel-Extrakt) einreiben; moderate Bewegung und Wärme

Haut juckt: kann von erhöhter Harnsäurekonzentration herrühren; viel trinken

Mundgeruch: Zähne putzen, Zunge reinigen, Zitrone lutschen

Frösteln: Wärmflasche und Decke bereithalten

Müdigkeit: nachgeben und ausruhen

Leichte Unterzuckerung: 1 Teelöffel Honig langsam lutschen

Krise/Angst, dass man die Fastenzeit nicht durchsteht: Bewegung an der frischen Luft, jemanden zur Ermutigung anrufen, sich mit Musik oder einem guten Buch ein wenig ablenken, früh schlafen gehen.

Konzentrationsschwäche: Ein »leerer Kopf« während der Fastentage ist normal und vergeht wieder.

4. HILFREICHE UNTERSTÜTZUNG BEIM FASTEN

Darmentleerung

Es ist sinnvoll, wenn wir zu Beginn des Fastens unseren Darm gründlich entleeren. Das signalisiert unserem Körper, sich auf das Fasten einzustellen. In früheren Zeiten war das Mittel der Wahl meist Glaubersalz. In unseren Fastengruppen stellen wir jedoch fest, dass nach der Verwendung dieses salinischen Abführmittels bei den Teilnehmern verstärkt Übelkeit, Erbrechen, Schwindel und Kreislaufprobleme auftreten. Es wäre besser, wenn Sie folgende, etwas schonendere Mittel versuchen:

- Trinken Sie 30 g Magnesiumcitrat als Pulverpräparat aufgelöst in einem großen Glas Wasser, um Magenreizungen vorzubeugen und die Verträglichkeit zu verbessern. Das Pulver kann auch zur schonenden Unterstützung bei der Darmentleerung und der Muskelfunktion während des Fastens eingenommen werden. Dabei ist auf eine maximale Dosierung von 300 mg pro Tag zu achten.

- Noch schonender ist es, ein Glas Sauerkrautsaft zu trinken und hinterher noch ein Glas warmes Wasser. Oder trinken Sie früh am Morgen einen warmen Pflaumensaft.

- Ein pflanzliches Mittel, das in neuerer Zeit zur Entgiftung bzw. Darmreinigung eingesetzt wird, ist die aus Asien stammende »Cassia Fistula« oder »Röhren-Kassie«, die mit den Johannisbrotgewächsen verwandt ist.

Das Beste, was ich Ihnen für eine schonende Darmentleerung empfehlen möchte, ist der Einlauf.

Der Einlauf

Der Einlauf ist als Heilmittel heute ganz aus der Mode gekommen. Schon im alten Ägypten führte man bei beginnenden Erkrankungen oder Vergiftungen einen Einlauf durch. Die Idee dahinter war, dass viele Erkrankungen auf einem verschlackten Milieu, also einem vergifteten Darm beruhen. Der Einlauf schuf als Erstmaßnahme gute Abhilfe.

Die Darmreinigung kann durch einen Einlauf mit körperwarmem Wasser unterstützt werden. Dadurch lösen sich die an den Darmwänden angelagerten alten Kotreste. Auch Hungergefühle während des Fastens lassen sich durch einen Einlauf beheben und mildern.

Für den Einlauf benötigt man einen Irrigator. Das körperwarme Wasser wird in den Behälter gefüllt, wobei darauf zu achten ist, dass sich keine Luft mehr im Irrigator oder im Schlauch befindet. Das Darmrohr wird mit einer Creme bestrichen und vorsichtig in den After eingeführt, während man mit angezogenen Beinen auf der Seite oder auf dem Rücken liegt. Dann lässt man das Wasser langsam einlaufen. Dabei kann der Darm zur Unterstützung leicht massiert werden. Tiefes Einatmen sowie Hin- und Herrollen fördert die Verteilung der Flüssigkeit im Darm.

Halten Sie das warme Wasser so lange wie möglich im Darm, damit sich Verklumpungen oder Verhärtungen lösen können. Sie können den Einlauf auch wiederholen, bis der Darm völlig entleert ist. Nach dem Einlauf sollten Sie erst einmal ruhen.

Haben Sie keine Bedenken, wenn nicht alles Wasser wieder herauskommt. Wahrscheinlich haben Sie zu wenig getrunken und der Körper holt sich seine dringend benötigte Flüssigkeitsmenge über den Darm.

In allen unseren Fastengruppen hat es sich gezeigt, dass es hilfreich ist, während des Fastens jeden Tag, aber spätestens jeden zweiten Tag einen Einlauf vorzunehmen. Bei Unwohlsein und anderen Beschwerden wird das Entgiften durch den Einlauf unterstützt. Auch wenn es Ihnen zu Anfang ungewohnt und fremd erscheint – probieren Sie es aus. Es wird Ihnen helfen.

Leberwickel beim Fasten

Ein entscheidender Begleiter für das Fasten ist die Anwendung des Leberwickels. Durch das Liegen und die Wärme des Wickels wird die Durchblutung der Leber enorm gesteigert, was wiederum dem Entgiftungsprozess zugutekommt. Wenden Sie den Leberwickel mittags nach einem leichten Mahl wie einer Suppe oder Brühe an oder, wenn es besser in Ihren Tagesablauf passt, abends nach Ihrer »Fastenmahlzeit«. Dazu füllen Sie eine Wärmflasche mit heißem Wasser und drücken überschüssige Luft heraus. Feuchten Sie ein Geschirrtuch mit warmem Wasser an, schlagen Sie die Wärmflasche darin ein und legen Sie sie auf den rechten Oberbauch unter die Rippen. Wenn Sie möchten, breiten Sie noch ein trockenes Tuch darüber und legen sich gut zugedeckt hin. Wenn Sie durch die angenehme Wärme schläfrig werden, lassen Sie es zu und ruhen Sie sich aus.

Das Basenbad

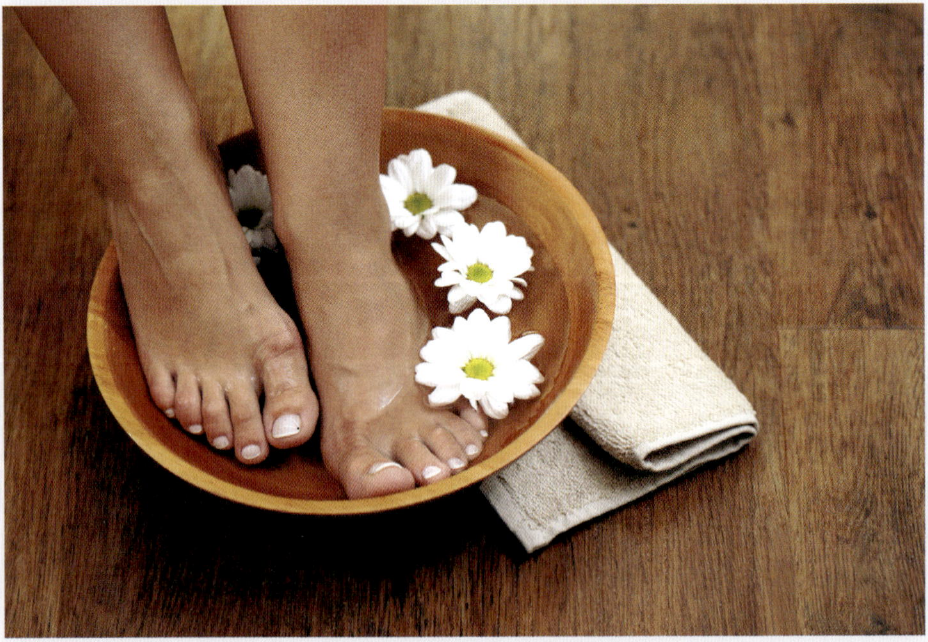

Ein basisches Vollbad oder Fußbad unterstützt das Fasten. Verwenden Sie dazu einfach eine Tüte Natron oder ein Basenbad aus dem Reformhaus. Geben Sie das Pulver in angenehm warmes Wasser und baden Sie so lange, wie es Ihnen guttut. Baden Sie nicht zu heiß und denken Sie daran, dass der Kreislauf während des Fastens nicht unbedingt so belastbar ist wie sonst.

Die Anwendung von Holzkohle bzw. Aktivkohle

Ein altes hervorragendes Mittel zur Entgiftung und Bindung von Schadstoffen verwenden wir bei jeder Fastenwoche – die Holzkohle bzw. Aktivkohle. Da die Anwendung von Holzkohle auch außerhalb Ihrer Fastenzeit sehr wichtig sein könnte, möchte ich Ihnen hier kurz einige Vorteile vorstellen: Pulverisierte Holzkohle aus Buche saugt durch ihre große Oberfläche wie ein Schwamm Gift- und Schadstoffe auf. Sie können Holzkohle bei sämtlichen Vergiftungen, wie z. B. Magenverstimmungen, verwenden. Ich gebe Holzkohle auch gerne bei einer beginnenden Erkältung. Sie hilft überdies bei Mundgeruch und lindert Schmerzen. Bei Ohrenschmerzen, Verstauchungen, Gelenkentzündungen oder wenn Sie durch das Fastenwandern Blasen oder schmerzende Füße bekommen – legen Sie einen Holzkohle-Umschlag auf die schmerzenden Stellen. Während der Fastentage empfiehlt es sich, jeden Tag ein Glas zu trinken: Dazu lösen Sie ein bis zwei Teelöffel medizinische Kohle (z. B. aus dem Reformhaus; keine Kohletabletten, da diese nicht dieselbe tiefe und gute Wirkung haben) in einem Glas Wasser auf und trinken es am besten gleich früh am Morgen. Machen Sie sich keine Gedanken, wenn Sie nach etwa zwei Tagen schwarzen Stuhlgang bekommen. Achtung: Da Holzkohle nicht nur Schadstoffe, sondern auch hilfreiche Stoffe bindet, sollte sie nicht im Dauergebrauch verwendet werden, sondern nur bei bestimmten Befindlichkeitsstörungen und in der Fastenzeit.

Umschläge mit Holzkohle

Mahlen Sie 3 Teelöffel Leinsamen und vermischen Sie diese mit 2 Teelöffeln pulverisierter Holzkohle. Geben Sie Wasser dazu und verrühren die Mixtur zu einem dicken Brei, den Sie auf ein Küchentuch aus Baumwolle streichen. Dieses legen

Sie dann auf die schmerzende Stelle und fixieren es mit einer Binde. Lassen Sie den Umschlag über Nacht angelegt.

In allen Fastenwochen habe ich bisher damit die besten Erfahrungen gemacht. Die schädlichen Abfallprodukte werden gebunden und ausgeschieden. Das unterstützt das Fasten ungemein.

5. NACH DEM FASTEN

Das Fastenbrechen

Das Fastenbrechen ist ein wichtiger Moment und schließt Ihre Fastenzeit ab. Ihr Körper stellt sich nun wieder langsam von der Ernährung aus der »inneren Speisekammer« auf das normale Essen um.

Nehmen Sie sich für das Fastenbrechen Zeit und zelebrieren Sie diesen Augenblick.

Suchen Sie sich z. B. ein ruhiges Zeitfenster, entweder abends oder am Morgen. Zünden Sie sich zum Essen eine Kerze an. Nachdem Sie Ihr schönes Essplätzchen eingenommen haben, lassen Sie Ihre Fastenzeit im Geist Revue passieren. Denken Sie an die schwierigen Momente und danken Sie für all das Gute, was Sie erlebt haben. Ergänzen Sie für sich den Satz: »Ich nehme mit .../Das hat mir das Fasten gebracht ...« Brechen Sie dann Ihr Fasten mit einem schönen Apfel, einem Stück Vollkornbrot oder einer Möhre. Trinken Sie nicht zum Essen. Denken Sie daran, dass es nicht nur in den Fastenzeiten, sondern auch in den Alltagszeiten wichtig ist, während des Essens nicht zu trinken, weil sonst die Verdauung beeinträchtigt wird.

Dann erinnern Sie sich an die Bedeutung des gründlichen Kauens für die Verdauung: Jeder Bissen sollte ungefähr 30-mal gekaut werden, bis er flüssig ist. Die Verdauung beginnt im Mund, denn in unserem Speichel befinden sich wichtige Verdauungsenzyme für den Kohlenhydratstoffwechsel. Nun ist Ihre Trainingszeit, in der Sie langsames und genussvolles Essen einüben. Das Kautraining kann durchaus bis zu einer Stunde dauern. Sie werden sich wundern, wie lange man z. B. einen Apfel genüsslich kauen kann!

Lassen Sie sich nicht ablenken, sondern feiern Sie das Fastenbrechen mit Genuss und Freude. Nun liegt eine gute, neu ausgerichtete Ess- und Lebenszeit vor Ihnen. Das sollten Sie würdigen – Sie haben es geschafft!

- Nehmen Sie den Apfel in die Hand.
- Schauen Sie ihn an: Was für ein Geschenk!
- Riechen Sie an ihm: Was für ein köstlicher Geruch!
- Jetzt beginnen Sie mit dem genussvollen Verzehr. Hören Sie auf, wenn Sie satt sind. Selbst dann, wenn Sie nur einen halben Apfel schaffen.
- Ein Stück Brot oder eine Möhre erhöhen den Kaugenuss.

Wenn Sie Ihr Fasten mit einem Apfel brechen, lesen Sie zuvor oder danach folgende wunderschöne Apfelmeditation:

Nur ein Apfel

Ich esse nur einen Apfel, sage ich manchmal. Aber eigentlich ist es doch mehr:

Der Apfelbaum wuchs viele Jahre, bis er alt genug war, um Äpfel zu tragen; er erlebte Jahr für Jahr Frühling, Sommer, Herbst und Winter. Im Frühjahr bildete er Knospen und Bienen und Hummeln summten durch seine Krone und bestäubten seine Blüten. Vögel zwitscherten in seinen Zweigen, der Regen wässerte seine Wurzeln. Die Sonne und die Erde gaben dem Baum die Nahrung, die er brauchte. So wuchs aus der Blüte der Apfel heran, wurde größer und aromatischer. Von der Sonne beschienen, vom Regen gewaschen und vom Baum mit Nährstoffen versorgt. Er überstand Stürme und Gewitter, Trockenheit und Nässe, Hitze und Kälte.

Wenn ich einen Apfel in der Hand halte, begegnet mir darin das Wunder der Schöpfung. Ein reiches, großzügiges Geschenk, das Gott uns macht. Viel mehr als nur ein Apfel.

(Abdruck mit freundlicher Genehmigung der Stiftung Marburger Medien, aus Karte K0457. Text: C. Bohnacker)

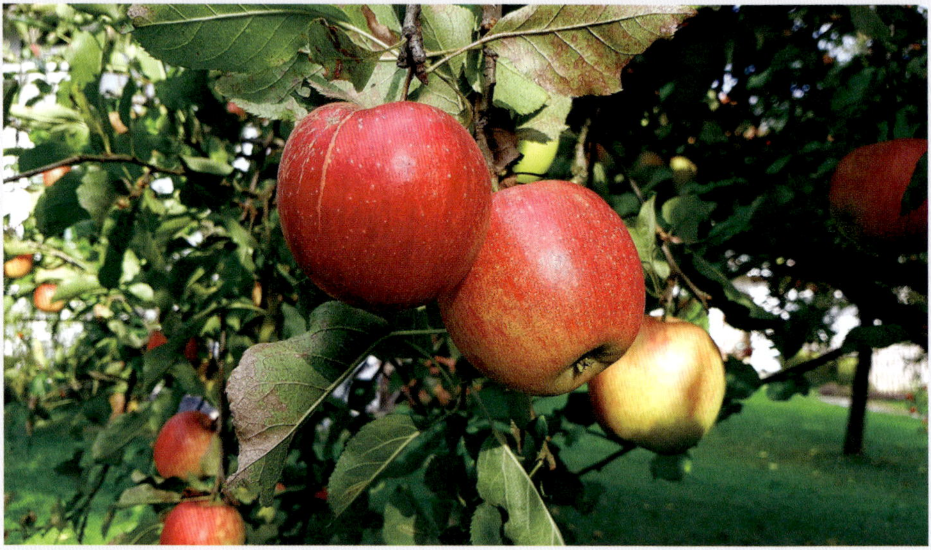

Gehen Sie den weiteren Tag entspannt an, bereiten Sie gedanklich die Aufbautage und die nächsten Wochen gut vor.

Die Aufbautage

Die Aufbautage sind äußerst wichtig. Wenn Sie 5–7 Tage gefastet haben, benötigen Sie nur 2 Aufbautage. Je länger Sie fasten, desto mehr Aufbautage sind erforderlich. Der Körper muss sich erst nach und nach wieder auf das Essen einstellen. Langsames, gutes Kauen ist dabei von enormer Wichtigkeit, sonst tritt der Jo-Jo-Effekt ein und Sie haben in einigen Wochen mehr auf den Rippen als zuvor.

Zwei Essensregeln:

Damit die Verdauungssäfte an den Aufbautagen wieder gut in Gang kommen und keine Beschwerden auftreten, sollten Sie sich zwei Essensregeln einprägen:

1. Nehmen Sie sich Zeit!
   Essen Sie in Ruhe, ohne auf die Uhr zu schauen.

2. Kauen Sie langsam und gründlich!
   Die Aufbautage bieten eine gute Gelegenheit, sich mit den alten Ess- und Trinkgewohnheiten auseinanderzusetzen. Durch das Fasten wurden sie unterbrochen. Jetzt bietet sich die Chance, ungute Angewohnheiten über Bord zu werfen und Neues zu trainieren. Deshalb: Kauen Sie jeden festen Bissen, bis er flüssig ist.

Mögliche Vorsätze für die Nachfastenzeit:

- einfacher leben
- das Prinzip Fasten in den Alltag und auch auf andere Lebensbereiche übertragen
- sich vollwertig ernähren
- Nahrung bewusster aufnehmen

So könnten Ihre Mahlzeiten an den Aufbautagen aussehen:

Morgen: Haferfrühstück, Hirsefrühstück oder Obst
Mittag: Salate oder Suppen oder Kartoffeln, Sauerkraut und Leinöl, gedünstetes Gemüse
Abend: sparsam und nicht zu spät essen, gedünstetes Gemüse oder Suppen

Ihre Darmfunktion wird sich in ein bis zwei Tagen wieder regulieren. Zur Unterstützung können Sie folgende Lebensmittel zu sich nehmen:

- morgens auf nüchternen Magen ein Glas lauwarmes Wasser
- Leinsamen

- eingeweichte Backpflaumen
- Sauerkrautsaft

Außerdem ist natürlich auch während der Aufbautage Bewegung sehr wichtig, denn sie unterstützt die Darmtätigkeit.

Sie haben nun eine ganzheitliche, Lebensstil verändernde Woche erlebt. Vielleicht war es für Sie etwas schwer. Vielleicht sind Sie aber auch ganz unbeschwert und einfach durch diese Zeit gekommen.

> Lassen Sie Fastenzeiten in verschiedenen Formen zu einem festen Bestandteil Ihres Jahreszyklus werden.

Erinnern Sie sich daran, dass das Fasten bei vielen gesundheitlichen Beschwerden helfen kann.

Die basischen Aufbau*tage* können Sie auch zu einer basischen Aufbau*woche* ausweiten. Bevor ich Ihnen dazu Tipps gebe, sehen wir uns die Vorteile basischer Ernährung im folgenden Kapitel etwas genauer an.

6. DER WERT BASISCHER ERNÄHRUNG

Kein neuer Trend

Basische Ernährung ist kein neuer Trend, sondern uraltes Wissen. Im Buch Daniel, einem Buch aus dem Alten Testament, finden sich Hinweise auf den basischen Lebensstil. Daniel, ein junger jüdischer Mann aus vornehmem Haus, wird an den Königshof nach Babylon verschleppt, um dort zu dienen. Dabei darf er von der üppigen Kost der Königstafel essen. Doch weil sein jüdischer Glaube ihm manche der Speisen verbietet, bittet er darum, sich nur von Gemüse und Wasser ernähren zu dürfen. Nach kurzer Zeit schon wirkt er gesünder und kräftiger als diejenigen, die von der königlichen Wohlstandskost gegessen haben. Er beeindruckt den König durch seinen klaren Verstand und seine Weisheit und berät von da an den babylonischen König in wichtigen Fragen. Daniels Ernährungsweise erinnert an eine »basische Woche«. Tatsächlich beinhaltet die moderne Ernährungswissenschaft viele biblische Ernährungsgrundsätze.

Die »Ernährungsgeschichte« von Daniel spiegelt meine eigenen positiven Erfahrungen mit basischer Ernährung wider. Mehrmals im Jahr lege ich eine basische Woche bzw. Aufbauwoche ein, weil ich merke, dass sie mir guttut.

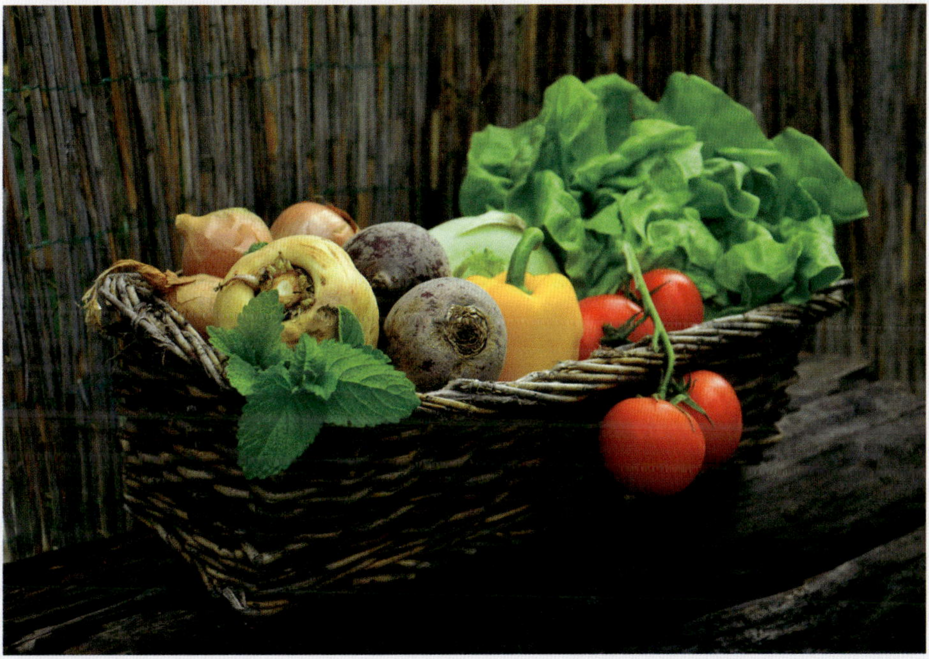

Übersäuerung – Gründe und Symptome

Bestimmte Lebensmittel können, im Übermaß genossen, zu einer Übersäuerung unseres Körpers führen. Dazu gehören:

- Fisch- und Fleischprodukte
- Eier
- Milchprodukte (aber nicht Dickmilch, Buttermilch, Kefir, Molke)
- Süßigkeiten, Kekse, Kuchen
- Produkte aus reinem Weißmehl
- Alkohol
- Kaffee
- schwarzer Tee
- kohlensäurehaltige Getränke

Wir übersäuern aber nicht nur durch falsche oder mangelhafte Ernährung, sondern auch noch durch andere äußere und innere Faktoren. Das sind z. B. fehlende Bewegung, Sauerstoffmangel, negativer Stress bzw. Dauerstress, Angst, Medikamente und mit der Nahrung aufgenommene Schwermetalle. Weitere Gründe für eine Übersäuerung können chronische Entzündungen, Leber-Gallen-Nierenschwäche sowie ein gestörter Säure-Basen-Haushalt sein. Wenn wir auf Kaffee und Kuchen, Fleisch und Wurst nicht ganz verzichten wollen, sollten wir sie nur in Maßen und eher als Luxus genießen.

Ist unser Körper übersäuert, kann es zu folgenden Symptomen bzw. Erkrankungen kommen:

1. *Wir scheiden Säure über Haut und Schleimhäute aus.* Das führt zu übermäßigem Schwitzen, eitrigen Mandeln, Hauterkrankungen, Sodbrennen, Abszessen und Furunkeln, schlecht heilenden Wunden, Blasenentzündungen.

2. *Säuren lagern sich im Bindegewebe ab.* Das führt zu Beschwerden wie Gicht und Rheuma, Verspannungen im ganzen Körper, Cellulite, Atherosklerose (Arterienverhärtung), Übergewicht, Fibrome (gutartige Wucherung des Bindegewebes), Nieren-, Blasen- und Gallensteine.

3. *Unser Körper entzieht Knochen, Zähnen und Nägeln Mineralstoffe*, um die Säuren abzubauen. Es kann zu einer Entmineralisierung bzw. Entkalkung unseres Körpers kommen. Daraus resultieren Krankheiten wie Arthrose und Osteoporose, brüchige Fingernägel, schwaches Bindegewebe, Bandscheibenprobleme, Krampfadern, Haarverlust.

Basenbildner und »gute Säurebildner«

Als *basenbildende bzw. basische Lebensmittel* gelten Obst und Gemüse in großer Vielfalt, Keime und Sprossen, Kräuter und Wildkräuter, Kartoffeln, Trockenfrüchte (in Maßen). Achten wir darauf, dass unsere Nahrung zu 80 Prozent aus basenbildenden Lebensmitteln besteht.

Außerdem gibt es *Lebensmittel, die als »gute Säurebildner« bekannt sind*, weil sie nur wenig Säure bilden und dem Körper wichtige Mineral- und Ballaststoffe liefern. Dazu zählen z. B. Produkte aus Vollkorngetreide, Hafer und Hirse, naturbelassene Nüsse und Getreidekaffee. Durch gründliches Kauen werden gute Säurebildner basisch.

Basenbildner sind natürlich nicht nur bestimmte Lebensmittel: Auch auseichende Bewegung, gute Freundschaften, Humor und Lachen und ein dankbarer und positiver Lebensstil wirken sich günstig auf den Säure-Basen-Haushalt unseres Körpers aus.

Gut vorbereitet in die basische Woche

Wählen Sie eine Woche aus (sofern Sie die basische Woche nicht als Aufbauwoche an die Fastenwoche anschließen), in der Sie wenig Stress und möglichst viele freie Abende haben. So können Sie diese besondere Form des Fastens, die zur Entgiftung des Körpers beiträgt, gut erleben. Basisches Fasten kann sich ähnlich anfühlen wie eine normale Fastenwoche, bis hin zu den Nebenwirkungen wie Schwindel, Kopfschmerzen und Müdigkeit in den ersten Tagen.

Bitte besorgen Sie sich Folgendes:

- reichlich Obst (z. B. Bananen, Äpfel) nach Geschmack
- Trockenobst wie Datteln oder Feigen
- kernige Haferflocken
- reichlich Gemüse und Kartoffeln für Suppen, Gemüsegerichte und Salate
- Brennnesseltee oder einen Entschlackungstee (keine aromatisierten Tees)
- Natron für ein basisches Bad bzw. basischer Badezusatz aus dem Reformhaus
- Massagebürste zum Trockenbürsten
- Brottrunk
- frisches Sauerkraut (nicht aus der Dose)

In dieser Woche sollten Sie auf Milch und Fleisch, Wurstprodukte und Brot verzichten. Auch der Genuss von Kaffee gehört nicht in die basische Woche, denn Kaffee ist ein großer Säureverursacher. Schleichen Sie den Kaffeegenuss am besten schon vorher aus, sonst bekommen Sie Kopfschmerzen.

An Obst, Gemüse, Salaten und Kartoffeln, die Sie in den unterschiedlichsten

Variationen abwechslungsreich zubereiten, können Sie sich richtig satt essen. Halten Sie zwischen den Mahlzeiten mindestens 4 Stunden Pause ein.

Wie Ihr basischer Tag aussehen kann:

Morgen:

- Beginnen Sie den Tag mit guten Gedanken. Wofür können Sie dankbar sein? Summen Sie ein Lied, denn Freude und Singen machen basisch!
- Recken, strecken und dehnen Sie sich im Bett. Gähnen Sie herzhaft – das ist eine gute Atemgymnastik!
- Trinken Sie ein großes Glas lauwarmes Wasser. Das bringt die Verdauung in Schwung und schont den Magen mehr als ein eiskaltes Wasser aus dem Kühlschrank. Außerdem wollen 2 bis 2,5 Liter Wasser am Tag irgendwann getrunken werden ...
- Eine gute Bürstenmassage regt nicht nur den Kreislauf an, sondern trägt zur Darmsanierung bei.
  Dann geht es ins Bad zu einer kurzen, kalten Dusche: Duschen Sie Brust und Bauch zweimal kräftig kalt ab – das stärkt die Gefäße und das Immunsystem und reguliert die Bildung des Stresshormons Cortisol.
- Im Anschluss nehmen Sie ein vollwertiges Frühstück ein: Haferfrühstück oder Hirsebrei zusammen mit gekeimten Körnern, Obst und Nüssen. Dieses Frühstück sättigt lange und Sie brauchen nichts zwischendurch zu essen, nur Wasser zu trinken.
- Vergewissern Sie sich, bevor Sie das Haus verlassen, ob Sie Ihre Wasserflasche dabeihaben.
- Sehen Sie Ihre Arbeit als Geschenk und machen Sie das Beste daraus!

- Wenn Sie eine sitzende Tätigkeit ausüben: Machen Sie während des Vormittages eine 5-minütige Pause, in der Sie sich etwas bewegen: Ich z. B. trinke dann ein großes Glas Wasser, stehe auf, öffne das Fenster, atme tief durch, recke, strecke, dehne mich und gähne herzhaft.

- Trinken Sie eine halbe Stunde vor dem Mittagessen, denn unsere Verdauung braucht Wasser!

Mittag:

- Zum Mittagessen selbst trinken Sie bitte nichts, denn der gute Kauprozess wird dadurch behindert und das Essen wird schwer verdaulich.

- Als Vorspeise liefert Ihnen ein großer Rohkostsalat mit Nüssen die nötigen Mineralien und sättigt Sie schon.

- Für das Mittagessen richte ich mich immer noch nach dem weisen alten Grundsatz: »Iss morgens wie ein Kaiser, mittags wie ein König und abends wie ein Bettelmann.«

- Wenn Sie viel unterwegs sind und mittags nicht gesund essen können, nehmen Sie sich doch etwas »Studentenfutter« (Nüsse, Rosinen) mit oder eine Tüte mit Trockenobst wie Aprikosen, Feigen, Datteln oder frisches Obst und Rohkost.

- Vielleicht können Sie es sich einrichten, ein kurzes Nickerchen oder einen kleinen Spaziergang zu machen.

Nachmittag und Abend:

- Vergessen Sie nachmittags bitte das Trinken nicht, sodass Sie täglich auf 2–2,5 Liter reines Leitungswasser kommen (füllen Sie Ihre Wasserflasche bzw. Wasserkaraffe je nach Jahreszeit gerne mit Minze, Gänseblümchen, Löwenzahnblüten, Brennnessel, Kapuzinerkresse u. a., das macht das Wasser mineralstoffreicher).

- Ihr Abendessen sollte leicht sein und möglichst bis 18 oder 19 Uhr gegessen werden, denn auch unsere Verdauungsorgane brauchen Ruhe!
- Entdecken Sie ganz neu, wie gut es tut, sich abends zu entspannen, z. B. mit einem guten Buch, etwas Sport, einem Spaziergang, spielen ...
- Wenn Sie dazu neigen, schlecht einschlafen zu können, essen Sie nicht zu spät und gehen Sie noch mal an die frische Luft. Auch eine Tasse Johanniskraut- oder Baldriantee können Ihnen helfen.
- Das alte Sprichwort *»Früh mit den Hühnern zu Bette, früh auf mit den Hähnen zur Wette«* ist gar nicht so verkehrt, denn im Schlaf liegt viel Heilsames: Unser Körper und unsere Seele erholen und »reparieren« sich dann von den Anforderungen und dem Stress des Tages.
- Schließen Sie den Tag mit einem guten Wort bzw. Impuls ab, mit einem Dank, einem Gebet oder Lied – wie wäre es z. B. mit dem einfachen Kinderlied »Müde bin ich geh zur Ruh ...«. Freuen Sie sich auf die Nacht und darauf, dass am Morgen ein neuer Tag für Sie beginnt.

Wie Ihre Mahlzeiten in der basischen Woche/Aufbauwoche aussehen können:

Wenn Sie an Ihre Fastenwoche noch eine basische Aufbauwoche anhängen, festigen Sie Ihre Essensgewohnheiten und nehmen noch weiter ab.

Das Grundschema ist folgendes:

Am Morgen: immer ein Haferfrühstück oder gekochte Hirse mit Birnen, Bananen und Cashewkernen

Am Mittag: Salat (z. B. Chicoréesalat), Ofenkartoffeln, gebackenes/gedünstetes Gemüse, Sauerkraut, Leinöl

Am Abend: Gemüsesuppe (z. B. Kürbissuppe)
Vielleicht reichen Ihnen auch zwei Mahlzeiten. Die Abendmahlzeit sollte nicht zu spät eingenommen werden.

Ideen für die Woche:

Montag: gebackene Rote Bete, Kartoffeln, Sauerkraut und Leinöl

Dienstag: Sellerie-Kartoffel-Stampf, Leinöl, Sauerkraut

Mittwoch: Kohlsuppe, Rote Bete & Sauerkraut zu gleichen Teilen vermengen mit Leinöl

Donnerstag: Ofengemüse, Leinöl, Sauerkraut

Freitag: Linsensuppe mit Sauerkraut und Leinöl

- Essen Sie vor jedem Mittagessen einen Rohkostsalat (nicht nur grüne Blattsalate), z. B. mit Paprika, Brokkoli, Möhren, Pastinaken, Rote Bete.

- Ein gutes Salatdressing können Sie aus Oliven- oder Rapsöl, Zitronensaft, Kräutersalz, gut gereiftem Balsamico-Essig und Wildkräutern zubereiten.

- Als Gemüse verwenden Sie z. B. Grünkohl, Zwiebeln, Knoblauch, Spinat und andere Sorten, die Sie gerne mögen.

- Bitte verzichten Sie in der Basenwoche auf Brot sowie Milchprodukte, Fleisch- & Wurstwaren.

Eine Woche basisches Essen stellt normalerweise kein Problem dar. Wenn Sie möchten, können Sie die basische Woche auch auf 2 oder 3 Wochen ausdehnen und den »basischen Lebensstil« mit täglicher Bewegung und Dankbarkeit immer mehr in Ihr Leben integrieren. Bedenken Sie, dass Bewegungsmangel und Stress, Sorge und Angst zur Übersäuerung Ihres Körpers beitragen.

Basische Unterstützungen

Wie schon erwähnt, reicht eine basische Woche im Grunde nicht aus. Ihr Lebensstil sollte nach und nach immer »basischer« werden. Dabei können Ihnen folgende unterstützende Lebensmittel und Maßnahmen helfen:

1. Alle Heiltees wirken basisch. Sie können sich auch selbst einen schönen *Entschlackungstee* zubereiten. Dazu benötigen Sie:
   10 g Löwenzahnblätter
   10 g Brennnesselblätter
   10 g Birkenblätter
   5 g Pfefferminzblätter
   5 g Ringelblumenblüten

   Übergießen Sie ½ bis 1 Teelöffel dieser Mischung mit einer Tasse kochendem Wasser. 5–10 Minuten ziehen lassen, dann absieben. Einschleichende Therapie: 3 Tage lang 1 Tasse trinken, 3 Tage lang 2 Tassen trinken, dann 3 Tassen pro Tag. Zwei große Tassen Tee zusätzlich zu 2–3 Litern Wasser reichen in der Basen- oder Fastenwoche aus.
2. Wenn Sie in der Basenwoche ein bis zwei *basische Fußbäder oder ein Ganzkörperbad* nehmen möchten, unterstützt das die Entgiftung (eine Tüte Natron in ein Fußbad oder in die Wanne geben, dann so lange baden, wie Sie sich wohlfühlen).
3. Die morgendliche *Bürstenmassage* wirkt basisch und weckt Sie auf.
4. Reichlich *Bewegung an der frischen Luft* hilft, den Körper zu entsäuern.
5. *Zitronen* sind zwar sauer, werden aber basisch verstoffwechselt. Lutschen Sie 1–2 Zitronen aus oder geben Sie Zitronensaft in Ihr Wasser.
6. *Nüsse* unterstützen die basische Ernährung, doch nicht alle Nusssorten im gleichen Maße. Mandeln, frische Walnüsse und Paranüsse wirken basisch, Erdnüsse und Cashewnüsse hingegen sind (gute) Säurebildner.
7. *Rosinen, getrocknete Feigen und getrocknete Aprikosen* sind gute, basisch wirkende Süßigkeiten!
8. *Sauerkraut* ist eines der besten Lebensmittel zur Darmsanierung. Bitte frisch aus dem Reformhaus oder Bioladen kaufen, nicht im Glas oder in der Kon-

serve. Im Herbst und in den Wintermonaten kann Sauerkraut bestens roh als Salat gegessen werden.

9. *Brottrunk*, ein milchsauer vergorenes Getränk aus vollwertigem Getreide, kann in der basischen Woche gut täglich als Kur getrunken werden. Verdünnen Sie dazu 50 ml Brottrunk mit Wasser oder naturtrübem Apfelsaft. Sie können Brottrunk z. B. auch gut wie Essig im Dressing verwenden oder beim Brotbacken.

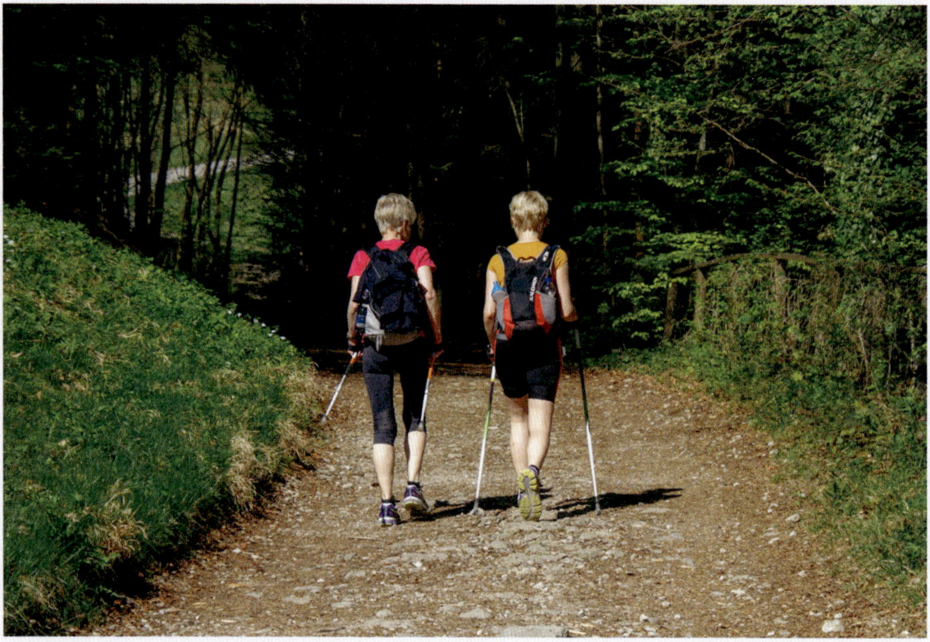

Basenfasten bei Morbus Parkinson – ein Erfahrungsbericht

»Mit 60 Jahren erhielt ich die Diagnose ›Morbus Parkinson‹. Mein Neurologe sagte mir, dass allein Medikamente die Symptome bessern würden. Das Grundleiden würde sich aber immer weiter verschlechtern. Ich war am Boden zerstört. Zuvor war ich ein sehr zielstrebiger Mensch gewesen, liebte meinen Beruf über alles und packte viel in den Tag hinein.

Das Thema Ernährung hatte nur eine Nebenrolle gespielt. Nun griff ich immer mehr zu zuckerhaltigen Nahrungsmitteln. Meine Lebensenergie sank auf den Nullpunkt. Meine sportlichen Aktivitäten stellte ich wegen Energiemangels ein. Ich wurde immer träger und nahm über 10 Kilo zu. Das war ein äußerst unangenehmer Zustand, der mir Angst machte.

In dieser Zeit las sehr viel über die Parkinsonerkrankung und mir wurde neu bewusst, dass mein Menschsein eine Einheit von Körper, Geist und Seele darstellt. Also, dachte ich mir – warum nicht alle Bereiche in die Transformation mit einbeziehen? Mit ›Transformation‹ meine ich alles, was mich hindert, mit Gott ein gutes und fröhliches Leben zu führen, festgefahrene Strukturen und Ansichten aufzugeben. So machte ich mich auf den Weg, um verschiedene Therapien kennenzulernen und auszuprobieren. Ganz wichtig war es für mich, Familie und Freunde zu haben, die mich unterstützten. Ich war immer davon ausgegangen, dass ich mich gesund ernähre und mich auch ausreichend bewege. Trotzdem wurden mein Lebensstil und meine Ernährung von Experten unter die Lupe genommen.

In dieser Zeit machte mich eine Freundin, die selbst an Multipler Sklerose leidet, auf das Basenfasten aufmerksam. Mein Mann ermutigte mich dazu und startete mit mir gemeinsam das Basenfasten. Wir kombinierten es mit dem Intervallfasten. Seitdem spüre ich, wie ich mich besser bewegen kann, aktiver bin und weniger Medikamente brauche. Selbst mein sehr kritischer Neurologe war bei meinem letzten Besuch bei ihm sehr verwundert über meinen sehr viel besser gewordenen Bewegungsablauf.

Im Urlaub jedoch oder in größeren Abständen genieße ich auch einmal Essen, das nicht unbedingt basisch wirkt. So lasse ich mir z. B. im Italienurlaub eine Pizza oder ein gutes Nudelgericht mit einem schönen Glas Rotwein richtig schmecken.

Die bewusste Auswahl an Nahrungsmitteln hat mir ein anderes Verhältnis zur Nahrung geschenkt. Ich esse nun bewusster und mein Geschmacksempfinden ist ein anderes geworden. Süßes und Salziges nehme ich auf meiner Zunge intensiver wahr.

Über Freunde wurde ich auf Ruth und Dietmar Pfennighaus und ihre Gesundheitsseminare aufmerksam gemacht. Die Teilnahme an einem Gesundheitsseminar hat mir sehr geholfen, auf dem eingeschlagenen Weg weiterzugehen. Vielen Dank dafür! Ich bin sicher, dass ich durch das Gesundheitshaus noch weitere Inspirationen bekommen kann.« (anonym)

DARMSANIERUNG – ABER WIE?

Fasten kann der erste Schritt zu einer wirkungsvollen und dringend nötigen Darmsanierung sein.

Dabei geht es darum, wieder eine gesunde Darmflora aufzubauen, den Darm zu säubern und zu schonen. Das hängt eng mit unserem gesamten Lebens- und Ernährungsstil zusammen. Ohne eine Ernährungsumstellung bzw. -korrektur wird unser Darm nur schwer gesund werden. Nicht nur das Fasten, sondern auch das richtige Essverhalten müssen wir erst wieder lernen. Das erfordert Geduld. Sebastian Kneipp sagte einmal einer seiner Patientinnen, die nicht genug Geduld aufbringen wollte: *»Ein altes Haus putzt man nicht an einem Tag aus.«*

Was hilft dabei, eine gesunde Darmflora aufzubauen?

- vollwertige vegetarische Ernährung über einen langen Zeitraum
- Bewegung
- ausreichende Flüssigkeitszufuhr (genug Wasser trinken)
- Stressabbau
- Zufuhr von Milchsäure-Bakterien mit vielen Stämmen (im Reformhaus erhältlich), besonders nach Antibiotika-Einnahme, die auch nützliche Darmbakterien zerstört
- frisches Sauerkraut mit Leinöl, täglich als Ergänzung zum sonstigen Essen
- alkoholfreier Brottrunk

- alle milchsauer vergorenen bzw. fermentierten Gemüse (Sauerkraut, Rote Bete, Blumenkohl, Wirsing, Gurken, Karotten, ...)

- Weißzucker meiden (Achtung: Zucker ist oft versteckt in Fertigprodukten enthalten)

- die in diesem Buch vorgestellten sonstigen Ernährungsgrundsätze beachten

Außerdem ist es für unsere Darmgesundheit enorm wichtig, gründlich zu kauen. Geschieht das nicht, bleibt selbst die beste Ernährung weitgehend wirkungslos, da sie nicht richtig verwertet werden kann. Jeder Bissen sollte mindestens dreißigmal in Ruhe gekaut werden. Das ist bei unserem Lebensstil eine große Herausforderung, doch das gründliche, langsame und genussvolle Kauen ist der Schlüssel für unsere Darmgesundheit! Und nicht nur das. Gründliches Kauen verhindert, dass wir zu viel essen, bevor das Sättigungsgefühl (nach ca. 15 Minuten) eintritt. Somit ist gutes Kauen auch ein Mittel zur Gewichtsreduzierung. Trotz reduzierter Kalorienzufuhr werden wir satt.

Unser Darm und seine Gesunderhaltung sind ein Thema, das lebenslange Aufmerksamkeit erfordert. Durch Fastenzeiten und achtsame Nahrungsaufnahme unterstützen wir eine gesunde Darmflora.

Vollwertige Ernährung nach dem Fasten

AUF DEM WEG ZUR VOLLWERTERNÄHRUNG

Unsere Ernährung hat sich in den letzten Jahrzehnten drastisch verändert. Wir essen zu schnell, zu viel, zu fett, zu süß. Damit bringt unsere Nahrung, die eigentlich Heilmittel sein sollte, mit einem Mal Risiken mit sich: Übergewicht, Herz-Kreislauf-Erkrankungen und Hauterkrankungen können die Folge sein.

> »Deine Nahrungsmittel sollen deine Heilmittel sein, deine Heilmittel sollen deine Nahrungsmittel sein!« (Hippokrates, ca. 460–370 v. Chr.)

Dieser uralte ausgezeichnete Grundsatz sollte unser Einkaufs- und Essverhalten beeinflussen. In diesem Zusammenhang stellt sich die Frage, ob die Lebensmittel auf dem Laufband an der Supermarktkasse wirklich Heilmittel sind.

Lassen Sie ihr Leben nicht durch Kalorien und Waage bestimmen. *Lebensmittel sollten nie zur Lebensmitte werden.*

Die Ernährungspyramide auf der nächsten Seite zeigt deutlich, welche Dinge eigentlich zu unseren Lebensmitteln gehören. Es sind nicht nur feste Nahrungsmittel, sondern auch Wasser (und andere energiearme Getränke wie z. B. Kräutertee) und Bewegung. Auch diese können uns satt machen.

Ein kleiner Trick bei Gewichtsproblemen: Trinken Sie ein großes Glas Wasser eine halbe Stunde vor jedem Essen. Das nimmt schon einmal den größten Hunger und hilft unserem Magen-Darm-Trakt, sich besser auf die Verdauung einzustellen und Verdauungssäfte bereitzustellen. Außerdem hilft ein großes Glas Wasser gegen die abendlichen Versuchungen oder das Naschen zwischendurch.

In der Ernährungspyramide sehen wir außerdem die große Palette von Gemüse und Obst in ihrer ganzen Vielfalt. Es folgen Getreideprodukte, vollwertiges Brot, Hülsenfrüchte, Nüsse und Ähnliches. Und zur Spitze hin sehen Sie die Dinge, die sonst so reichhaltig und üppig unseren Speiseplan dominieren, von denen wir aber wenig essen sollten.

Wir versuchen uns schon seit vielen Jahren gesund und vollwertig zu ernähren. Dies ist ein langer Weg, auf dem es auch immer wieder Anpassungen und Änderungen gibt, der Zeit braucht, sich aber auf jeden Fall lohnt. Wir haben erfahren, dass unsere Gesundheit durch die Umstellung auf Vollwerternährung gestärkt wurde. Außerdem zeigen viele Erfahrungen der Teilnehmer unserer Fastengruppen, wie eine Ernährungsumstellung Krankheiten bessert, die Häufigkeit von Erkrankungen langfristig reduziert und das Wohlbefinden allgemein steigert.

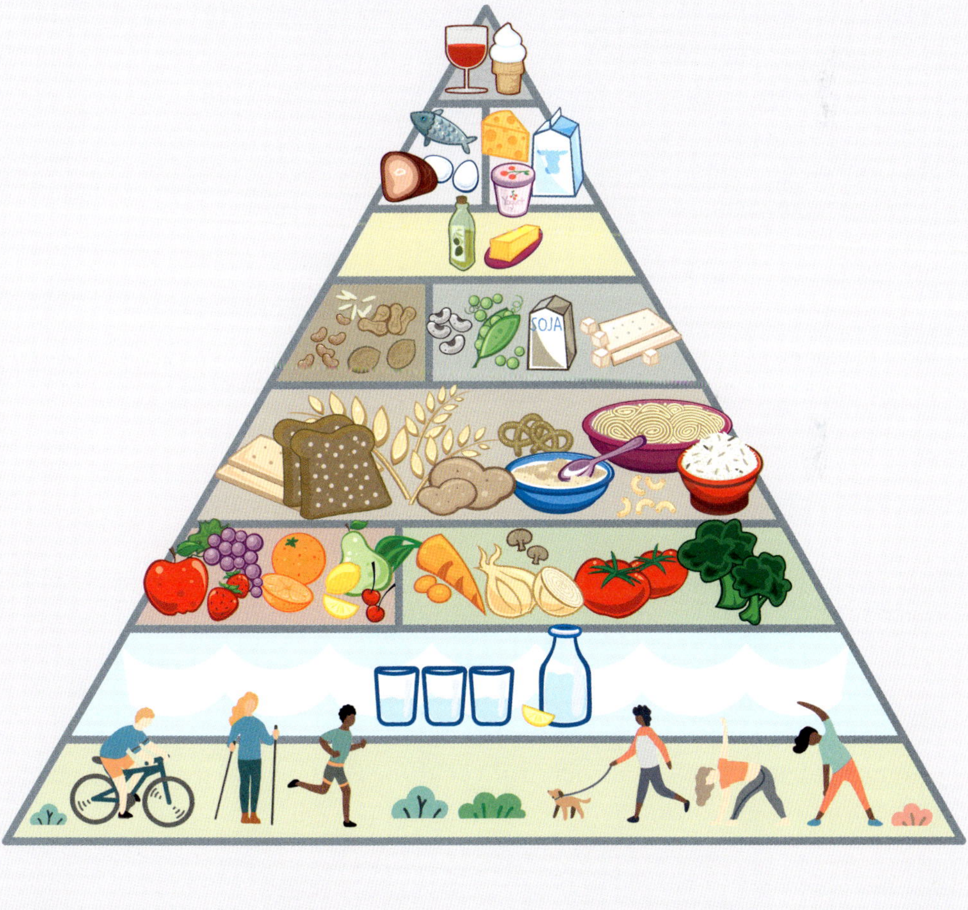

UNSERE WICHTIGSTEN ERNÄHRUNGSTIPPS

- Verwenden Sie gute Nahrungsmittel, denn vollwertige Nahrung sättigt besser und länger.

- Nehmen Sie sich Zeit zum Essen. Lassen Sie Ihre Mahlzeiten wieder zu einem achtsamen Genuss werden.

- Kauen Sie gut und gründlich. Das erhöht nicht nur den Genuss der Speise, sondern entlastet auch den Stoffwechsel und den Magen-Darm-Trakt. »Gut gekaut ist halb verdaut!«

- Trinken Sie nicht direkt zum Essen. Trinken Sie aber etwas Wasser eine halbe Stunde vor oder eine Stunde nach dem Essen. Wenn Sie während des Essens trinken, werden der Kauvorgang und der Stoffwechsel gestört.

- Gönnen Sie sich 5 Stunden Pause zwischen den Mahlzeiten. Das gibt dem Magen und dem Darm Zeit zu verdauen und sich zu erholen.

- Genießen Sie Ihr Essen in Dankbarkeit und Achtsamkeit.

- Achten Sie auf regionale und saisonale Produkte und nach Möglichkeit Bioqualität.

ESSENSZEITEN

Essenszeiten sind sehr individuell. Manche Menschen kommen z. B. gut ohne *Frühstück* aus. Liegt aber ein anstrengender Arbeitstag vor Ihnen, empfehle ich Ihnen das Hafer- oder Hirsefrühstück (siehe Rezeptteil). Es ist Nervennahrung und eine gute Grundlage für den Tag. Trinken Sie bis zur nächsten Mahlzeit nur Wasser oder Tee, »snacken« Sie nicht zwischendurch.

Wenn Sie den ganzen Tag auf der Arbeit sind und Kantinenessen oder Fast Food vermeiden möchten, nehmen Sie sich Ihr *Mittagessen* mit, z. B. grüne Salate mit

Nüssen und Keimlingen oder sättigende Salate wie z. B. Hirse-Brokkoli-Salat und Vollkornbrot.

Ideal ist ein frühes leichtes *Abendessen* (vor oder gegen 18 Uhr). Wenn das durch den Rhythmus Ihrer Arbeit und Ihrer Familie nicht möglich ist und das Abendessen Ihre warme Hauptmahlzeit ist, sollte es nicht zu spät stattfinden. Denn vor dem Einschlafen braucht Ihr Darm drei bis vier Stunden Zeit zum Verdauen.

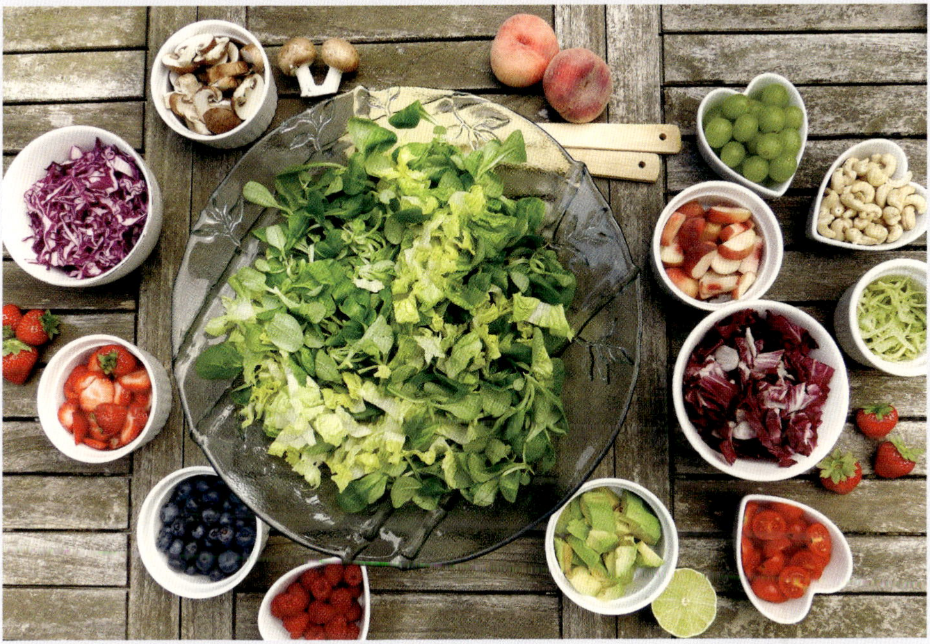

EINFACHE REGELN WEISEN DEN WEG

1. **Vollwertbrot statt Weißbrot, volles Mehl statt Weißmehl**
   In den äußeren Randschichten des Korns und im Keimling befinden sich die wertvollsten Vitamine, Öle, Mineralstoffe und Eiweiße. Außerdem sättigen Vollkornprodukte schneller und anhaltender. Probieren Sie einmal Getreide wie Hirse, Hafer, Dinkel oder Pseudogetreide wie Buchweizen und Quinoa. Ich persönlich verwende gerne eine alte Dinkelsorte, das »Oberkulmer Rotkorn«, das z. B. über den Demeter-Bio-Anbauverband zu beziehen ist.

2. **Mehr Rohkost – Bodyguards für die Gesundheit**
   Essen Sie morgens schon reichlich Obst, z. B. verschiedene Beeren, die wertvolle Antioxidantien enthalten. Vor dem Mittagessen nehmen Sie eine große Portion Salat zu sich und zum Abendbrot z. B. Rohkoststreifen mit leckeren Dipps. Essen Sie insgesamt mehr Gemüse als Obst.

3. **Zucker, Süßstoff und anderes Süßes einschränken und ersetzen**
   Zu viel Weißzucker schadet Ihrer Gesundheit, kann zu Übergewicht und Krankheiten führen. Verwenden Sie bessere Alternativen. Süßen Sie z. B. mit Dattelmus, Feigen und Rosinen. Da Honig eigentlich ein Heilmittel ist, verwenden Sie ihn zum Süßen eher sparsam. Auch Melasse, das wertvolle »Abfallprodukt« aus der Zuckerherstellung, ist mit seinen Mineralstoffen und seinem Eisengehalt im Grunde ein Heilmittel. Wenn Sie gerne selbst Marmelade herstellen, dann verwenden Sie lediglich frische Früchte wie z. B. Erdbeeren und Honig (siehe Rezeptteil). Backen Sie gerne Kuchen, dann süßen Sie statt mit Weißzucker mit Dattelmus oder Honig. Im Allgemeinen sollten Sie darauf achten, weniger Süßes zu sich zu nehmen.

4. **Weniger Salz, mehr Kräuter verwenden**
   Verwenden Sie gute Salze, z. B. Meersalz, Himalaja-Salz, Steinsalz oder Brennnesselsalz aus dem Reformhaus oder Bioladen. Versuchen Sie, weniger mit Salz und mehr mit Kräutern zu würzen! Natürliche Geschmacksverstärker wie Zitronensaft oder Brottrunk können Sie statt Essig einsetzen.

5. **Sparsam mit Fett sein**
   Seien Sie sparsam mit Fett, denn in unserer Nahrung befinden sich ohnehin schon genug versteckte Fette. Naturprodukte wie Sahne und Butter können Sie in Maßen gut einsetzen. Ghee, eine Art Butterschmalz aus der indischen Küche, oder auch Kokosöl eignen sich gut zum Braten. Pflanzliche Öle wie Olivenöl und Hanföl für Salate oder Rapsöl zum Braten sind reich an Omega-3- und Omega-6-Fettsäuren. Das Heilmittel Leinöl können Sie gut zu Ihrem Müsli mit Joghurt oder zu Quark mit Kartoffeln kombinieren oder nach dem Kochen über Ihr Gemüse- oder Reisgericht geben.
   Die Avocado ist ein gutes pflanzliches Fett und wirkt sich günstig auf den Cholesterinspiegel im Blut aus. Essen Sie gerne Nüsse aller Art wie Walnüsse,

Haselnüsse, Cashewkerne oder Mandeln, aber ungesalzen und in Bioqualität. Besonders Walnüsse helfen dabei, den Cholesterinspiegel zu senken.

6. **Tierisches Eiweiß stark einschränken, dafür pflanzliche Eiweiße verwenden**
   Im Allgemeinen essen wir zu viel Fleisch, Wurst und Milchprodukte. Verwenden Sie stattdessen vermehrt pflanzliche Eiweiße aus Hülsenfrüchten, Vollkornprodukten, Gemüsen und Nüssen. Gerade Hülsenfrüchte wie Linsen, Schwarze Bohnen, Adzukibohnen, Wachtelbohnen oder Kichererbsen sind sehr gute Eiweißlieferanten.
   Der im Nahen Osten, Afrika und Asien beliebte »Schwarze Sesam« ist ein sehr wertvoller Eiweiß- und Kalziumspender und beinhaltet essenzielle Aminosäuren, die der Körper nicht selbst bilden kann.

7. **Milch – ein Nahrungsmittel hauptsächlich für Säuglinge**
   Kuhmilch kann von vielen Erwachsenen eher schlecht verdaut werden, da ihnen das Enzym Laktase fehlt, das den Milchzucker aufspaltet. Das ist aber nicht schlimm, denn wir können unseren Kalziumbedarf auch mit Getreide, Gemüse, Nüssen, Sesam und Kräutern decken.

8. **Nahrung – regional, saisonal und in Bioqualität**
   Bei der Auswahl unserer Lebensmittel sollten wir darauf achten, dass sie aus unserer jeweiligen Region stammen, dass es sich um saisonal verfügbare Nahrung (z. B. Gemüse und Obst betreffend) handelt, und nach Möglichkeit sollten wir Bioqualität bevorzugen. Unterstützen wir die Hersteller vor Ort!

9. **Auf die »vom Hersteller empfohlene Einstellung« achten**
   Wir sind als »Gemüse-und-Obst-Frischesser« konzipiert. Heute sind wir aber oft zu »Fertig-Schnell-Falsch-Essern« geworden. Wir sind als Bewegungstypen und nicht als Couchmuffel geschaffen, als »Draußenmenschen« und nicht als flachatmige Stubenhocker. Wir sind als Naturwesen mit einem langsamen Rhythmus und nicht als perfektes Präzisionsuhrwerk geschaffen. Wir sind als Beziehungsmenschen und nicht als einsame Wölfe geschaffen. Wir sind als maßvolle Genussmenschen und nicht als unmäßige Esser geschaffen.

Ich frage mich öfter: *Was ist mein eigentlicher Lebenshunger? Was macht mich wirklich satt? Was stillt meinen tiefsten Durst?*
Was macht mich wirklich glücklich?
Als Christ glaube ich daran, dass Gott jeden Menschen geschaffen hat. Dass jeder von uns wertvoll ist, geformt durch die Kreativität eines liebevollen himmlischen Vaters, der uns helfen möchte, im Einklang mit der Schöpfung, in Achtung vor allen Lebewesen und in der Wertschätzung für den uns anvertrauten Körper zu leben. Ich kann täglich Entscheidungen treffen, ob ich nach Gottes wertvollem Lebensprogramm leben möchte. Und dazu gehört eben auch, Verantwortung für meine Mitmenschen, meine Mitgeschöpfe, die Umwelt und nicht zuletzt auch für die gute Pflege meines Körpers zu übernehmen.

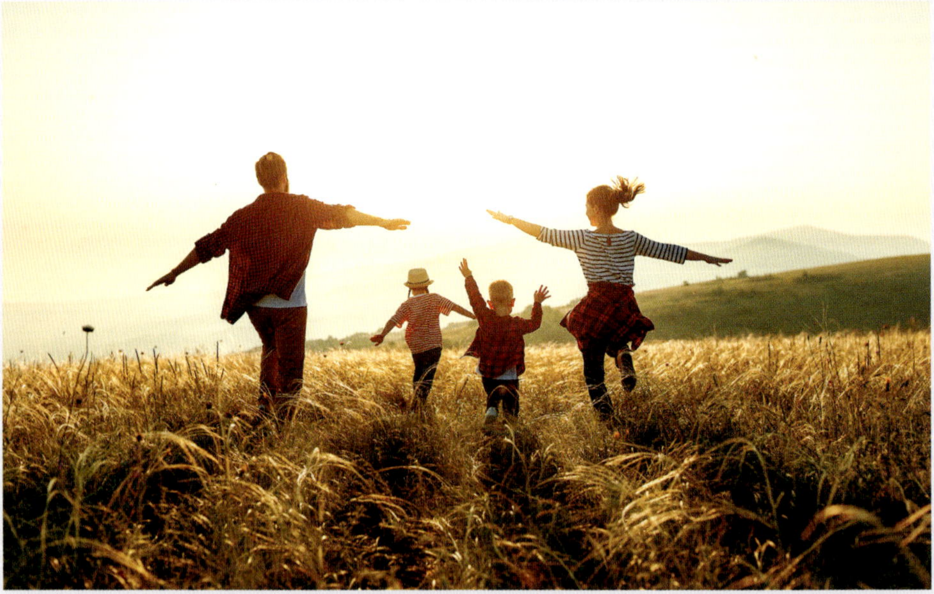

»Der schwierigste Weg, den der Mensch zurückzulegen hat, ist der zwischen Vorsatz und Ausführung.« (Wilhelm Raabe, Schriftsteller, 1831–1910)

Genau hingeschaut: die drei Hauptbestandteile unserer Nahrung

1. EIWEISS

Zu viel tierisches Eiweiß ist ungesund

Wenn wir mengenmäßig zu viel und zu oft tierisches Eiweiß zu uns nehmen, kann das für unsere Gesundheit nachteilige Folgen haben. Viele trinken täglich Milch, essen Quark, Joghurt, Käse und Wurst. Und ein großer Teil der Haushalte in Deutschland hat fast täglich zum Mittagessen Fleischgerichte. Unser Körper aber ist mit dem Abbau des Überangebotes an tierischen Eiweißen überfordert.

Überschüssiges tierisches Eiweiß lagert sich im Bindegewebe und in den feinen Blutgefäßen ab, was zu einer Verdickung der Kapillarwände und deren verminderter Durchlässigkeit führen kann. So wird der Transport von Nahrung und der Abtransport von Schlackestoffen erschwert und der Körper übersäuert. Unser Blut verdickt und wird zähflüssig. Folgeerkrankungen können z. B. Rheuma, Nierenerkrankungen, hoher Blutdruck, Hauterkrankungen, Schlaganfall, Herzinfarkt, Allergien, Diabetes und Darmerkrankungen sein. Lassen Sie doch einmal Ihren Hämatokrit-Wert bestimmen, der anzeigt, wie zähflüssig Ihr Blut ist. Bei Männern sollte er ungefähr unter 52 Prozent, bei Frauen unter 48 Prozent liegen. Es hat sich gezeigt, dass nach einer Änderung des Essverhaltens, also nach verminderter Aufnahme von tierischem Eiweiß, zu hohe Blutdruckwerte sinken und sich z. B. Allergien und Unverträglichkeiten verbessern. Gerade wenn Sie von Allergien und Unverträglichkeiten betroffen sind, rate ich Ihnen, wenig tierisches Eiweiß zu sich zu nehmen, denn bei Allergien kann der Körper empfindlicher auf Eiweiß reagieren. Jahrzehntelange Fehlernährung mit viel Zuckerprodukten und tierischen Eiweißen, vor allem Milchprodukten, bringen Zivilisationserkrankungen und degenerative Erkrankungen mit sich. Die Arachidonsäure, die in tierischen Fetten vorkommt, fördert Entzündungen und wirkt gefäßverengend. Entzündungsprozesse im Körper aber können weitere Erkrankungen nach sich ziehen. Die Puffersysteme unseres Köpers werden überlastet. Der Säure-Basen-Haushalt gerät aus dem Gleichgewicht und es kann zu einem Mineralstoffmangel und einem Mineralstoffabbau in den Knochen kommen.

Seit unserer Kindheit ist den meisten von uns tief eingeprägt, dass wir genug Milch trinken müssen, um gesund zu bleiben. Doch obwohl wir viel Milch trinken, weil wir meinen, das Kalzium aus der Milch zu brauchen, ist die Zahl der Osteoporose-Erkrankungen sehr hoch. Naturvölker dagegen, die keine oder sehr wenig tierische Eiweiße zu sich nehmen, kennen kaum Osteoporose.

Auch pflanzliche Lebensmittel können uns das täglich benötigte Kalzium liefern. So sind z. B. grüne Gemüse wie Grünkohl, Wirsing und Brokkoli, Hülsenfrüchte, Nüsse, Trockenobst, Getreidesorten und Sesam sehr gute Kalziumlieferanten ohne Nebenwirkungen.

Hoher Fleischverzehr schadet Umwelt, Tier und Mensch

Ein Rind muss ca. 4–10 kg Getreide fressen (das wiederum mit viel Wasser produziert wird), um 1 kg Fleisch anzusetzen. So ist Fleisch ein unglaublich kostbares Lebensmittel, das sehr ressourcenaufwendig hervorgebracht wird. Wir sollten äußerst sparsam damit umgehen, denn zu hoher Fleischkonsum belastet Umwelt, Tier und Mensch und nimmt aufgrund des hohen Bedarfs an Weideflächen, Futtermitteln und Wasser letztlich vielen Menschen auf Dauer ihre Lebensgrundlage. Ohnehin können wir nicht den Eiweißbedarf der gesamten Menschheit über tierisches Eiweiß decken. Darüber hinaus müssen wir bedenken: Essen wir Fleisch von Tieren aus Massenhaltung, dann ist es oft mit Antibiotika und Stresshormonen belastet.

Alternative Eiweißquellen/ideale pflanzliche Eiweißkombinationen

Es gibt verschiedene ideale pflanzliche Eiweißkombinationen, die dem tierischen Eiweiß in keiner Weise nachstehen, z. B.:

- Linsensuppe mit Vollkornbrot und ein grüner Salat
- Kartoffeln und Ofengemüse und ein Salat
- verschiedene Getreidefrikadellen (z. B. Hirseklopse) zu Salat oder Vollkornbrot
- Nüsse und Samen im Salat oder im Brot

2. FETT

Fett ist nicht gleich Fett

Der menschliche Körper braucht Fett. Es dient u. a. als Baumaterial für unsere Zellen und hilft dem Körper, fettlösliche Vitamine aufzunehmen. Doch wir essen zu viel Fett. Manchmal auch unbemerkt, denn in Fertigprodukten befinden sich meist versteckte Fette. Wenn wir Fett zu uns nehmen, dann sollten wir auf eine hochwertige Qualität achten, denn z. B. raffiniertes Palmöl (nicht kalt gepresstes Palmöl, das durchaus gesundheitsfördernd wirken kann), manche anderen raffinierten Öle und auch bestimmte Margarinen enthalten kaum noch Nähr- bzw. Vitalstoffe. Verwenden Sie also möglichst vollwertige und naturbelassene Fette und kalt gepresste Öle. Butter und Sahne sind Naturprodukte, die in der Vollwertküche maßvoll eingesetzt werden können. Bei Butter, Sahne und Schmand ist der Fettanteil hoch und der tierische Eiweißanteil geringer. Deshalb werden sie oft besser vertragen als Quark, Käse und andere Lebensmittel mit einem hohen Anteil an tierischem Eiweiß.

Verwenden Sie in Ihrer Küche in Maßen Butter, Sahne, Schmand, Crème Fraîche und Naturjoghurt mit hohem Fettanteil. Menschen mit Gewichtsproblemen sollten besonders auf den maßvollen Einsatz von Fetten achten, aber dennoch natürlich hochwertige, gute Fette und Öle verwenden.

Gute Öle zeichnen sich durch das richtige Verhältnis von Omega-3- und Omega-6-Fettsäuren aus. Die Öle sollten kalt gepresst sein. Ich empfehle meist Rapsöl, Olivenöl und verschiedene Keimöle, je nach Geschmack.

Leinöl – ein Heilmittel

Leinöl ist unter den heimischen Ölen ein besonders wertvolles Öl, denn es weist den höchsten Gehalt an essenziellen Fettsäuren (Omega-3-Fettsäuren) auf, bis zu 60 Prozent Alpha-Linolensäure. Leinöl ist reich an Vitamin E und verbessert die Blutwerte, ist gut bei Diabetes und für das Gehirn.

Ich verwende Leinöl täglich, indem ich z. B. 2–4 Esslöffel davon kurz vor dem Verzehr über mein Ofengemüse gebe. Sie können es auch in Ihrem morgendlichen Müsli verwenden. Ich achte darauf, gutes kalt gepresstes Leinöl aus dem Reformhaus oder frisch aus der Bio-Ölmühle zu verwenden. Da es empfindlich ist, bewahren Sie das hochwertige Öl am besten im Kühlschrank auf. Dort hält es sich geöffnet bis zu vier Wochen und wird nicht bitter.

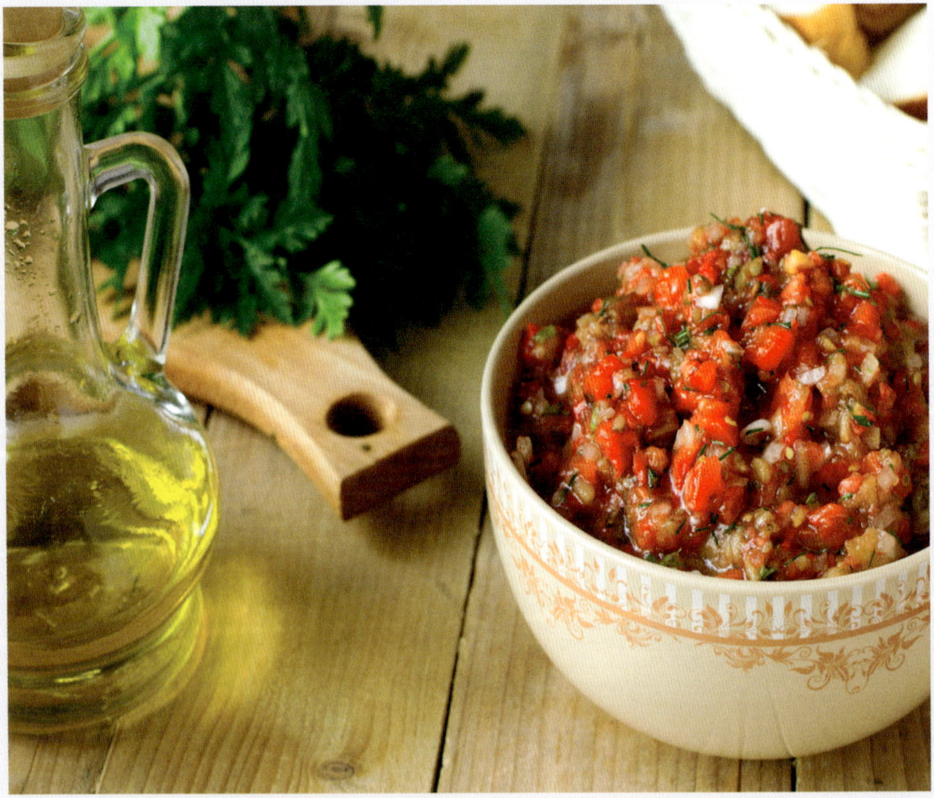

3. KOHLENHYDRATE

Richtig ausgewählt, fördern sie die Gesundheit

In jüngerer Zeit wird eine kohlenhydratreiche Ernährung mit Brot und Kartoffeln zunehmend abgelehnt. Stattdessen bevorzugen viele eiweißreiche Nahrung mit Fleisch, Proteinbroten, Fisch und Milchprodukten.

Aber wie so oft in der Ernährung ist Kohlenhydrat nicht gleich Kohlenhydrat. Es geht immer auch um die Qualität und die Vollwertigkeit. Es fördert natürlich in keiner Weise unsere Gesundheit, wenn wir viel Brot aus Auszugsmehl, Nudeln und weißen Reis essen. Doch vollwertige Ernährung wie z. B. ein Haferfrühstück mit Nüssen und Obst oder Brot aus vollem Korn und Gerichte mit Hirse und Buchweizen oder die gute alte Pellkartoffel – damit nehmen wir exzellente Kohlenhydrate zu uns, die wertvolle Mineralien und Spurenelemente enthalten.

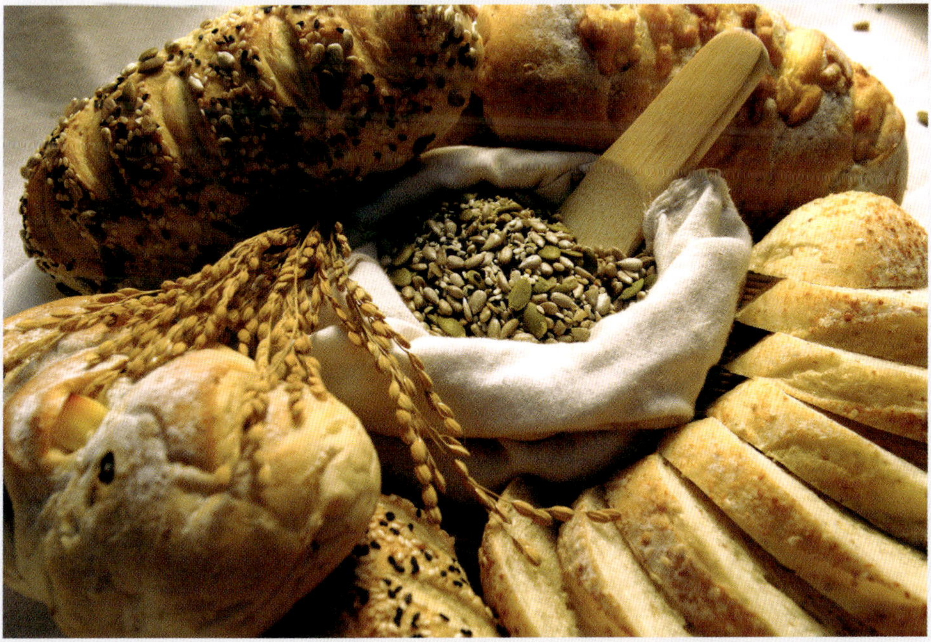

Besonders Kostbares

SPROSSEN UND KEIMLINGE

Ich kenne Sprossen und Keimlinge schon seit meiner Kindheit. Ihre große gesundheitliche Bedeutung wird mir in letzter Zeit aber immer mehr bewusst. Daher zählen Keimlinge zu meinen persönlichen »Superfoods« für die Gesundheit.

Täglich verwende ich Sprossen und Keime in meinen Salaten zum Mittagessen. Dadurch wird der Salat gehaltvoller, fast wie eine vollwertige Mahlzeit. Jeder Keimling schmeckt anders und gibt dem Salat eine eigene Geschmacksnote. Keimlinge sind Vitamin- und Mineralstoffbomben, enthalten hochwertige Eiweiße und sind gute Basenbildner.

Zubereitung der Keimlinge:

Weichen Sie Sprossensamen von Getreide, Bohnen, Kichererbsen, Mungobohnen oder Linsen in einem Keimgefäß, einem Einweckglas oder in einer Schale ca. 24 Stunden in Wasser ein. Dann gießen Sie das Wasser ab, spülen die Sprossen gut durch und geben sie ohne Wasser wieder in das Gefäß zurück. Spülen Sie die Sprossen täglich zweimal mit Wasser durch.

Nach drei Tagen sind sie zum Verzehr geeignet. Blanchieren Sie die Sprossen kurz über heißem Wasserdampf, so kann das Eiweiß besser von unserm Körper aufgenommen werden. Sprossen aus Samen wie z.B. Alfalfa (Luzerne), Rettich und Sonnenblumenkernen müssen nicht blanchiert werden.

HEIMISCHE KRAFTSPENDER ODER SUPERFOODS

In Mecklenburg, wo ich aufwuchs, führte unser schlichter örtlicher Gemüseladen im Winter Grünkohl und andere heimische Kohlarten, Rote Bete, Kartoffeln, Mohrrüben, Zwiebeln und Sauerkraut. Alles war sehr überschaubar. Heute weiß ich, dass das im Grunde unsere winterlichen »Superfoods« sind. Superfoods sind Heilmittel, die besonders viel Vitamine, Mineralstoffe und Antioxidantien (Radikalfänger) besitzen, die wiederum unsere Zellen schützen.

In den letzten Jahren gibt es unzählige, hoch angepriesene exotische Superfoods, die oft von weit her kommen und relativ teuer sind. Ich möchte Sie dazu ermutigen, wieder neu unsere heimischen Superfoods zu entdecken. Hier ein paar bewährte Alternativen:

- Keimlinge
  - verschiedene Sorten im Reformhaus erhältlich
  - Keimvorgang erhöht Gehalt an Vitaminen und Mineralstoffen
  - besonders in der Winterzeit geeignet

- Beeren
  - z. B. Himbeeren, schwarze Johannisbeeren, Stachelbeeren
  - hoher Vitamin- und Mineralstoffanteil, Antikrebsmittel

- Wintersuperfoods
  - Rote Bete, Rettich, Grünkohl, verschiedene Kohlsorten

- frisches Sauerkraut
  - hilft durch die Milchsäurebakterien, eine gute Darmflora aufzubauen
  - großer Vitamin-C-Spender
  - in den Wintermonaten täglich als Beilage zum Mittagessen

- Samen und Nüsse
  - Walnüsse, Mandeln, Cashewkerne, Sonnenblumenkerne u. a.
  - beste Fettspender
  - Nussmus (z. B. aus Haselnüssen, Mandeln oder Erdnüssen): Seit Kindertagen esse ich gerne Nussmus. Es ist besonders praktisch, wenn man gerade keine Nüsse dahat. Gutes Nussmus aus dem Reformhaus besteht zu hundert Prozent aus den jeweiligen Nüssen. Ich verwende es gerne als Brotaufstrich, in Soßen oder in Getreidebratlingen. Auch wenn mich abends mal der Hunger überkommt und ich nichts mehr essen will, sättigt mich ein Löffel Nussmus.

- Schwarzer Sesam
  - hervorragender Mineralstoffspender

- Leinöl
  - ein Heilmittel mit einem großen Anteil an essenziellen Fettsäuren
  - gut zu Pellkartoffeln und Quark oder über Ofengemüse zu essen
  - Leinsamen im Müsli verwenden

- Hafer
  - wertvolles Frühstücksgetreide
  - schleimbildende Stoffe sind gut für Magen- und Darmerkrankungen
  - senkt die schlechten Fettwerte und hält lange satt

- pflanzliche Antibiotika
  - Muttersaft (Direktsaft) bzw. Heilpflanzensaft von Sanddorn, schwarzer Johannisbeere, Holunder, Hagebutte und Echinacea
  - zur Stärkung des Immunsystems
  - besonders geeignet zur Vorbereitung auf den Winter/Stärkung in der Winterzeit

- grüne Smoothies
  - z. B. aus Brennnessel, Löwenzahn, Giersch, Vogelmiere, Feldsalat, Rucola, Grünkohl
  - enthalten viel Chlorophyll, das bei der Blutbildung und der Entgiftung des Körpers hilft
  - Wildpflanzen sind besonders reich an Chlorophyll

- Hirse, Hafer und Buchweizen
  - exzellente Lieferanten für B-Vitamine

HIRSE – EIN HEILGESCHENK DER NATUR

Die Hirse gehört zu den ältesten Kulturpflanzen und zu den mineralstoffreichsten Getreiden überhaupt.

Sie ist reich an B-Vitaminen, Kalium, Eisen, Fluor und anderen lebenswichtigen Mineralstoffen und Spurenelementen. Die in diesem wertvollen Urgetreide enthaltene Kieselsäure stärkt hervorragend unsere Haare, die Haut, Nägel und die Knochen. Wenn Sie Osteoporose vorbeugen wollen, sollten Sie viel Hirse für die Stärkung Ihrer Knochen essen.

Kieselsäure stärkt außerdem die Immunabwehr und gehört zu unseren großen gesundheitlichen Helfern.

Die gelbe Goldhirse wird genau wie Reis gekocht und kann zum Frühstück, für Frikadellen oder Gemüsegerichte verwendet werden.

Geheimtipp Braunhirse

Die Braunhirse wird mit Schale gemahlen und enthält somit mehr Ballaststoffe und Mineralstoffe als die Goldhirse. Ich verwende sie immer mal wieder als Kur für Knochen und Gelenke, indem ich einige Wochen lang 1–2 Teelöffel Braunhirsemehl in mein Müsli einrühre oder über meinen Mittagssalat gebe.

HAFER – STÄRKT DIE NERVEN UND SENKT DEN CHOLESTERINSPIEGEL

Nervennahrung Hafer

Hafer hat äußerst positive Eigenschaften: Er enthält u. a. ungesättigte Fettsäuren, Phosphor, Lecithin und B-Vitamine und wirkt deshalb ausgleichend auf das Nervensystem. Gerade in unserer stressigen Zeit ist Hafer ein sanfter pflanzlicher »Beruhiger«. Er besitzt viele Schleimstoffe und ist daher für Menschen mit sensiblem Magen und Darm sehr zu empfehlen. Er enthält kaum Gluten und wird daher auch von manchen Zöliakie-Betroffenen vertragen. Trotz seines hohen Anteils an Kohlenhydraten eignet sich Hafer gut für Diabetiker.

Die wertvolle Zusammensetzung der Fette im Hafer sorgt für eine Senkung des Cholesterinspiegels. Der Ballaststoff Beta-Glucan fördert vermutlich außerdem die Ausscheidung von Gallensäure und hat eine positive Wirkung auf unseren Fettstoffwechsel.

Kauen Sie 2 Teelöffel Haferflocken täglich langsam vor dem Frühstück – das kann Ihre Blutfette senken.

Bei regelmäßigem Verzehr zeigen sich gute Heilerfolge bei Arterienverkalkung und Bluthochdruck.

Die Kohlenhydrate des Hafers werden vom Körper leicht aufgenommen, aber nur langsam abgebaut. Deshalb sättigt Hafer sehr lange und liefert Energie. Der Alleskönner Hafer ist ballaststoffreich und enthält gut verdauliches Eiweiß.

Ich persönlich verwende Hafer z. B. gerne in meinem Frühstücksmüsli, mische Haferflocken in Frikadellen, backe Haferkekse und anderes mehr.

GEWÜRZE – GESUNDER GESCHMACK AUS DEM PFLANZENREICH

Ich möchte Ihnen gerne meine Lieblingsgewürze und Würzmittel vorstellen, die ich täglich z. B. in Salaten und zu Ofengemüse verwende:

❀ Entdecken Sie wieder *Meerrettich, Rucola und andere Scharf- und Bitterstoffe* aus dem Pflanzenreich. Nahrungsmittel wie diese sind heute fast ganz aus unserer Ernährung verschwunden. Probieren Sie doch mal geriebene Rote Bete mit Meerrettich als leckeren Brotaufstrich.

❀ *Brennnesselsalz oder andere Kräutersalze*, die Sie sich ganz einfach aus frischen oder getrockneten Kräutern mit Stein- oder Meersalz selbst herstellen können.

❀ *Guter Pfeffer:* Ich habe mir angewöhnt, auch alltägliche Gewürze wie Pfeffer und Paprika möglichst hochwertig zu kaufen. So verwende ich z. B. gerne Urwaldpfeffer oder Zitronenpfeffer, den ich nur sparsam einzusetzen brauche, weil er so eine starke, intensive Würzkraft hat. Fragen Sie in Ihrem örtlichen Feinkostgeschäft, Reformhaus, Naturkost- oder Bioladen nach.

❀ *Knoblauchöl:* Ist sehr lecker und leicht selbst herzustellen. Dazu übergieße ich geschälte Knoblauchzehen in einem Einmachglas mit gutem Rapsöl oder Olivenöl und schon nach einem Tag ist das Öl gut durchgezogen. Das Öl gieße ich immer wieder neu auf. Wenn die Knoblauchzehen braun werden, verwende ich sie in Getreidefrikadellen.

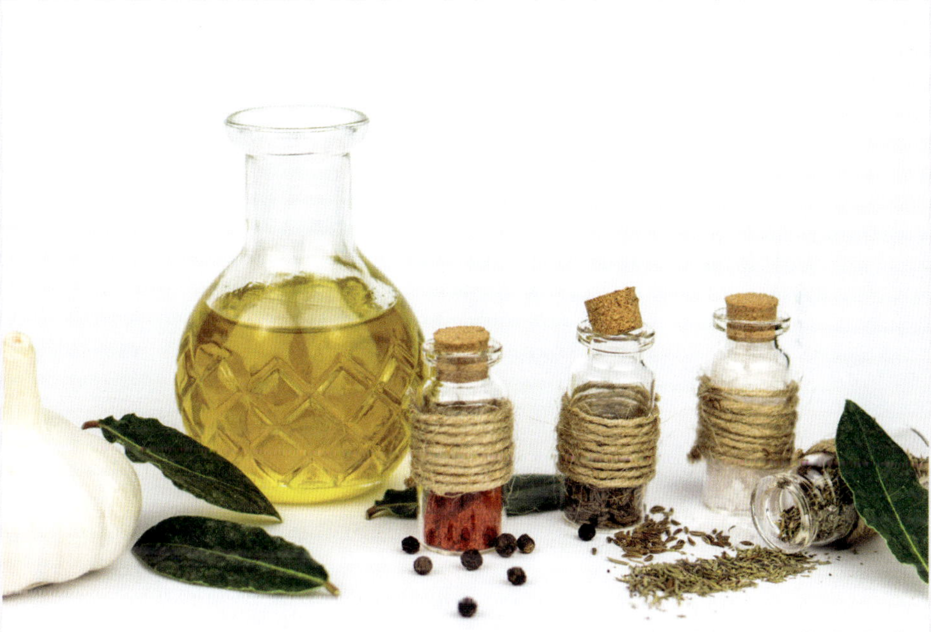

❀ *Bockshornklee* wird eine gute Wirkung für Darm, Leber, Nerven und Diabetes nachgesagt. Er besitzt eine gute Würzkraft. Man kann ihn bereits gemahlen kaufen oder selbst mahlen. Ich verwende das eher herbe Gewürz in meinem Ofengemüse.

❀ *Frischen Zitronensaft* sollten Sie reichlich und anstelle von Essig in jedem Salat verwenden. Er verstärkt den Geschmack der Gerichte.

GEHALTVOLLE HÜLSENFRÜCHTE

Hülsenfrüchte zeichnen sich durch ihren wertvollen Eiweißgehalt aus. Durch die reichlich in ihnen enthaltenen Ballaststoffe machen sie satt. Sie haben einen hohen Gehalt an Magnesium, Kalium und Eisen. Sie gehören zu unseren »Superfoods«, die wir fast täglich essen sollten. Unverträglichkeit und Blähungen können gelindert werden, wenn die Hülsenfrüchte vor der Verarbeitung eingeweicht, länger gekocht und gut gekaut werden. Ich esse viele Keimlinge von Hülsenfrüchten im Salat.

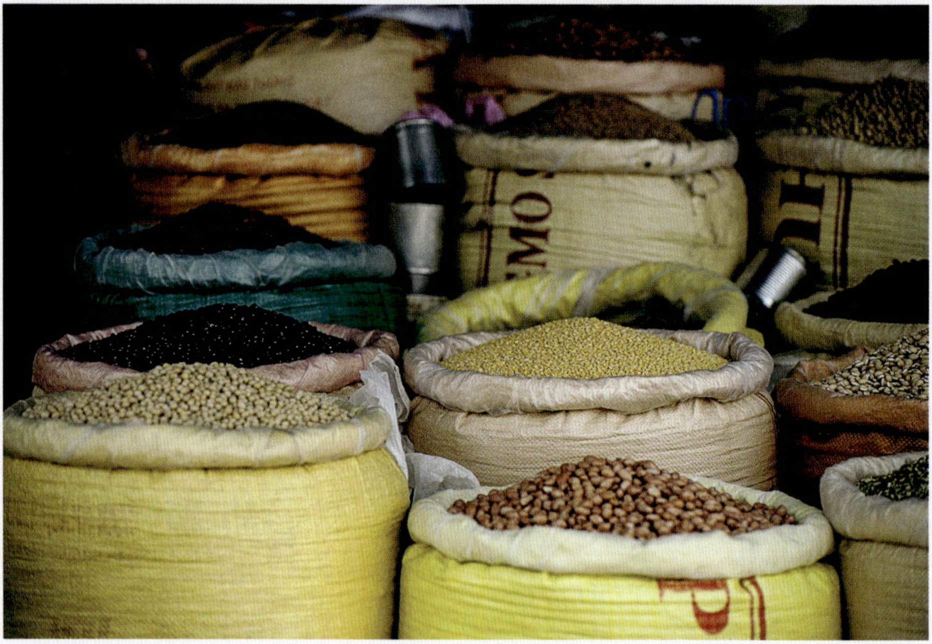

In Maßen und mit Vorsicht zu genießen

DER LIEBE KAFFEE

Es gibt durchaus Studien, die unserem liebsten Nationalgetränk, dem Kaffee, gesundheitsfördernde Wirkung bescheinigen. Ich will Ihnen, sofern Sie gerne Kaffee trinken, nicht davon abraten, es in Maßen auch weiterhin zu tun. Dennoch will ich uns an dieser Stelle ein paar Fragen stellen:

1. Brauchen wir an einem hektischen, stressigen Tag ein zusätzliches Aufputschmittel oder nicht viel eher eine Ruhepause?

   Als wir noch fünf Kinder im Haus hatten, machte ich es mir zur Gewohnheit, gegen 12.30 Uhr, bevor alle nacheinander aus der Schule kamen, eine halbe Stunde Pause einzulegen. Ich wusste: Bis abends würde ich keine Zeit mehr dafür haben. Ich trank einen Kaffee, aber nicht weil er mir besonders gut schmeckte, sondern weil ich das mit einer Ruhepause verband. Wobei können Sie gut entspannen vielleicht besser als bei einem Kaffee?

2. Oft kommen wir schlecht aus dem Bett oder meinen, das Mittagstief mit einer Tasse Kaffee kompensieren zu können. Am Morgen sind kalt-warme Wechselduschen und eine Bürstenmassage ein idealer Wachmacher. Im Mittagstief wäre eine kurze Ruhepause auch besser als ein Koffeinschub.

Erhöhter Kaffeegenuss kann zu vermehrter Salzsäurebildung führen. Dies schwächt ihren Magen und kann in Extremfällen zu Magenentzündung führen. Viele von uns haben sich so an das häufige Kaffeetrinken gewöhnt, dass wir oft die negativen Auswirkungen für unsere Gesundheit aus dem Blick verlieren. Doch es gibt gute Alternativen.

Heute trinke ich gerne mal einen leckeren Lupinenkaffee mit Sahne. Und weil ich es süß mag, gönne ich mir noch ein oder zwei Teelöffel Melasse dazu. Viele Teilnehmer unserer Fastenkurse haben ihren Kaffeekonsum sehr eingeschränkt oder haben als Alternative gute Getreidekaffees entdeckt. Stellen wir uns ganz ehrlich die Frage, ob wir unseren täglichen »Tiefs« wirklich mit einem Aufputschmittel oder nicht vielleicht mit etwas Besserem begegnen können ... Ich erinnere mich noch gerne an meine Oma Pauline, die am Wochenende oder an Feiertagen ihre Bohnen selbst in der Handmühle mahlte, von Hand aufgoss und diesen »Slow Coffee« dann richtig genoss.

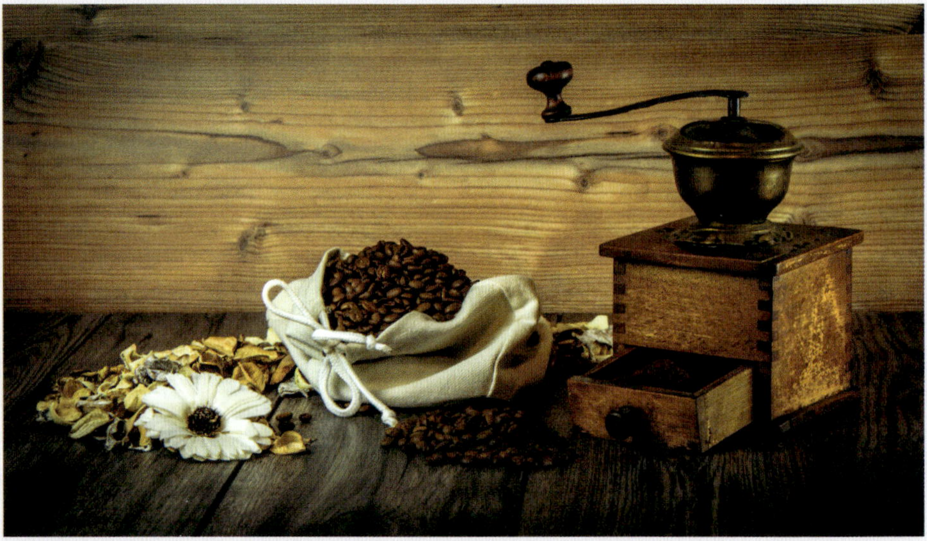

Werden wir doch auch wieder zu echten Kaffeegenießern und gönnen uns diesen Luxus nicht die ganze Woche über, sondern an besonderen Tagen.

FISCH

Meine Mutter sagte mir schon vor vielen Jahren: »Kind, Fisch sollte man nicht viel essen. Unsere Weltmeere sind total verschmutzt. Wir essen im Grunde verschmutzte Fische.« Heute erlebe ich zu meinem Leidwesen die Erfüllung dieses Wortes. Fisch esse ich eher selten und halte mich nicht an die Empfehlungen, wöchentlich ein bis zwei Portionen Fisch zu mir zu nehmen. Im Leinöl, das ich täglich zum Essen verwende, sind ebenfalls lebenswichtige essenzielle Fettsäuren vorhanden. Wenn sie Appetit auf Fisch haben, dann achten Sie auf eine gute Herkunft, z. B. aus heimischer Teichwirtschaft oder zertifizierten Bio-Aquakulturen.

FLEISCH UND GEFLÜGEL

Fleisch und Wurst, die bei uns in Deutschland häufig zum täglichen Mittag- und Abendessen gehören, sollten so wenig wie möglich auf unseren Teller kommen. Früher waren Fleisch und Geflügel ein Luxusprodukt und kamen am Sonntag in eher kleinen Portionen auf den Tisch. Doch heute sind Fleisch und Geflügel zu einem günstigen Massenprodukt geworden und nicht selten mit Antibiotika,

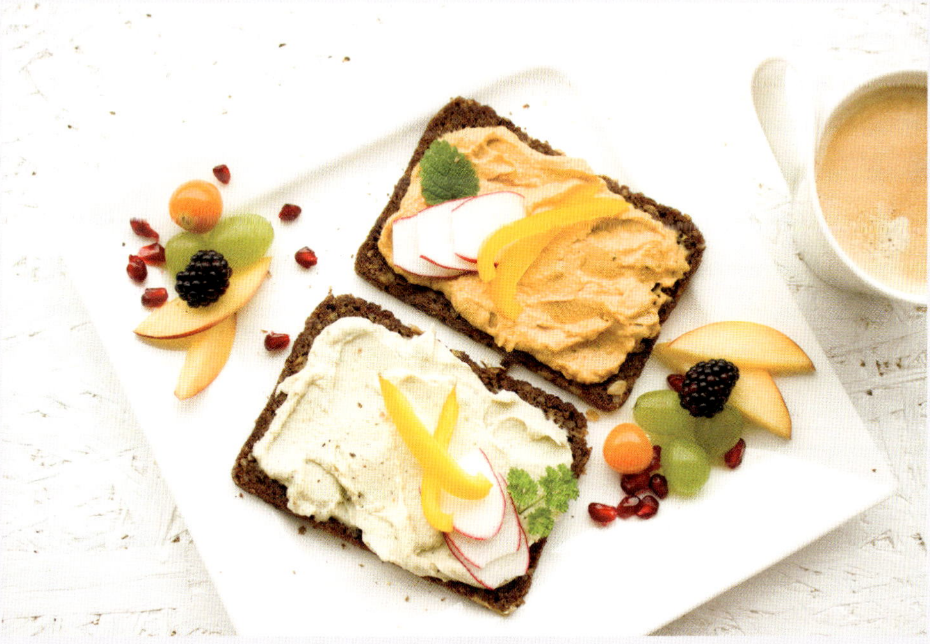

Hormonen und schädlichen Zusatzstoffen belastet. Auch wir Verbraucher tragen eine Mitverantwortung daran, sofern wir immer mehr Fleisch und Geflügel immer günstiger kaufen wollen. Wie hat das Tier gelebt, dessen Fleisch abends scheinbar friedlich auf unserem Wurstteller liegt? Ist es artgerecht gehalten und unter möglichst wenig Angst und Stress getötet worden? Durch einen fleischlastigen Lebensstil, den immer noch viele von uns pflegen, und dadurch, dass wir unser Fleisch möglichst günstig kaufen wollen, sind wir mitverantwortlich an Massentierhaltung und unwürdigen Bedingungen auf den Schlachthöfen. Darüber hinaus führt der hohe Verbrauch an Getreide in der Massentierhaltung weltweit zu einem erhöhten Getreidepreis, was es wiederum ärmeren Menschen erschwert, sich ihr Brot und Getreide noch leisten zu können. Ich bin davon überzeugt, dass wir uns in dieser Hinsicht vor unserem Schöpfer zu verantworten haben. Denken wir doch neu über Alternativen zum Fleischkonsum nach. Ich bin z. B. immer wieder begeistert, wie viele Möglichkeiten für leckere vegetarische Gerichte es gibt oder wie viel köstliche vegetarische Brotaufstriche für unsere »Brotzeit«.

EIER

Bestandteile von Eiern sind in vielen Fertigprodukten enthalten, was uns meist gar nicht bewusst ist. Oft stammen diese Eier immer noch von Hühnern aus Käfighaltung. Auch deshalb sollten wir Fertigprodukte nach Möglichkeit meiden. Wenn wir Eier essen wollen, dann lieber frisch und aus artgerechter Haltung. Im Übermaß genossen, kann der hohe Fett- und Cholesteringehalt von Eiern allerdings unsere Gefäße schädigen und die Entzündungswerte im Körper erhöhen. Andererseits enthält das Ei hochwertiges Eiweiß, das für den Körper wichtig und gut verdaulich ist, und gute fettlösliche und wasserlösliche Vitamine, die z. B. unsere Sehkraft und unsere Nerven stärken. Ich esse im Urlaub mit Genuss mein Frühstücksei, vermeide es aber ansonsten, zu viele Eier zu verwenden.

MILCH

Für Babys ist Muttermilch das Beste. Sie enthält alle wichtigen Nährstoffe für den Säugling, der auch den in der Milch enthaltenen Milchzucker gut verdauen kann. Im Erwachsenenalter kann es jedoch zu einer Laktoseintoleranz kommen. Nehmen wir zu viel Kuhmilchprodukte zu uns, können unser Darm und unsere Haut geschädigt werden und weitere »Nebenwirkungen« können auftreten, die wir normalerweise nicht auf den Konsum zu vieler Milchprodukte zurückführen. Ist unser Körper erst durch zu hohen Milchkonsum übersäuert, wird Kalzium benötigt, um die Säure zu neutralisieren. Dies holt sich unser Organismus aus Knochen, Zähnen und Nägeln.

Darum rate ich Ihnen, Milchprodukte nur in Maßen zu verwenden. In meinem Getreidekaffee trinke ich Sahne und mein Müsli ist auch ohne Milch oder Joghurt saftig genug.

ZUCKER

Seit Jahrzehnten beschäftige ich mich mit weißem Industriezucker und seinen Alternativen. Süßigkeiten und Kuchen sind für viele von uns zu einem täglichen Essensbegleiter geworden. Das hat allerdings nicht zu unterschätzende gesundheitliche Folgen.

Früher war Zucker ein Luxusgut. Zucker als eine Art »süßes Salz« und feine Zuckerware wurde in Apotheken und Confiserien an Reiche verkauft. Heute findet sich versteckter Zucker in den meisten Fertigprodukten, wo er als Geschmacksverstärker eingesetzt wird. Unser weißer Haushaltszucker enthält keine Mineralien oder Ballaststoffe mehr, sondern nur für den Körper relativ wertlose Kohlenhydrate. Im Grunde ist er ein denaturiertes Lebensmittel. Der natürliche Zucker im Apfel hingegen ist im Gesamtkomplex von Ballaststoffen und Mineralien hervorragend für den Körper zu verarbeiten.

Zum Abbau von Zucker braucht der Körper Vitamin B1. Da wir oft mehr isolierten weißen Zucker als B-Vitamine zu uns nehmen, kann es zu einem Mangel an Vitamin B in unserem Körper kommen. Weißzucker treibt unseren Insulinspiegel in die Höhe und lässt ihn schnell wieder absinken. Heißhunger entsteht und unsere Immunabwehr kann geschwächt werden. Das ist besonders während der klassischen Erkältungszeiten problematisch. Ein hoher Zuckerkonsum kann Diabetes und Osteoporose fördern. Außerdem überfordert er unsere Bauchspeicheldrüse. Menschen, die an Krebs erkrankt sind, sollten sehr sparsam mit Zucker umgehen. Im Schnitt nehmen wir in Fertiggerichten, Getränken, Backwaren, Wurst, Ketchup, Rotkohl im Glas, Milchprodukten, Süßigkeiten etc. täglich etwa 24 Teelöffel Zucker zu uns, das sind im Jahr ca. 35 Kilogramm. Die Weltgesundheitsorganisation dagegen empfiehlt, 6 Teelöffel nicht zu überschreiten. Achten Sie auf den »versteckten« Zucker in Ihren Nahrungsmitteln, besonders auch in scheinbar gesunden Knabbereien für Kinder. Da wir alle heute viel zu viel Zucker zu uns nehmen, ist unser Geschmackssinn derart an Süße gewöhnt, dass es uns schwerfällt, Zucker zu reduzieren.

Wir können unsere Geschmacksknospen nach und nach »umerziehen« und wieder Gefallen an gesunden, möglichst unverarbeiteten Lebensmitteln und ihrem hervorragenden Eigengeschmack finden.

WENIGER SÜSS IST AUCH LECKER! – WIE ICH ZUCKER REDUZIERE

Ich esse gerne mal etwas Süßes, habe aber mit der Zeit gelernt, Zucker sparsamer einzusetzen, und nach Alternativen gesucht, die gesund sind und lecker schmecken. Hier einige Tipps:

1. Verringern Sie die Zuckermenge in gesüßten Speisen.

2. Achten Sie beim Einkauf Ihrer Lebensmittel auf die Inhaltsstoffe, insbesondere auf »versteckten« Zucker unter Namen wie Dextrose, Glukose, Saccharose, Invertzuckersirup, Maltodextrin ...

3. Verwenden Sie für Ihre Süßspeisen und Ihren Kuchen Honig, Dattelmus/Dattelsirup oder Rosinenmus (einige Tipps für gesunde Süßspeisen finden Sie im Rezeptteil).

4. Trinken Sie nur wenig konzentrierte Säfte. Verdünnen Sie diese stark mit Wasser.

5. Stellen Sie Marmelade aus frischem Obstmus her – das ist im Kühlschrank einige Tage haltbar und kommt ohne Zucker aus. Stattdessen können Sie mit Honig oder Dattelmus süßen.

6. Verwenden Sie keine Süßstoffe, da diese im Verdacht stehen, gesundheitsschädlich zu sein.

7. Gehen Sie mit alternativen Süßungsmitteln wie Ahornsirup, Agavendicksaft und Honig (als Heilmittel) sparsam um. Ich persönlich verwende keinen Birkenzucker und kein Stevia.

8. Essen Sie Früchte bzw. Trockenfrüchte statt Süßigkeiten.

9. Verbieten Sie Ihren Kindern nicht die Süßigkeiten, sondern bieten Sie ihnen Besseres.

10. Gewöhnen Sie sich nach und nach an weniger Zucker: Entfernen Sie Weißzucker aus Ihrer Speisekammer, verwenden Sie sparsam Vollzucker bzw. Vollrohrzucker. Süßen Sie vorwiegend mit Dattelmus/Dattelsirup und Honig.

VOLLWERTIGE ERNÄHRUNG NACH DEM FASTEN – ZUSAMMENFASSUNG

Diese Nahrungsmittel sollten Sie oft essen:

- vollwertige, frische und möglichst unverarbeitete Nahrungsmittel
- Salate, Keimlinge, Gemüse
- viel Grünes und Rohkost

- verschiedene Nüsse und Saaten
- Vollkornprodukte, z. B. mit Hirse und Hafer
- Hülsenfrüchte in reichhaltiger Palette, mehrmals die Woche
- Beeren in ganzer Vielfalt
- frisches Sauerkraut
- Leinöl

Von diesen Nahrungsmitteln sollten Sie wenig essen:

- Fleisch- und Wurstprodukte, Eier, Fisch (von Tieren aus artgerechter Haltung, möglichst in Bioqualität)
- Milchprodukte und Käse (von Tieren aus artgerechter Haltung, möglichst in Bioqualität)

Diese Nahrungsmittel sollten Sie eher meiden:

- alle Produkte mit Weißmehl, weiße Nudeln, weißer Reis
- Weißzucker und Süßigkeiten
- Fertignahrung

Sehen Sie sich Ihren Einkauf einmal genau an. Ein Großteil im Einkaufswagen sollte frisch sein. Kaufen Sie weniger, was in Tüten oder in Dosen verpackt ist.

Falls Sie jetzt denken: »Was kann ich überhaupt noch zum Essen kaufen?«, dann gehen Sie in Ihren Supermarkt in die Obst-und-Gemüse-Abteilung. Dort gibt es eine unglaublich große Auswahl – bunt, lecker und abwechslungsreich. In Kochbüchern und im Internet finden Sie vielfältige vegetarische Rezepte. Wir brauchen keine Angst zu haben, etwas zu versäumen, wenn wir mehr frische und vollwertige Lebensmittel, mehr Obst und Gemüse und weniger (dafür ausgesuchte und hochwertige) Fleisch- und Milchprodukte zu uns nehmen. Unsere Gesundheit profitiert davon.

Machen Sie sich keine Sorgen, wenn in der Zeit der Ernährungsumstellung Ihr Darm etwas durcheinandergerät und mit Blähungen reagiert. Bleiben sie dran! Unsere Darmflora braucht ein paar Wochen, bevor sie sich auf die neuen Lebensmittel eingestellt hat und sie vertragen kann.

Oft höre ich: »Vollkorn vertrage ich nicht.« Doch die Vollkornprodukte sind meist nicht das Problem, sondern die Süßigkeiten, der zuckerhaltige Nachtisch oder zu viele Milchprodukte, die dann doch noch zusätzlich zur Vollwertkost gegessen werden. Dadurch kann es zu Blähungen und Unverträglichkeiten kommen. Achten Sie darauf, nicht zu viel und nicht zwischen den einzelnen Mahlzeiten zu essen. Nehmen Sie sich Zeit für Ihre Mahlzeiten und kauen Sie gut.

Denken Sie ganzheitlich. Zu einem gesunden Lebensstil gehört neben einer vollwertigen Ernährung und ausreichend Wasserzufuhr auch tägliche Bewegung.

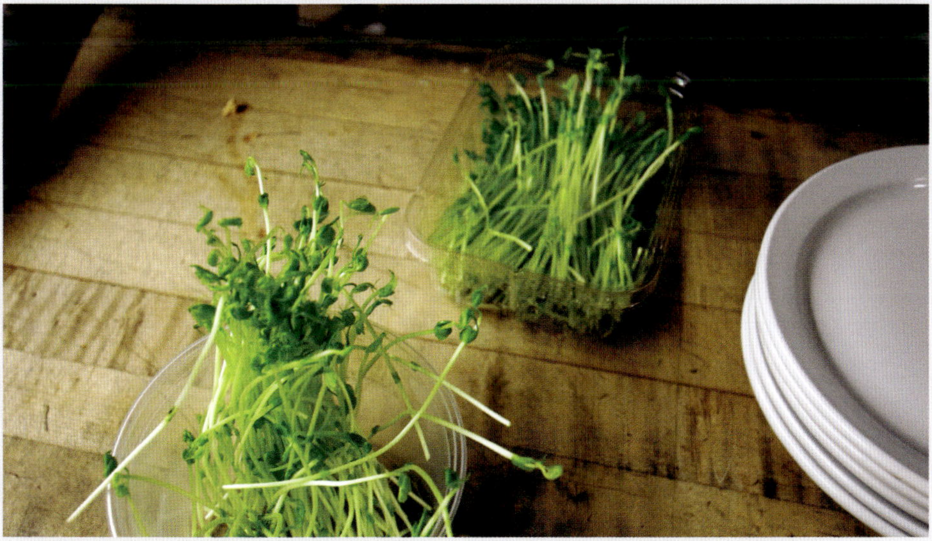

Wertvolles – was Sie durch das Fasten und Ihr Leben trägt

In unserem ganzheitlichen Lebensstilbuch »Wir sind für den Garten geboren« haben wir erstmalig das WERTVOLL-Prinzip vorgestellt. Das soll hier wesentlich vertieft werden. Natürlich wird deutlich, wie dadurch das Fasten einerseits unterstützt wird und wie uns das Fasten andererseits helfen kann, für das Wertvolle in unserem Leben aufmerksamer zu werden.

Fasten hilft uns, ein Verständnis von Ganzheitlichkeit zu gewinnen und unseren Lebensstil zu überdenken.

In der Fastenzeit werden wir an gute Gewohnheiten erinnert und ermutigt, Korrekturen an verschiedenen Punkten unseres Lebens vorzunehmen. Uns wird deutlich, dass unsere Gesundheit wie das Leben selbst ein ganz wertvoller Besitz sind und dass uns mehr Kostbares zur Verfügung steht, als wir erahnen.

»Mein Leben ist wertvoll.« – Wie geht es Ihnen mit dieser Aussage?

Das ist eine unbestrittene Tatsache. Sobald Ihr Leben in Gefahr wäre, gäbe es bereitwillige Menschen, die Ihnen helfen würden, es zu erhalten. Doch können wir dem wirklich von Herzen zustimmen?

Allzu oft übersehen wir unseren Wert. Für Gott sind wir als seine Kinder so wertvoll, dass er alles für uns gegeben hat. Wenn wir uns gering schätzen, haben wir also im Grunde genommen schon mal eine Meinungsverschiedenheit mit unserem Schöpfer. Wer recht behält, liegt auf der Hand.

Aber auf welche Erfahrungen können wir uns stützen, um unser Leben, unser Sein als wertvoll zu empfinden und zu würdigen?

Acht gute Gründe

Stellen Sie sich vor, Sie wachen morgens auf und die Sorgenlawine droht auf Sie zuzurollen. Doch Sie richten sich positiv aus, indem Sie Ihr Leben und diesen neuen Tag bewusst als *wertvoll* betrachten. Dafür gibt es gute Begründungen:

Sie werden an diesem Morgen gleich innerlich und äußerlich mit erfrischendem *Wasser* in Kontakt kommen.

Ob Sie gerade essen oder fasten – es wird Sie etwas *ernähren*.

Sie finden immer wieder *Ruhepunkte* und können sich jeden Tag aufs Neue *bewegen*.

Mit den Kräften Ihrer Seele können Sie heute *vertrauen* und sich *orientieren*.

Sie empfinden etwas als *liebenswert* und können versuchen, all der Schwere etwas *Leichtigkeit* entgegenzusetzen.

Sie können sich das ohne Schwierigkeiten merken, da in dem Wort **WERTVOLL** diese acht Schätze stecken: **W***asser*, **E***rnährung*, **R***uhe*, **T***ägliche Bewegung*, **V***ertrauen*, **O***rientierungssinn*, **L***iebe*, **L***eichtigkeit*.

Wenn Sie diese *acht* Heilkräfte im Blick haben, gehen Sie *acht*-sam durch Ihren Alltag. Dann fällt es Ihnen leichter, sich als einzigartiges, wertvolles, kostbares, geliebtes Kind eines großen Gottes anzusehen.

Außerdem sind diese acht Punkte die optimale Grundlage für ein gesundes Leben.

Wenn Sie manchmal verwirrt sein sollten, was für Ihre Gesundheit und Ihr Wohlbefinden wirklich gut ist – wir haben es für Sie sehr überschaubar gemacht. Sie werden jeden dieser acht Heilkräfte in einem neuen Licht sehen können.

KÖRPERLICHE HEILKRÄFTE

Wir sind viel mehr auf die Defizite fixiert als auf das Positive. Das gilt ganz besonders für unseren eigenen Körper.

Paulus fragt nach: *»Oder habt ihr etwa vergessen, dass euer Körper ein Tempel des Heiligen Geistes ist, der in euch wohnt und den euch Gott gegeben hat? Ihr gehört also nicht mehr euch selbst. Gott hat euch freigekauft, damit ihr ihm gehört; lebt deshalb so, dass ihr mit eurem Körper Gott Ehre bereitet.«* (1. Korinther 6,19-20)

Für einen Juden wie Paulus war der Jerusalemer Tempel ein unglaublich heiliger Ort. Den Begriff »Tempel« nun auch für unseren Körper anzuwenden, das ist so revolutionär, dass wir die Größe dieser Worte aus dem ersten Korintherbrief nie so ganz ausschöpfen werden. Es ist sehr schade, wenn wir das eigentlich Offensichtliche übersehen: dass wir unendlich kostbarer sind als alles, was uns Ansehen verschaffen könnte.

Mit etwas so Wertvollem wie unserem Körper geht man nicht gedankenlos um, z. B. mit der Haltung »Ich ess, was ich will – wie viel ich will – wann ich will – so oft ich will«. Das Fasten kann uns daran erinnern, in Zukunft wertschätzend mit uns selbst umzugehen.

Wenn wir Ihnen nun die **vier Fundamente für unser leibliches Wohl** vorstellen, beachten Sie bitte: Im Alltag können wir meist nur einfache, praktische und konkrete Ideen umsetzen. Sonst bleiben unsere Vorsätze die altbekannten Eintagsfliegen. Greifen Sie die Anregungen heraus, die zu Ihnen passen, und fangen Sie sofort damit an, sie umzusetzen.

1. WASSER – WAS FÜR EIN WUNDER

Auf etwas zu verzichten, fällt uns sehr viel leichter, wenn dafür etwas anderes Wertvolles unsere Aufmerksamkeit bekommt. Unser Magen und der ganze Verdauungstrakt müssen beim Fasten gar nicht leer sein. Er kann – mehr als sonst – mit kostbarem Wasser gefüllt sein, das seine kräftigende, heilsame und nährende Wirkung ungestört entfaltet. Essen verlangt unserem Körper Arbeit ab – reines Wasser nicht. So ist Wasser stets willkommen.

Fasten regt uns an, den Wert des Wassers neu schätzen zu lernen. Das brauchen wir für unser Leben insgesamt.

> Lassen wir uns an den einfachen, natürlichen Schöpfungswerken genügen, statt immer mehr zu benötigen, um glücklich zu sein.

Als Gott uns schuf, hat er uns nicht aus Latte macchiato oder Apfelschorle gemacht. Jede Zelle, jeder Muskel, jeder Knochen, ja unser ganzer Körper besteht zu großen Teilen (etwa 60 Prozent bei einem Erwachsenen) aus Wasser.

Wasser ist Leben

Wasser ist unser wichtigstes Lebensmittel. Das haben wir ganz vergessen. Wir sind sehr kalorienfixiert. Aber auch Wasser macht satt, besonders, wenn wir es vor den Mahlzeiten trinken. Wasser ist unser bestes Transport- und Lösungsmittel. Alle Abfallprodukte können nur durch Wasser ausgeleitet werden. Und nur durch Wasser gelangt unsere Nahrung in die Zellen.

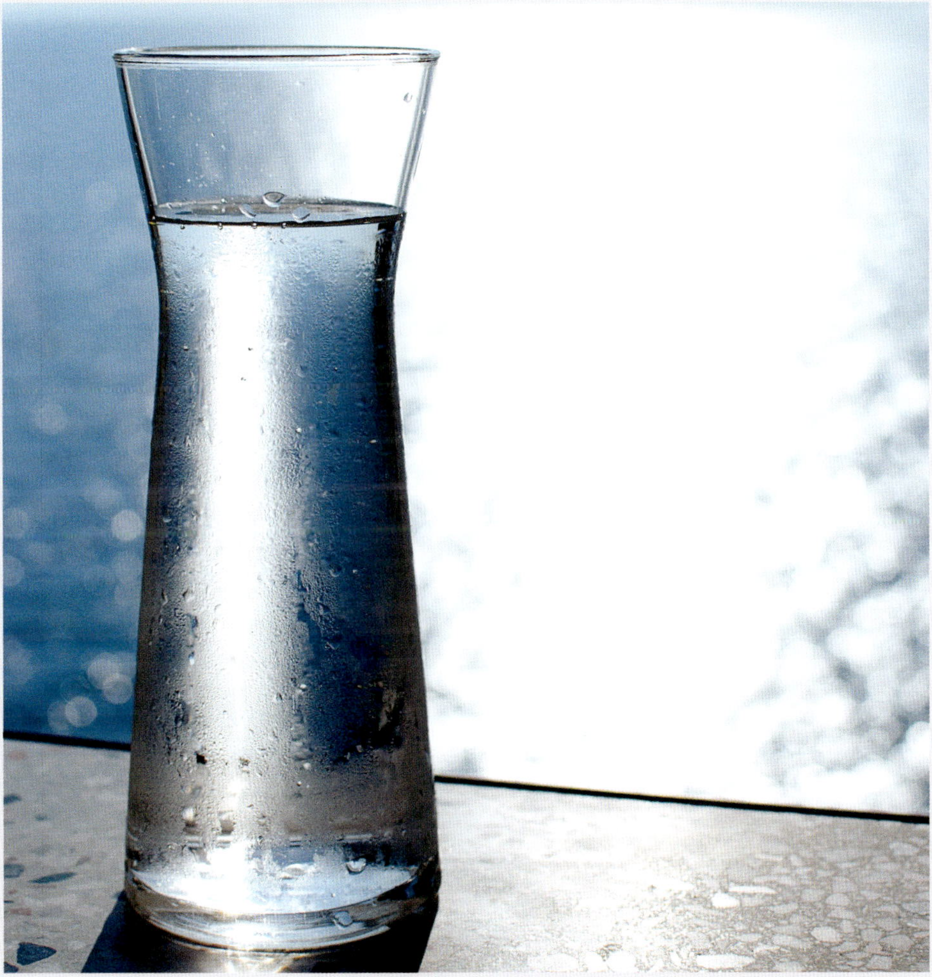

Durst ist ein Alarmsignal des Körpers. Doch wir essen oft, statt zu trinken, da unser Körper den Unterschied zwischen Hunger und Durst nur schlecht erkennt. Deshalb: Trinken Sie morgens direkt nach dem Aufstehen zwei Gläser Wasser. Und trinken Sie zwischen den Mahlzeiten reichlich, aber nicht während des Essens, da es Ihr gutes Kauen und die Verdauung stört.

Tipps und Tricks für ausreichendes und regelmäßiges Wassertrinken

Wasser ist wie ein »Energietrank«, der Ihnen Kraft verleiht. Unser Blut braucht genügend Wasser. In unserem Körper soll es nicht vertrocknet wie in der Sahara aussehen, sondern eher wie in einer wasserreichen Gegend in Norwegen. Die Zellen benötigen Wasser, nicht Saft. Wenn wir z. B. 250 ml Tee trinken, so braucht unser Körper viel Kraft, um daraus 50 ml Wasser zu gewinnen. Deshalb: Trinken Sie mehr Wasser als Tee. Einige Anregungen:

1. Trinken Sie möglichst Wasser ohne Kohlensäure. Besonders Leitungswasser ist sehr gut geeignet, um Ihren Körper zu versorgen. Haben Sie keine Sorge – Leitungswasser wird in Deutschland streng kontrolliert. Falls Sie unsicher wegen etwaiger Medikamentenrückstände im Wasser sind, denken Sie über eine gute Wasserfilteranlage nach.

2. Finden Sie heraus, ob Sie besser aus der Flasche oder aus dem Glas trinken können.

3. Füllen Sie sich gleich morgens Ihre persönliche Tagesration Wasser in Flaschen oder Karaffen ab. Stellen Sie sich die Karaffen gut sichtbar hin und nehmen Sie sich vor, diese bis zum Abend getrunken zu haben.

4. Stellen Sie sich an Ihrem Arbeitsplatz eine geöffnete Flasche Wasser oder ein gefülltes Glas in Ihre Nähe oder an eine zentrale Stelle, an der Sie oft vorbeikommen. Machen Sie es sich zur Gewohnheit, immer wieder mehrere Schlucke davon zu nehmen.

5. Wenn Ihre Kollegen und Kolleginnen in der Pause Kaffee oder Tee trinken, können Sie sich eine Tasse heißes Wasser genehmigen. So pflegen Sie die Gemeinschaft und sorgen dennoch gut für sich und Ihren Körper. Lassen Sie sich nicht von irritierten Kommentaren oder kleinen Sticheleien beirren: Sie wissen, wofür Ihre neue Gewohnheit da ist und was Sie Ihnen bringt. Stehen Sie dazu und genießen Sie Ihr neues Wohlgefühl. Vielleicht können Sie dem einen oder anderen sogar mit einem guten Wasser-Tipp weiterhelfen.

6. Wer möchte, kann sein Wasser zu einer Art »Blütenwasser« anreichern und naturbelassene Blüten oder Kräuter wie Melisse, Minze, Thymian, Gänseblümchen, Rosenblätter, Lavendel oder Schafgarbe und natürlich Zitrone hinzufügen.

Früher stürzte ich ein Glas Wasser einfach hinunter, weil ich auf mein tägliches »Pensum« kommen wollte. Heute nehme ich mir Zeit und versuche, bewusster zu trinken. Denn Wasser ist Leben. Schauen wir uns nun an, wie wir gewöhnliches Wasser als etwas Wertvolles erachten können.

Das Geschenk des Wassers und des Lebens

Die Bibel nimmt von Anfang bis zum Schluss auf Wasser Bezug. Sie beginnt mit den Worten: »Und die Erde war wüst und leer und Finsternis lag auf der Tiefe; und der Geist Gottes schwebte über dem *Wasser.*« (Genesis 1,2) Das erweckt den Eindruck, als wäre Wasser so grundlegend, dass es schon da war, bevor vieles andere geschaffen wurde, was unser Leben ausmacht. Und die Einladung auf den letzten Seiten der Bibel lautet: »Und wen dürstet, der komme; wer da will, der nehme das *Wasser* des Lebens umsonst.« (Offenbarung 22,17)

Gerne wollen wir etwas Kostbares und Unentbehrliches annehmen. Noch dazu, wenn es uns geschenkt wird. So wie uns niemand für die Atemluft zur Kasse bittet, ist auch das Wasser ein Geschenk (die Wasserrechnung fällt für die Reinigung und den Transport an – nicht für das Wasser selbst).

> Das Wasser weist uns darauf hin, dass das Leben selbst ein Geschenk ist, das nicht aller möglichen Zusatzstoffe bedarf.

In meiner Kindheit haben wir nur in Notfällen ganz normales, unverfälschtes Wasser getrunken. Wir tranken viel Milch, Limonade und mit Sirup versüßtes Wasser. Das war damals ein Zeichen dafür, sich etwas »leisten« zu können. Doch die Zeiten haben sich verändert und wir haben das Wasser, so wie es aus der Leitung kommt, schätzen gelernt. Übrigens sparen wir so eine Menge Geld, das wir nicht im Getränkemarkt lassen. Das investieren wir nun lieber, um hochwertige Bio-Lebensmittel zu kaufen.

Die Kostbarkeit des Wassers können wir nur mit dem Herzen sehen. Dann erkennen wir, dass es sich um viel mehr als nur um einen Rohstoff handelt, der uns die körperliche Funktionsfähigkeit erhält. Wasser ist kein Mittel zum Zweck, sondern trägt einen Wert in sich selbst.

Auf Entdeckungsreise, um das Wasser ganz neu zu genießen

Wasser ist unerlässlich, wenn wir das Leben genießen wollen. Nicht zufällig haben manche Begriffe, die wir mit dem Genießen verbinden, ihren Ursprung in Erfahrungen mit Wasser: ausschöpfen, erfrischen, erquicken, beleben, prickeln, sprudeln, überfließen ...

Ich bin bekennender Genießer. Würde ich nicht genießen können, wäre ich bald ungenießbar. Um anderen viel geben zu können, muss ich zuvor reichlich genommen haben. Das ist mit so Alltäglichem wie dem Wasser möglich. Wir brauchen lediglich etwas aufmerksamer für diesen Schatz zu werden.

Genussmomente im Bad. Durch Wasser kann ich die erste Erfrischung eines neuen Tages erleben. Über das Wasser kommt es zu einem Brückenschlag zwischen außen und innen, zwischen Leib und Seele. Am Waschbecken will das Kind in mir ein wenig spielen. So achte ich auf die Luftbläschen in meinen Händen, das Plätschern, auf zarte Berührungen und Temperaturunterschiede.

Beim Duschen nehme ich wahr, wie das Wasser meine Haut massiert und wo es sich besonders gut anfühlt. Das erinnert mich zuweilen daran, unter den Segensströmen Gottes zu stehen. Ich beobachte die Wasserspiele: die kleinen Bäche, die an mir herunterrinnen und die Mini-Wasserfälle. Dann wende ich meine Aufmerksamkeit den Wassertropfen zu, die an mir abperlen. Das Wasser macht es den Nervenzellen der Haut besonders leicht, ein angenehmes Gefühl auszulösen. Es braucht nur eine Prise Aufmerksamkeit, um es mit Leib und Seele zu genießen.

An einer Wasserfläche innehalten. Die Weite eines Sees oder des Meeres berührt mich. Es ist für mich immer ein ganz besonderer Genussmoment, wenn das Wasser sich mit dem Sonnenlicht zu einem Naturschauspiel zusammentut. Große Wasserflächen strahlen Ruhe und Frieden aus. Und das Dahinfließen eines Baches oder Flusses sagt mir, dass alles in Bewegung ist und nur scheinbar entschwindet.

Die Bewegung und die Klänge des Wassers haben etwas Kraftvolles. Dabei liegt diese Stärke nicht in dem Wasser selbst. Es folgt nur der Anziehungskraft der Schöpfung.

Das genügt offenbar – dem zu folgen, der uns zu sich zieht (Jeremia 31,3: »Ich habe dich je und je geliebt, darum habe ich dich zu mir gezogen aus lauter Güte«). Meere, Seen, Flüsse oder Bäche erinnern mich an den großen Wasserkreislauf, der sich über die ganze Erde sowie den Himmel erstreckt – und dass es einen weitaus kleineren in mir selbst gibt. Wenn ich daran denke, wie beide miteinander in Verbindung stehen, spüre ich ein wenig, wie eingebunden und aufgehoben in Gottes guter Schöpfung ich doch bin.

Willkommen heißen, was vom Himmel fällt. »Manche Menschen können den Regen spüren, andere werden nur nass« (Bob Marley) – zur letzten Kategorie habe ich auch lange gehört. Mittlerweile jedoch habe ich mich mit dem Wasser, das vom Himmel fällt, angefreundet. Ich freue mich zusammen mit der Natur, die den erfrischenden, Leben spendenden Regen begrüßt. Einen Regenschirm spanne ich nur bei starkem Regen auf. Sonst will ich etwas davon auf meiner Haut spüren.

Ein besonderer Genuss ist für mich der Schnee. Wenn es bei uns schneit, lassen wir alles stehen und liegen, um das Schauspiel zu beobachten: die vom Schnee bewirkte Stille, der Flockenwirbel, der helle Glanz. Wenn wir uns dann noch vor Augen führen, dass jeder Schneekristall einzigartig ist, können wir nur staunen über Gottes unermessliche Kreativität.

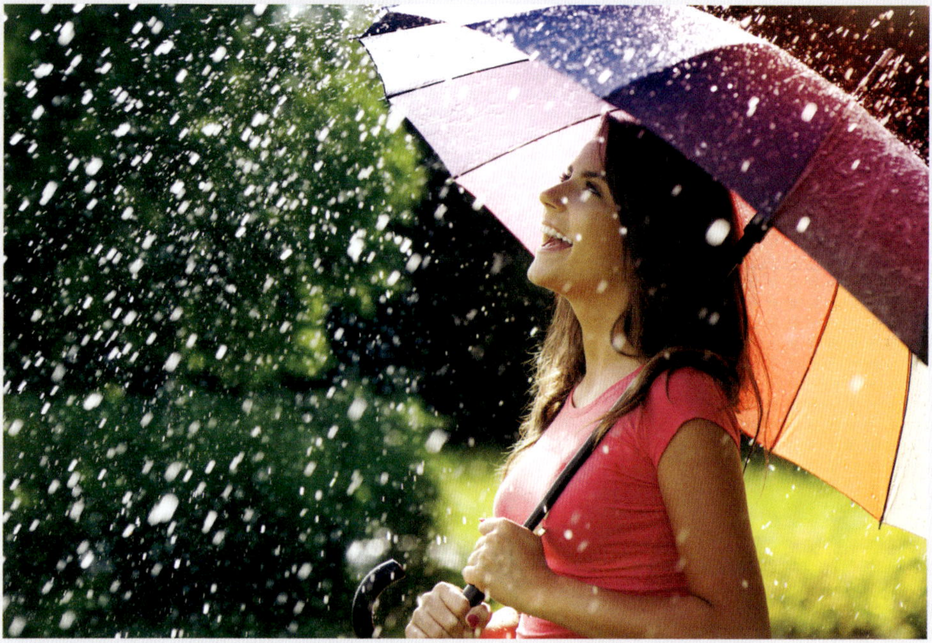

Ganz eintauchen. Es ist ein Genussfestival, größtenteils von Wasser umschlossen zu sein und davon sanft berührt zu werden. Vielleicht weist es uns unbewusst auf unser erstes Bad im Mutterleib hin, in dem wir uns in der Regel sehr sicher gefühlt haben. Unser Leib fühlt sich im Wasser leichter an und wir werden getragen. Das könnte für unsere Seele eine Anregung sein, etwas leichter zu nehmen.

Wasser mit allen Sinnen genießen. Wasser können wir sehen, hören und intensiv spüren – also mit allen Sinnen wahrnehmen und genießen. Klares Wasser schmeckt und riecht erfrischend und belebend. Leider haben unsere Ernährungsweise und die in vielen Lebensmitteln enthaltenen Geschmacksverstärker unseren Geschmack so geschwächt, dass wir oft nur noch auf übertrieben starke Reize reagieren und das Wasser nicht mehr schmecken können. Das Wort »geschmacklos« kommt mir dazu in den Sinn.

Es ist für mich ein wichtiges Ritual, sofort nach dem Aufstehen erst einmal ein großes Glas Wasser zu trinken. Das ist wie eine Art »Auftanken« für alle weiteren Schritte des Tages und ich fühle mich an den Gesundbrunnen schlechthin angeschlossen. Über das aufmerksame Wassertrinken erleben Leib und Seele etwas gemeinsam. Manchmal rufe ich mir dabei ins Gedächtnis, dass das Wasser meinen Körper reinigt und entgiftet. Das wünsche ich mir dann auch gleich für meine Seele. Dabei werde ich etwas ruhiger und trinke langsam.

Ich lade Sie ein, es gleich selbst einmal zu versuchen und jetzt langsam und genussvoll ein paar Schlucke Wasser zu trinken. Durch die Aufmerksamkeit, die Sie dem Wasser schenken, wird es zu etwas Erfrischendem. Wenn wir uns begegnen können, würden wir mit köstlichem Wasser auf die Fülle des Lebens anstoßen.

2. ERNÄHRUNG – WAS UNS NÄHRT

Beim Fasten und auch sonst ist unsere Beziehung zur Ernährung bedeutungsvoll. Aus unserer Einstellung zu dem, was für uns Nahrung bedeutet, ergibt sich unsere Essgewohnheit.

Den Reichtum würdigen

Ob wir ausreichend genährt werden, ist eine dringende Frage, die sich schon zu Beginn unseres Lebens ständig stellte. Es braucht nur ein wenig Achtsamkeit, um sich dessen sicher zu werden. Beachten wir die acht Punkte des WERTVOLL-Prinzips, könnte man meinen, dass beim Fasten die Ernährung herausfällt und durch anderes ausgeglichen werden müsste.

Das sehe ich anders. Einerseits genieße ich umso mehr, was ich an Flüssigem zu mir nehme. Und dann führe ich mir vor Augen, wie mein Körper seine Energie aus seinen Vorratskammern zieht, in denen beim Fasten endlich einmal aufgeräumt wird. Ich ernähre mich also auch während des Fastens und bin gut genährt – nur dass ich jetzt von dem lebe, was ich vor längerer Zeit gegessen habe.

Das Grundgefühl. Es gibt in unserem Haus eine Treppe, die ich oft hinauf- und hinuntergehe. Dabei bete ich meist den ersten Vers von Psalm 23. An der Aussage »Mir wird nichts mangeln« habe ich erst einmal zu kauen und spreche ihn ganz bewusst auch für Bereiche meines Lebens, in denen ich mir dessen nicht so ganz sicher bin. Wenn ich aber auf der Treppe oben oder unten ankomme, ist die Gewissheit gewachsen, dass ich alles habe, was ich zum Leben brauche. Muss ich die Treppe noch einmal gehen, weil ich etwas vergessen habe, hat das seinen Vorteil: Ich kann mich noch einmal des Reichtums in meinem Leben vergewissern.

Diese Einsicht wird durch das Fasten körperlich spürbar untermauert. Das Leben erscheint uns einmal mehr reich genug, um es genießen zu können. Dazu braucht es Ehrfurcht vor dem, was uns ernährt. Neulich las ich einen Satz, der mich ins Nachdenken brachte und mir zeigte, dass unsere Vorfahren oft noch mehr Ehrfurcht vor dem hatten, was der Schöpfer uns an Nahrung schenkt, als wir heute:

»Alte Bauern sagten früher: *Wenn ich vor der Ernte über ein gereiftes Getreidefeld gehe, nehme ich meinen Hut ab.*« (F. Ostendorff in: Knispel/Schäfer: Berliner Gespräche, Verlag der Francke-Buchhandlung 2017, S. 31)

Heute hingegen sprechen wir oft respektlos von »Lebensmittelproduktion«, als läge alles in unserer Hand.

Wenn ich auf unverbautem, freien Land stehe, ziehe ich gerne mal meine Schuhe aus, um die Erde unter meinen Füßen zu spüren. Dabei denke ich daran, was sie für mich tut: Sie gibt mir z. B. Halt und Heimat, sie verbindet mich mit allen Menschen und sie nährt mich auf die Verheißung Gottes hin, dass Saat und Ernte nicht aufhören werden. Wenn ich das bedenke, fühle ich mich mehr getragen und gestärkt.

Der Beter des 19. Psalms jubelt: »Die Himmel erzählen die Ehre Gottes und die Feste verkündigt seiner Hände Werk« (Vers 2). **Von der eigenen Machbarkeit berauscht, hören wir diese Verkündigung meist nicht.** Sie zeugt von Gottes Kreativität.

Forscher gehen heute von etwa 10 Millionen Arten von Lebewesen aus, von denen bisher aber nur ungefähr 1,5 Millionen Arten bekannt und beschrieben worden sind. Davon ist natürlich nur ein kleiner Teil für unsere Ernährung bestimmt – aber immer noch wesentlich mehr, als wir überschauen könnten. Wir haben für unser Essen Auswahlmöglichkeiten, die noch vor 100 Jahren nicht einmal den reichsten Menschen zur Verfügung standen.

König David wünschte sich einst für sich selbst und alle anderen: »Schmecket und sehet wie freundlich der Herr ist.« (Psalm 34,9) Das ist eine Ermutigung, nicht einfach nur gedankenlos irgendetwas zu essen, sondern unsere Nahrung zu genießen und zu würdigen!

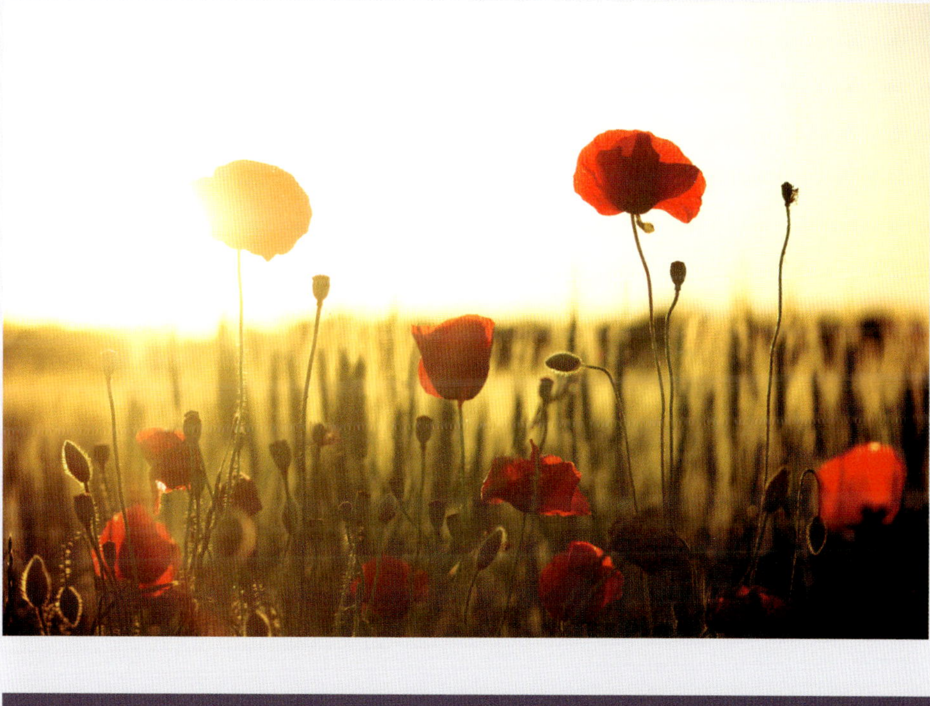

Fasten ist nicht etwa eine Geringschätzung des Essens, sondern eine Einladung zu einer bewussteren und schon allein dadurch wertvolleren Ernährung.

Die Grundüberzeugung, überreich beschenkt zu sein, ist ein gutes Fundament für das Fasten. Wir können endlich einmal unsere inneren Speisekammern spüren, auf die wir in Zeiten des Nahrungsverzichts automatisch zurückgreifen.

Das Vollwertige und Passende finden

Aus dem Bewusstsein, dass uns mit der Ernährung etwas Wertvolles geschenkt ist, ergibt sich die Frage, was für uns das Gute, Geeignete, Vorgesehene ist.

Wir bewegen hier das Wort WERTVOLL, deren Buchstaben ja jeweils für die Kraftquellen von Leib und Seele stehen. Wenn wir die Reihenfolge der beiden Silben ändern, entsteht das Wort VOLLWERT.

Wir sollten keine Abwertung zulassen – weder für unsere Ernährung noch für unser gesamtes Leben. Genau das aber passiert, wenn unsere Lebensmittel industriell denaturiert, d. h. vieler oder aller wichtigen Nährstoffe beraubt werden. Durch industrielle Bearbeitungen entfernen sich viele unserer Nahrungsmittel immer mehr von ihrer natürlichen Form – und damit von den genialen Ideen unseres Schöpfers, der bei der Erschaffung unserer Nahrung wusste, was uns guttut.

So wie wir unsere spezielle Art und Weise des Fastens entdecken sollten, ist Ernährung auch sehr individuell. Ein altes Sprichwort sagt: »Was dem Schmied bekommt, zerreißt den Schneider.« Nicht jedes Nahrungsmittel bekommt jedem. Achten Sie gut darauf, was zu Ihnen passt – zu Ihrem Lebensstil, Ihrer Arbeits- und ihrer Familiensituation und Ihrem Alter. Mit zunehmendem Alter brauchen Sie im Grunde immer weniger zu essen. Qualität und Hochwertigkeit können dagegen durchaus noch zunehmen.

Vielleicht regen Sie unsere Impulse und Ratschläge an. Lassen Sie sich nicht entmutigen, sondern bedenken Sie, dass wir in vielen kleinen Schritten und über viele Jahre zu unseren Essens- und Lebensgewohnheiten gekommen sind. Streben Sie für sich nur in einem Maß Veränderungen an, das Sie nicht überfordert oder Ihre Lebensfreude einschränkt.

Ruths Ernährung: Für mich ist es in der Regel am Morgen ausreichend, Obst zu essen, das so vielfältig zur Verfügung steht. Das Mittagessen ist meine Hauptmahlzeit. Neben einem großen Salat mit Keimen, Sprossen und Nüssen (der mich oft schon richtig satt macht) esse ich täglich die ganze Gemüsepalette saisonal, bunt und abwechslungsreich. Kartoffeln, Hirse, Buchweizen oder anderes ergänzen das Menü. Zum Nachtisch genehmige ich mir ab und zu leckere selbst gemachte zuckerfreie Schokolade. Oft kann ich auf das Abendessen verzichten oder esse etwas Leichtes am frühen Abend. Das passt zu mir und tut mir gut.

Dietmars Ernährung: Ich als Mann mit einer Länge von 1,90 m brauche schon deutlich mehr. Zum Frühstück esse ich frisch gepressten Hafer, den ich am Abend vorher zusammen mit einer Feige oder Datteln in Wasser lege. Dazu kommen Walnüsse, eine Banane, ein Apfel und was sonst gerade an Obst leicht zu haben ist. All diese Kostbarkeiten werden kräftig verrührt. Darüber streue ich manchmal braune Hirse, Leinsamen, Kokosraspeln, Sonnenblumenkerne oder Ähnliches. Da ich die Zutaten nach Lust und Laune variiere, schmeckt es jedes Mal anders und wird nie langweilig. Ich kann mir kein kreativeres Frühstück vorstellen. Gerne stelle ich mir dabei Menschen vor Augen, die dazu beigetragen haben, dass mein Teller gefüllt ist.

Mittags esse ich mit meiner Frau gemeinsam das, von dem sie schon berichtet hat. Möglichst am Spätnachmittag gegen 17 Uhr esse ich das letzte Mal etwas. Vollkornbrot oder Brötchen mit leckeren vegetarischen Aufstrichen schmecken mir um diese Tageszeit am besten.

Bei alledem gibt es schon immer wieder eine ganze Reihe Ausnahmen, die ich dann als solche umso mehr genießen kann.

Wenn ich esse, will ich meine ganze Aufmerksamkeit darauf richten und vermeide zerstreuende Ablenkungen.

Zugleich gilt aber, dass die Lebensmittel nicht unsere Lebensmitte sind. Das heißt, es sollte nicht allzu viel Zeit und Energie kosten, unser Essen zuzubereiten. Wenn sich vieles nur noch um die »richtige« Ernährung dreht, hat das mit jener Ausgewogenheit, auf die sich Gesundheit und Wohlbefinden gründen, wenig zu tun.

In Ruhe genießen

Dass der Taktschlag unseres Lebens in den letzten Jahrzehnten immer schneller geworden ist, verkraften wir irgendwie. Doch für die grundlegenden Prozesse unseres Lebens sollten wir das nicht hinnehmen. Sie haben ihren Rhythmus und ihr ganz eigenes Tempo. Wir atmen, schlafen oder verdauen nicht schneller. Deshalb kann es auch nicht gut sein, schneller zu essen, als es Menschen stets getan haben. Lediglich »im Vorbeigehen« können wir die wertvollen und köstlichen Nahrungsmittel nicht genießen. Zu schnelles Essen und ungenügendes Kauen schadet unserer Gesundheit.

Wir weisen uns bei unseren gemeinsamen Mahlzeiten gerne darauf hin, uns mehr Zeit für jeden einzelnen Bissen zu lassen. Denn die Gewohnheit des zu schnellen Essens sitzt tief. Die meisten von uns müssen das gründliche und achtsame Kauen erst wieder lernen. Das bietet sich besonders in der Zeit nach dem Fasten an.

3. RUHE – UNSERE KRAFTQUELLE

Ein Spaziergänger ging durch einen Wald und begegnete einem Waldarbeiter, der hastig und mühselig damit beschäftigt war, einen bereits gefällten Baumstamm in kleinere Teile zu zersägen. Der Spaziergänger trat näher heran, um zu sehen, warum der Holzfäller sich so abmühte, und sagte dann: »Entschuldigen Sie, aber mir ist da etwas aufgefallen: Ihre Säge ist ja total stumpf! Wollen Sie diese nicht einmal schärfen?« Darauf stöhnt der Waldarbeiter: »Dafür habe ich keine Zeit – ich muss sägen!« (Quelle unbekannt)

Die dritte überlebenswichtige Heilkraft für unseren Körper ist das Ruhen. Wie wir gut zur Ruhe finden, beschäftigt alle von uns. Gerade weil die Ruhe in unserer Zeit von vielen Seiten angefochten ist, brauchen wir einen Einschnitt, der uns signalisiert, dass wir mit weniger Ballast besser und leichter unterwegs sind. Wer ein gestresstes Leben führt, wird durch das Fasten sanft ausgebremst.

Wenn Ruth und ich eine Fastenzeit planen, sind wir darauf bedacht, eine Woche zu wählen, in der nicht ein Termin den anderen jagt. Solch eine Zeit der Besinnung lässt sich nicht gut zwischen hundert andere Verpflichtungen stopfen.

Das Fasten bringt uns drei Säulen unseres Ruhens näher: Es sollte ganzheitlich sein, frei von versteckten Leistungsanforderungen und sich darauf gründen, dass wir reich beschenkt sind.

Ruhen – aber bitte ganzheitlich

Fasten mit Leib und Seele kann uns darauf hinweisen, wie Leib und Seele zueinander finden wollen – im intensiven Erleben und ebenso im Ruhen. Wenn wir zu unserer unverzichtbaren Ruhe kommen, wollen wir möglichst als ganzer Mensch beteiligt sein. Wir legen uns zur Nachtruhe oder einem Nickerchen hin. Die Glieder kommen zur Ruhe, die Augen werden geschlossen. Geht noch mehr?

Gut dran sind wir, wenn wir uns nicht gerade den Bauch mit Essen vollgeschlagen haben. Dann kommt nämlich auch der Verdauungsapparat, der ja einen großen Teil unserer Körperenergie schluckt, zur Ruhe.

Natürlich ist dann auch unsere Seele eingeladen, zur Ruhe zu kommen. Meine ist dazu immer wieder nicht bereit, weil sie unbedingt an irgendeiner Fragestellung dranbleiben will. Ich stelle mir dann gerne vor, wie mein Leib die Seele anspricht und auffordert, sich in das Ruhen mit hineinnehmen zu lassen.

In der Ruhe ankommen

Wir hasten mitunter durch unser Leben, als ob wir noch ein Reserveleben in der Tasche hätten, wenn wir einen Crash verursachen. Es ist eine Untertreibung zu sagen, dass sich unser Lebensstil beschleunigt. Man muss eigentlich von einer Beschleunigung der Beschleunigung sprechen. Dabei vergessen wir:

> Der Rhythmus, für den wir geschaffen sind, ist langsamer als der Taktschlag unserer Zeit.

Als Gott den Menschen schuf, wusste er, dass wir mit der Ausgewogenheit zwischen Tätigsein und Ruhe Schwierigkeiten haben werden – erst recht, weil wir uns als Menschheit von ihm abgewandt haben. Deswegen hat Gott mit Beginn unsrer Welt eine feste »Ruheordnung« erschaffen. Neben dem Rhythmus von Tag und Nacht wurde der siebente Tag geheiligt – also für das Ruhen ausgewählt und von den anderen Tagen abgesondert. Der erste Tag, den der Mensch erlebte, war ein Ruhetag. Es ist kein Ausruhtag, weil noch nichts geschafft wurde. Das ist geschenkte Zeit, um einfach da zu sein, zumal die wichtigen Dinge dieser Welt ohnehin nicht in unserer Hand liegen. Das Wesen dieses Tages liegt nicht im Kräftesammeln, um für neue Herausforderungen fit zu sein. Es geht darum, sich mit dem Erreichten zufriedenzugeben. Danach sehnen wir uns – und kommen doch so selten und mühsam dahin.

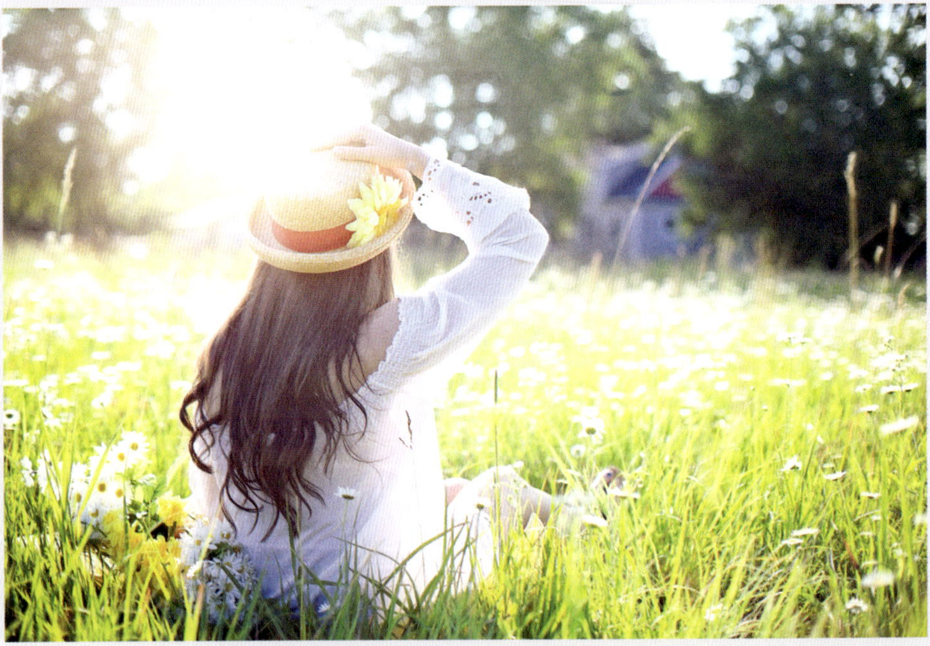

Halten Sie Ausschau nach Momenten, in denen Sie sich und Ihr Umfeld nicht optimieren müssen, sondern in denen es so bleiben darf, wie es ist. Können Sie z. B. den Abend als »Sabbat« genießen oder gibt es eine andere Zeit des Tages, in der Sie zur Ruhe kommen – eine Zeit, die ganz zweckfrei ist? In der nichts erledigt werden muss, damit es gut sein darf? Und wie ist es mit Ihren Freizeitaktivitäten – gibt es da »heimliche Antreiber« und Leistungsanforderungen, weil auch Ihre Freizeit immer besser organisiert werden muss?

Ich habe einmal folgende Beschreibung für die große Bedeutung der Pausen in unserem Alltag gehört:

Pausen sind in der Zeit, was Bänke im Raum sind. Sie sind eine Art Grünstreifen zwischen den Rennstrecken des Alltags. Pausen laden zum Innehalten und Abstandgewinnen ein.

Fasten ist solch eine Unterbrechung aller Funktionalität.

Den Reichtum in unserem Leben entdecken

»Stress« ist eine Anspannung, die positiv oder negativ empfunden werden kann. Doch wenn sich dabei das Gefühl einschleicht, Umständen oder Personen ausgeliefert zu sein, wird Stress ganz sicher zu etwas Negativem. Dann fühlen wir uns in belastender Weise gestresst. Entlastet und sicher fühlen wir uns dagegen, wenn wir mit unseren Ressourcen aus dem Vollen schöpfen können.

Die Werbung lockt mich mit einer Chance auf ein Traumleben. Doch ich bin mir sicher, dass mir die angepriesenen 10 Millionen Euro im Jackpot zu einem solchen Leben keinen wesentlichen Beitrag leisten können. Reichtum kommt nicht von außen, sondern von innen. Oder anders ausgedrückt: Wenn wir Reichtum erst anhäufen müssen und nicht in unserem Leben und um uns herum wahrnehmen können, sind wir arm dran.

»Reich ist man nicht durch das, was man besitzt, sondern mehr noch durch das, was man mit Würde zu entbehren weiß.« (Epikur von Samos, Philosoph, 341–271 v. Chr.)

Es ist fast vierzig Jahre her, dass mich zu einem Weihnachtsfest dieses Zitat getroffen hat. Dass mir diese Worte heute noch gegenwärtig sind, zeigt, wie sehr sie mich berührt haben. Damals habe ich deren Bedeutung nur erahnt. Danach leben konnte ich noch lange nicht. Zu vieles musste ich als junger Mensch noch erreichen und in meinen Besitz und Erfahrungsschatz bringen.

Heute weiß ich: Was bringt es, reich zu sein, wenn ich mich nicht so fühle? Reichtum könnte mir allenfalls ein Gefühl der Überlegenheit verschaffen. Aber das passt so gar nicht zu dem, was meinem Herzen am Wichtigsten ist: sich in sicheren Beziehungen aufgehoben zu fühlen, sich geliebt zu wissen und andere mit Liebe zu beschenken.

Fasten lädt uns ein, den Reichtum in uns und in unserem Leben zu entdecken.

Folgende Geschichte wird im Judentum vom chassidischen Meister Rabbi Sussja von Annipole überliefert, die uns anregt, den großen Reichtum zu entdecken, der in jedem von uns angelegt ist:

> »Rabbi Sussja sprach: In der kommenden Welt wird man mich nicht fragen: Sussja, warum bist du nicht Mose gewesen? Man wird mich auch nicht fragen: Warum bist du nicht David gewesen? In der kommenden Welt wird man mich fragen: Sussja, warum bist du nicht Sussja gewesen?«

Wie kann es passieren, nicht man selbst gewesen zu sein – und der Mensch, für den man bestimmt ist oder war? Vielleicht dann, wenn man überwiegend damit beschäftigt war, fremdgesteuert Außenreizen zu folgen, und nur selten zu sich gekommen ist. Doch es ist für uns von grundlegender Bedeutung, sich auf den Reichtum unseres eigenen Lebens zu besinnen.

4. TÄGLICHE BEWEGUNG – SICH LEBENDIG FÜHLEN

Unsere ganze Welt ist in Bewegung. Doch wie steht es um uns? Wenn wir die Zeit im Laufe eines Tages zusammenzählen, in der wir sitzen, liegen oder auf einer Stelle stehen – wie viel bleibt dann noch übrig? Vielleicht ein oder zwei Stunden?

Dafür sind wir nicht geschaffen.

Das pulsierende Leben zu spüren, ist in der Bewegungslosigkeit nicht möglich. Dabei geht es nicht um ein körperliches »Gewaltprogramm« einmal die Woche, sondern um moderate tägliche Bewegung, die ein Allheilmittel ist.

> Die drei großen Säulen der Gesundheitsprävention sind gesunde Ernährung, die Fähigkeit, zur Ruhe zu kommen, und die Bewegung.

Früher dachten wir, die Ernährung sei die wichtigste Komponente. Ohne die Bedeutung einer Umstellung auf eine vollwertige Ernährung schmälern zu wollen, sind jedoch der Stressreduzierung und Bewegung ein höherer Stellenwert beizumessen. Allein eine noch so gesunde Ernährung nützt wenig. Letztlich kommt es auf das Zusammenspiel dieser drei wichtigsten Aspekte für unsere Gesundheit an.

Tägliche Bewegung hilft gegen Stress und Depressionen, stärkt das Herz, senkt den Blutdruck, unterstützt die Gewichtsregulierung und tut uns an Leib und Seele gut.

Beweglichkeit schätzen

Historische Filme zeigen uns: Bedeutungsvolle Menschen bewegten sich nicht, sie »wurden bewegt«. Die Herrschenden glitten per Sänfte über den Trägern oder Tragetieren dahin, während das gemeine Fußvolk eine Etage tiefer dahintraben musste. Wer andere für sich arbeiten lässt, hat es geschafft. Erst seit dem 20. Jahrhundert sind nun ganze Völker, darunter auch wir, zu den »Getragenen« aufgerückt. Und zwar so vollständig, dass wir vermutlich noch weniger Bewegung haben als die Könige und Fürsten vergangener Zeiten. Diverse »technische Bewegungssklaven« nehmen uns fast alles an Muskelanspannung ab. Bequemlichkeit hat heutzutage einen hohen Stellenwert. Doch spätestens, wenn Ungelenkigkeit, Rückenbeschwerden und manch andere Folgen unserer Bewegungsarmut auftreten, geht uns ein Licht auf: Unsere Trägheit hat ihren Preis.

Auch im Garten Eden war es für den Menschen vorgesehen, sich mit Freude zu bewegen, seine Umwelt zu gestalten und zu pflegen. Das Kontrastprogramm dazu ist der Traum von einem Schlaraffenland, in dem man faul in der Sonne liegt, sich das Gebratene in den Mund fliegen lässt und die Darmperistaltik die einzige Bewegung darstellt. Gott hat uns die Beweglichkeit geschenkt, um sie zu nutzen. Es wäre ein Jammer, wenn wir sie erst dann schätzen lernten, wenn sie mit zunehmendem Alter oder schon vorher immer mehr nachlässt.

Übrigens hat sich Gottes Volk in der Bibel permanent mittels der eigenen Beine bewegt. Die zentralen Personen waren wandernde Prediger, die zu unserer heutigen Sitzhaftigkeit ein deutliches Wort zu sagen hätten. Wahrscheinlich würden sie vielen allzu modernen Menschen verordnen, sich zur Abwechslung einmal wieder aus eigener Kraft fortzubewegen.

Dietmars Erfahrungen mit Bewegung: Wenn ich heute darüber nachdenke, was für ein Bewegungsmuffel ich als junger Mensch war, schaudert es mich. Ich empfinde es als großes Glück, dass ich in späteren Jahren Freude an der Bewegung gefunden habe. So habe ich immer wieder ausprobiert, was mir Spaß macht. Mit etwa 40 Jahren habe ich das alpine Skifahren gelernt. Eine Woche im Jahr koste ich das so richtig aus und fahre bis zu 100 Pistenkilometern täglich. Mit 45 Jahren habe ich mit Inlineskaten begonnen. Die schwingenden Bewegungen geben mir ein Gefühl von Leichtigkeit. Mit 51 Jahren dann habe ich mich das erste Mal auf ein Surfbrett gestellt, mit dem ich heute in unseren Sommerurlauben moderat unterwegs bin.

Wenn es sich anbietet, gehe ich auch schwimmen. Dabei muss ich keine bestimmten Distanzen schaffen. Vielmehr genieße ich es, so sanft vom Wasser umhüllt zu sein. Im Alltag fahre ich viel Fahrrad und greife zusätzlich zu den Nordic-Walking-Stöcken. Und wie gut, dass wir an einem Hang wohnen und arbeiten. So muss ich ständig Höhenunterschiede überwinden. Herz, Kreislauf und Muskulatur freuen sich, in Schwung zu kommen – und ich mit ihnen. An die Grenze meiner Leistungsfähigkeit gehe ich bei alledem nicht, zumal ich mir nichts beweisen muss.

Ruths Erfahrungen mit Bewegung: Ich bin ein Bewegungstyp. Schon im März fragen mich die Leute, ob ich aus dem Urlaub im Süden komme. Nein, das ist nicht der Fall. Ich bin aber jeden Tag ein bis zwei Stunden draußen an der frischen Luft. Auch wenn es kälter ist, wie von Oktober bis März. In diesem halben Jahr sind viele von uns die meiste Zeit über in der warmen Stube. Doch es macht mir Freude, draußen zu sein. Ich brauche es für mein körperliches und seelisches Wohlbefinden. Beim

Gehen im Wald bekomme ich den Kopf frei und beim Radfahren strampele ich zu viele und störende Gedanken weg. Tägliche Bewegung ist mein Jungbrunnen und tief in meinem Alltag verankert. Und abends gehen mein Mann und ich in unserem Dorf entlang der Häuser und Gärten spazieren. Das alles hält mich fit und froh in Kopf und Körper. Oft denke ich daran, dass mein »Lebenskonto« an Lebenskraft nun, mit meinen 60 Jahren, deutlich begrenzt ist. Ich habe schon viel abgehoben, oft zu viel. Bewegung und Ruhe sind mir da ideale Auftankstellen. Nutzen auch Sie die Ruhe und Bewegung zu Ihrer Erfrischung, gerade auch in Fastenzeiten!

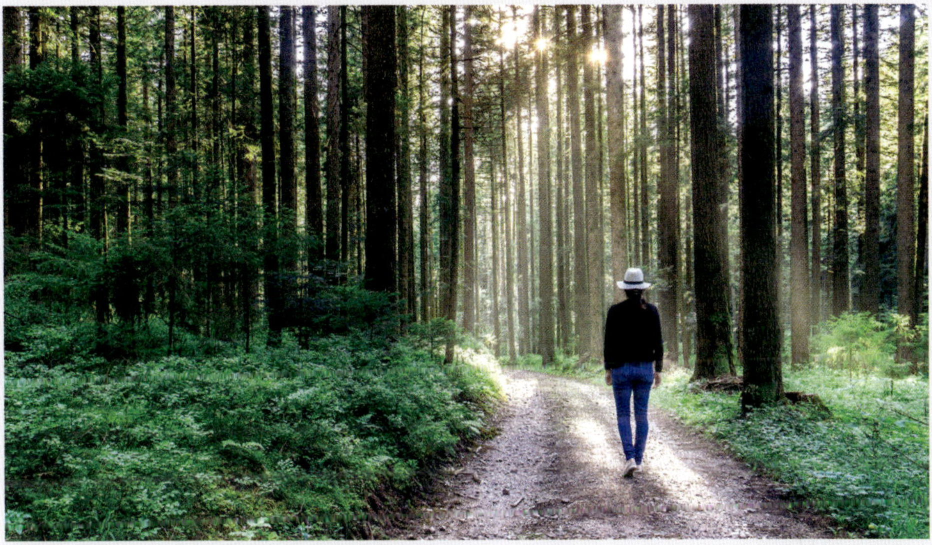

Bitte nicht still sitzen

Als kleine Kinder hatten wir einen natürlichen Bewegungsdrang. Mit wie viel Freude haben wir unsere Bewegungsspielräume erobert! Dann wurde uns womöglich der Zappelphilipp aus dem Buch »Der Struwwelpeter« als weniger erwünschtes und liebenswertes Kind vor Augen gestellt. Uns wurde – aus nachvollziehbaren Gründen – das Stillsitzen anerzogen. Es war uns wichtiger, nicht störend und damit negativ aufzufallen, als uns selbst etwas Gutes zu tun und uns zu bewegen.

Bedauerlich ist, dass wir das allzu oft mit ins Erwachsenenalter getragen haben und manchmal länger als eine Stunde in völliger Bewegungslosigkeit verharren (während sich, wie etwa auf Autofahrten, viel um uns herum bewegt). Wir möchten Ihnen gerne einige Impulse geben, wie Sie diese Gewohnheiten durchbrechen können:

Auf den Körper hören: Wenn Sie zu Hause oder an Ihrem Arbeitsplatz schon eine ganze Weile gesessen haben, versuchen Sie doch einmal ganz bewusst, Ihre Körperhaltung wahrzunehmen. Was drückt Ihre Körperhaltung aus? Wenn Sie daran etwas verändern wollen, bewegen Sie sich entsprechend (wahrscheinlich haben Sie sich gerade unwillkürlich etwas aufgerichtet).

Die Wirbelsäule als Bewegungsorgan: Die Wirbelsäule ermöglicht die allermeisten unserer Bewegungen. Doch sie will dabei selbst auch in Bewegung sein. Deshalb vermeiden Sie es, sich so zu halten, als hätten Sie »einen Stock verschluckt«. Wenn Sie entspannt sitzen, neigen Sie wahrscheinlich zu einem Rundrücken. Richten Sie sich nun zur Abwechslung auf, sodass ein Hohlrücken entsteht. Bewegen Sie sich ein paarmal zwischen beiden Positionen hin und her, als würden Sie mit Leichtigkeit hin und her wippen. Wie fühlt sich das an?

Auflockerndes Kreisen: Eine große Faszie (Bindegewebe) erstreckt sich über das Gesäß bis in die Beine hinunter. Bei vielen von uns ist sie verspannt. Nehmen Sie deshalb Drehbewegungen im Gesäß vor. Gerade dort, wo Verspannungen spürbar sein könnten, bewegen Sie die Muskulatur in einem noch einmal deutlich kleineren Kreis. Sie können auch mit Ihrem Becken eine Acht beschreiben. Die Acht gilt als Unendlichkeitssymbol. Dabei können Sie daran denken, dass das wirklich Bedeutungsvolle nicht Ihren Begrenzungen unterworfen ist. Oder Sie erinnern sich daran, dass Ihnen acht Heilkräfte zur Verfügung stehen. Vielleicht setzen Sie sich auch einmal für einige Zeit auf ein luftgefülltes Sitzkissen, mit dem Sie das Stillsitzen vermeiden. Beachten Sie dabei grundsätzlich: Wenn Sie das alles für Ihren Körper und zur Vermeidung von Beschwerden tun, ist es gut. Noch besser ist, wenn es keinen Zweck erfüllen muss, sondern es von spielerischer Leichtigkeit bestimmt ist.

Warum Fastenwandern?

Die Bedeutung der Bewegung beim Fasten. Unsere Fastenwochen waren stets mit Wandern verbunden. Denn durch das Wandern in herrlicher Umgebung wird das Fasten enorm unterstützt, der Kreislauf stabilisiert sich, Alltagsstress wird abgebaut, Muskeln trainiert, Gemeinschaft gefördert und vieles mehr.

> Fasten wird leichter, wenn man sich in der Natur bewegt, sei es nur für eine Stunde oder für eine längere Wanderung.

Unsere Erfahrung zeigt, dass manche Fastenteilnehmer sich am Morgen oft schlapp, müde, schwindelig fühlen und mit Nebenwirkungen zu kämpfen haben. Aber schon nach 10 Minuten Wanderung geht es ihnen besser. Ob es nur eine Stunde oder eine längere Wanderung ist: Bewegung an der frischen Luft gehört auf jeden Fall immer und grundsätzlich zum Fasten dazu.

Wir sind »Draußenmenschen«. Seit einiger Zeit gibt es nun auch bei uns den neuen Trend des »Waldbadens«. Die heilsame Kraft des Waldes wurde in den Achtzigerjahren in Japan als Bestandteil eines guten Lebensstils entdeckt und wiederbelebt. Wissenschaftler haben erstaunliche Auswirkungen eines kräftigen Spaziergangs im Wald auf die Gesundheit festgestellt. Besonders für uns stressgeplagte Menschen ist das Waldbaden eine entspannende Methode. Die von den Bäumen produzierten ätherischen Öle, die wir mit der Waldluft einatmen, stärken unser Immunsystem. Terpene (flüchtige organische Substanzen) können Immunzellen bzw. Killerzellen stimulieren und stärken und so gegen Krankheiten wie Krebs wirken. Unsere Lebenskraft wird gestärkt, Angst und Depression gemindert. Wenn wir fasten, sollten wir deshalb die heilsame Wirkung der »Wald-, Berg- oder Seeluftmedizin« nutzen! Kontraproduktiv dagegen wäre es, sich die meiste Zeit in geschlossenen Räumen aufzuhalten.

Ganzheitlich unterwegs. Wenn wir uns in der freien Natur bewegen, kommen Körper, Geist und Seele miteinander in Einklang. Unser Kopf wird frei, Dankbarkeit geweckt und viele Lebensprobleme können wir mit einem Mal aus einer anderen Perspektive betrachten. Der Benediktinerpater Anselm Grün hat es mit dem Wort »Wenn nichts mehr geht, dann geh« auf den Punkt gebracht: Bewegung in der Natur bringt auch unseren Geist und unsere Seele in Bewegung. Wenn Sie fasten, vergessen Sie die tägliche Bewegung an frischer Luft niemals. Es wird ihr Fasten unterstützen und leichter machen.

»Doktor Wald«

Wenn ich an Kopfweh leide und Neurosen,
wenn ich mich unverstanden fühle oder alt,
wenn mich die Musen nicht liebkosen,
dann konsultiere ich den Wald.

Er ist mein Augenarzt und mein Psychiater,
mein Orthopäde und mein Internist.
Er hilft mir sicher über jeden Kater,
ob er aus Kummer oder Kognak ist.

Er hält nicht viel von Pülverchen und Pillen,
doch umso mehr von Luft und Sonnenschein;
und kaum umfängt mich seine Stille,
rauscht er mir zu: »Nun atmen Sie mal feste ein.«

Ist seine Praxis auch oft überlaufen,
seine Rezepte machen rasch gesund;
und Kreislaufschwache, die heut noch heftig schnaufen,
sind morgen schon fast ohne klinischen Befund.

Er hilft mir immer wieder auf die Beine,
bringt meine Seele stets ins Gleichgewicht;
verhindert Fettansatz und Gallensteine,
nur: »Hausbesuche – macht er nicht!«

(Helmut Dagenbach: Doktor Wald. In: Festschrift 50 Jahre Forstliche Versuchs- und Forschungsanstalt Baden Württemberg, FVA, Freiburg im Breisgau 2008, S. 3)

Wie ich durch das Fastenwandern neue Energie fand – ein Erfahrungsbericht

Im März 2019 kam ich in den Genuss, an einer Fastenwanderwoche auf Rügen teilzunehmen. Nicht nur die wunderschöne Gegend und all die herrlichen Spaziergänge auf dieser Insel bleiben mir in Erinnerung. Vielmehr habe ich die guten Vorträge über Ernährung, Stoffwechsel, gutes Kauen, Darmgesundheit und die ausreichende Zufuhr von Wasser verinnerlicht und zu Hause auch umgesetzt.

Dies zeigte bei mir eine deutliche Besserung meiner Verdauung. Durch das gute Kauen habe ich meinem Magen und Darm schon einiges an Arbeit abgenommen. Ich habe kein Völlegefühl, keine Luft im Darm und keine Beschwerden mit dem Stuhlgang mehr. Ganz im Gegenteil, durch sorgfältiges Kauen, der anschließenden basischen Ernährung und genügend Trinken hat mich mein Darm gleich morgens früh um 5 Uhr geweckt! Das kannte ich vorher gar nicht. Mittlerweile ist es nun zum Glück nicht mehr ganz so früh ... Auch das Haferwasser, das ich am Morgen gleich als Erstes trinke, ist für mich und meine Magen- und Darmgesundheit ein Gewinn. Immer mal wieder trinke ich dieses Haferwasser für ein bis zwei Wochen wie bei einer Kur und tue mir somit etwas Gutes.

Ich mache jedem Mut, an einer Fastenwanderwoche teilzunehmen! Denn Fasten ist nicht Hungern, Verzicht und schlechte Laune. Nein, Fasten ist Gewinn: Es ist der stärkste Appell an unsere Selbstheilungskräfte! Der Körper schaltet von der äußeren Ernährung auf die innere Ernährung um. Dies durfte ich sehr positiv an meiner eigenen Gesundheit spüren und erleben. Sogar das Gewicht, welches allerdings nicht im Vordergrund stehen sollte, habe ich gehalten!

Ich wünsche Ihnen auch diese Erfahrung, durch Fasten Ihrem Körper und Ihrer Gesundheit wieder neue Lebensfreude und Energie zu schenken. Möge es ein wahrer Gewinn für Sie werden.

(A. Simon)

SEELISCHE HEILKRÄFTE – DIE SCHATZKAMMER IN UNS

Beim Fasten greifen wir selbstverständlich auf die offensichtlichen Nahrungsdepots unseres Körpers zurück. Weniger vor Augen haben wir dagegen, dass es auch für die Seele Vorratskammern gibt.

Wir haben in diesem Buch bereits über das Genießen nachgedacht und dabei auch einen Vers aus dem biblischen Buch Prediger zitiert: »So kam ich zu dem Schluss, dass es für den Menschen nichts Besseres gibt, als fröhlich zu sein und das Leben zu genießen.« (3,12)

Im vorangehenden Vers heißt es: »Er hat alles schön gemacht zu seiner Zeit, auch **hat er die Ewigkeit in ihr Herz gelegt**; nur dass der Mensch nicht ergründen kann das Werk, das Gott tut, weder Anfang noch Ende.« (3,11)

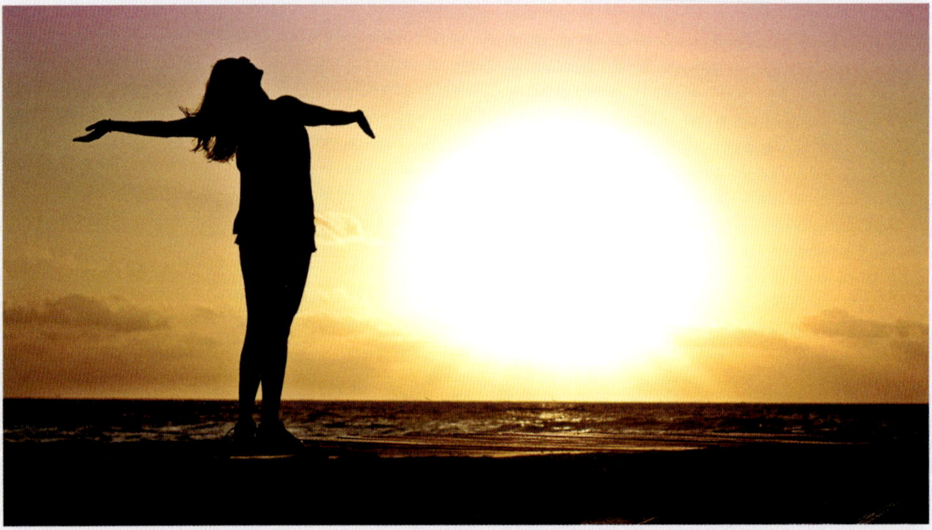

Lassen wir einmal den Gedanken an uns heran, dass sich in unserem Herzen nicht nur all die Sorgen finden, die sich um Verlust und Vergänglichkeit drehen, sondern auch Gottes Ewigkeit.

Als Gott den Menschen nach seinem Bilde schuf, hat er viel von sich selbst in uns als die Krönung seiner Schöpfung hineingelegt. Dieses Bild von Gott in uns ist zwar oft verzerrt oder entstellt – aber keineswegs verloren gegangen.

Welche guten Eigenschaften fallen Ihnen ein, die wir wohl nicht hätten, wenn Sie nicht von Gott in uns angelegt wären?
Denken Sie auch an das, was nur in winzigen Ansätzen auftaucht. Denn auch dies ist in unserem Wesen verankert und beeinflusst unser Leben.

Wir können diese Schätze nicht vollständig überschauen – so wenig, wie Gottes Wesen von uns ergründet werden kann.

Bei der folgenden Zusammenstellung sind die Schätze herausgegriffen, die für das Fasten besonders relevant sind. Wir laden Sie zu einer Entdeckungsreise zu Fundstücken Ihrer Seelenlandschaft ein, in denen Sie Spuren des Wesens Gottes in sich erkennen können.

Damit sind wir mit unserem WERTVOLL-Prinzip bei der zweiten Silbe VOLL angelangt, die uns zu den vier Fundamenten unserer seelischen Gesundheit führt: Vertrauen, Orientierungssinn, Liebe und Leichtigkeit. Diese haben jeweils vier Begleiter, deren Eigenschaften so miteinander verflochten sind, dass eine Abgrenzung mitunter schwierig ist.

Alle diese Wesenszüge gehören zu dem heiligen Kern unserer Persönlichkeit. Heilig deshalb, weil wir sie nicht produzieren können, sondern weil sie aus Gottes Wesen resultieren. Heilig, weil sie Gott für uns ausgesucht hat. Heilig, weil sie unantastbar sind. Denn die Krisen und Katastrophen auf unserem Lebensweg können zwar bewirken, dass diese Eigenschaften gerade nicht mehr spürbar und sichtbar sind. Doch sie können von diesen Ereignissen keinesfalls ausgelöscht werden. Sie stehen unter dem Schutz Gottes, sodass sie in uns bleiben, um immer wieder zum Vorschein zu kommen und sich zu entfalten. Wenn wir uns diese seelischen Kräfte bewusst machen, werden sie dadurch gestärkt. »Mein Volk soll meiner Gaben die Fülle haben, spricht der Herr«, heißt es in Jeremia 31,14. Jeder dieser inneren Schätze ist eine Gabe aus dem Reichtum Gottes. Eine Zeit des Fastens kann uns helfen, dieses WERTVOLLe neu wahrzunehmen. Wenn Sie sich beim Fasten auf diesen Reichtum besinnen, treten Beschwerden in den Hintergrund.

Sie können das Betrachten der 20 Schätze auf Ihre geplante Fastenzeit aufteilen, z. B. fünf täglich über vier Tage. Erwarten Sie, dass es Ihre Sicht auf sich selbst und Ihr ganzes Sein heilsam verändert.

1. SCHATZ: VERTRAUEN – UNSER GANZER REICHTUM

Vertrauen ist die Gehilfin der Königin Liebe, die immer ein Stück präsenter ist als seine Majestät selbst. Liebe können wir leider nicht ständig spüren und aufbringen, Vertrauen schon. Denn Vertrauen ist die Grundlage all unseres Denkens, Fühlens und Handelns – ganz persönlich ebenso wie in der Weltgeschichte. Alle Konflikte im Kleinen und Großen haben in mangelndem Vertrauen ihre Wurzeln.

Das Vertrauen, diese Quelle unseres Seins, hat die vier Gehilfen *Gelassenheit*, *Erneuerungswillen*, *Zufriedenheit* und *Dankbarkeit*, die auf den nächsten Seiten unsere Aufmerksamkeit bekommen sollen.

Alles dreht sich um das Vertrauen. Selbst die kleinsten Verrichtungen, die wir heute schon getan haben, setzen Vertrauen voraus. Und alles besonders Wertvolle auf unserem Lebensweg basiert auf einer Extraportion Vertrauen. Jemand hat es einmal so ausgedrückt: »Das Bedeutungsvollste geschieht nicht durch Kraft und nicht einmal durch Weisheit, sondern durch Vertrauen.« Ganz zu Anfang unseres Lebens brauchte es lediglich Vertrauen, um alles Nötige zu bekommen. Daran hat sich grundsätzlich nichts geändert. Letztlich genügt es, über Vertrauen zu verfügen. Alles andere, was wir sonst noch brauchen könnten, ergibt sich daraus.

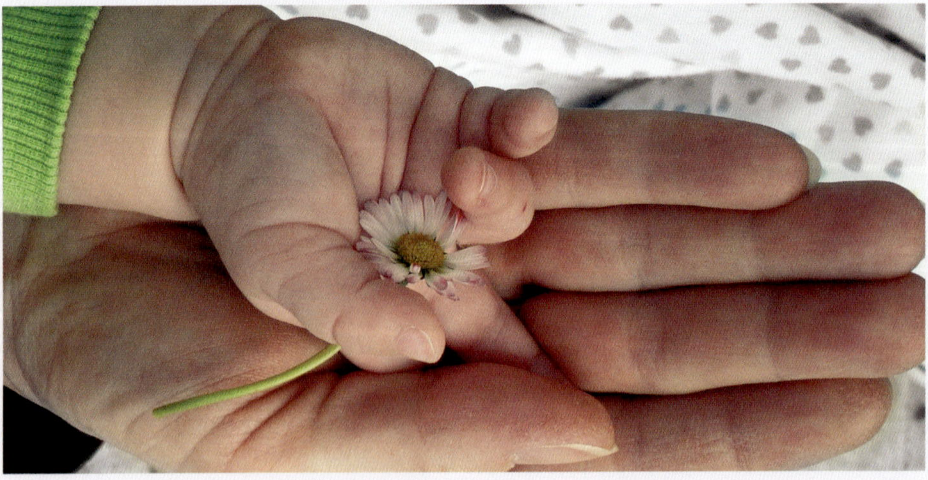

Natürlich sollten wir aus dem Aufbringen von Vertrauen keine Leistung oder gar einen Wettbewerb machen. Solch ein Aktionismus würde einen Mangel an Vertrauen unterstreichen. Jesus spricht vom Glauben von der Größe eines Senfkorns (vgl. Lukas 17, 6) und meint damit, dass es nicht auf einen besonders großen Glauben ankommt. Vielmehr haben wir den Glauben, den wir letztlich nur geschenkt bekommen können, in die Waagschale des Geschehens zu werfen.

Die Bibel ist eine vielfältige Einladung und Ermutigung zum Vertrauen. Jesus fragte einmal seine Jünger sinngemäß: *Habt ihr je Mangel gehabt, als ich euch ohne Taschen aussandte, in denen sich Reserven für alle Fälle unterbringen ließen?* Die Antwort kam prompt: Niemals! (vgl. Lukas 22,35) Wie bitte? Wie geht das? Natürlich nur mit einem Vertrauen, das uns in all unseren Absicherungsversuchen abhandengekommen ist.

Zum Glück haben wir in Gott einen sehr geduldigen Lehrer. Was mich betrifft, brauche ich den allerdings auch. Zuweilen finde ich mich in dem Volk Israel zur Zeit der Wüstenwanderung wieder. Es war begriffsstutzig, obgleich Gott nicht davon abließ, die Israeliten auf übernatürliche Weise mit Nahrung und Führung zu versorgen. Gott dachte auch an solche Details wie robustes Schuhwerk, das sich in 40 Jahren nicht verschliss (vgl. 5. Mose 29,4). In Gottes Vertrauensschule bekommen wir Hausaufgaben, die vollkommen auf uns zugeschnitten sind. Schließlich weiß er besser als wir selbst, welche Lektionen wir noch zu lernen haben.

Wann immer Ihr Vertrauen herausgefordert ist, begrüßen Sie es – auch wenn es nicht Ihr Sicherheitsbedürfnis bedient. Darin zu wachsen, hat höchste Priorität. Sobald Sie zu vertrauen lernen, verspüren Sie einmal mehr die Verbundenheit zu Gott und zu anderen Menschen. Sagen Sie sich: Ich kann jeden Augenblick vertrauen.

Vertrauen ist die Grundlage allen Verzichtes. Etwas so Elementares wie unser Essen einmal zu *lassen*, setzt einen Vertrauensvorschuss in die eigenen Möglichkeiten voraus.

Von der Fastenerfahrung kann etwas Ermutigendes ausgehen, denn Sie werden dann auch in anderen Zusammenhängen damit rechnen, mit allem Wichtigen versorgt zu sein. Das lässt uns zur Ruhe kommen.

2. SCHATZ: GELASSENHEIT – VERSORGUNGSÄNGSTEN TROTZEN

Ohne Gelassenheit wäre unser Leben unerträglich. Die Sorgen, die nach den Worten Jesu unser Leben nicht verlängern können (vgl. Matthäus 6,27), neigen eher noch dazu, es wegen der gesundheitlichen Belastungen zu verkürzen. Bestimmte Erfahrungen können als Training verstanden werden, uns an dem »Genug« zu erfreuen. Zumindest lehrte Gott das seinem Volk in der Zeit der Wüstenwanderung (vgl. 2. Mose 16,16-30). Er versorgte die Israeliten auf übernatürliche Weise mit Brot, das vom Himmel fiel. Das Brot sollte dabei nicht gelagert werden wie in den ägyptischen Vorratsstädten (2. Mose 1,11). Wer ängstlich oder gierig über den tatsächlichen Bedarf hinaus hortete, musste erleben, dass selbst die himmlischen Gaben »wurmig« und »stinkend« wurden. Wenn uns Vertrauen und Gelassenheit fehlt, stinkt das bald zum Himmel.

Wir sind in Gelassenheitserfahrungen eingehüllt. Ich stelle mir gerne vor, dass meine Lebenserfahrung sich in einer großen Patchworkarbeit widerspiegelt, bei der immer wieder neue Themen in den Vordergrund treten, z. B. das Hindurchfinden zur Gelassenheit. All diese Erfahrungen harmonieren miteinander, da sie sich alle auf das Vertrauen gründen, etwas *lassen* zu können. Manchmal mache ich mir beim morgendlichen Ankleiden meinen Wunsch bewusst, heute Gelassenheit anzuziehen, die dann an mir nicht zu übersehen wäre. All die Nervosität und Ängstlichkeit darunter kämen nicht mehr so zur Geltung.

Auf sechs vollendete Lebensjahrzehnte zurückschauend, bin ich schon in manchem großzügiger geworden. »Großmütiger« könnte man auch sagen, weil es Mut braucht, nicht jede Kleinigkeit als Anlass zu großer Aufregung zu nehmen. Eine Kollegin sagte neulich, ich wäre »altersmilde« geworden, als ihr auffiel, dass ich manches gelassener nehme als früher. Es lässt mich im Nachhinein erschauern, wie ich früher mir und anderen mit großem Energieverschleiß Stress gemacht habe.

Doch die Gelassenheit hat es immer wieder schwer, weil uns Versorgungsängste zu Unsinnigem verleiten können. Wir kaufen z. B. mehr Lebensmittel, als wir brauchen, und essen dann auch mehr als nötig – da man ja nicht gerne etwas umkommen lässt.

Manche von uns arbeiten nicht vorrangig für den Lebensunterhalt, sondern für den Notgroschen, für den weder das Wort Not noch der Groschen wirklich zutreffend sind. Der Zwang zur Absicherung kann sich über das eigene Leben wie ein Panzer legen, der wirklichen Genuss nicht mehr zu uns durchdringen lässt.

❀ Gelassenheit ist ein wichtiges Organ der Seele. Leider können Sie diese nicht so leibhaftig spüren wie die Bestandteile Ihres Körpers. Versuchen Sie einmal, an Gelassenheit zu denken, und beobachten Sie, wohin Ihre Aufmerksamkeit geht, wenn Sie sich auf Ihren Körper konzentrieren. Vielleicht finden Sie dafür einen »Stammplatz« in sich. Wenn Sie dann im Alltag mehr Gelassenheit brauchen, können Sie Ihre Wahrnehmung auf diese Körperregion lenken, vielleicht unterstützt durch eine Hand, die Sie an diese Stelle legen. So vergewissern Sie sich, dass auch die Gelassenheit in Ihnen zu Hause ist.

Gelassenheit und Fasten unterstützen einander. Fasten ist offensichtlich eine Erhebung gegen die Angst, dass wir an Leib und Seele unterversorgt sein könnten. Wir setzen für uns selbst und andere ein Zeichen, dass wir alles haben, was wir brauchen. So ist Fasten eine Art Steilvorlage für die Einsicht, dass wir für ein erfülltes Leben beides nebeneinander brauchen: das Zugreifen ebenso wie das bewusste Verzichten, die Fülle ebenso wie die inspirierende Leere.

Beim Fasten üben wir uns in Gelassenheit. Wir vertrauen zum Beispiel darauf, auch ohne vollen Magen genug Kraft zu haben und nicht von Beschwerden wie Hunger oder Unruhe beeinträchtigt zu werden. Das kann uns ermutigen, auch in anderen Zusammenhängen mehr Gelassenheit an den Tag zu legen.

3. SCHATZ: ERNEUERUNGSKRAFT – DAS PRICKELNDE IN UNS

Auf Wachstum und Veränderung kommt es an. Tatsächlich ist Leben von stetigem Wachstum geprägt. Das können wir ständig in der Natur und an uns selbst beobachten. Doch das Entscheidende ist nicht das Wachstum an sich, sondern wohin es uns führt: zur Wandlung. Auch das steht uns in allen natürlichen Vorgängen vor Augen. Es wächst etwas bis zur Blüte, die bald vergehen muss, damit die Frucht reifen kann. Wir selbst sind am rasantesten im Mutterleib gewachsen. Das war kein Selbstzweck, sondern stand ganz im Dienst einer einschneidenden Veränderung: unserer Geburt. Aber auch in späteren Jahren brechen wir immer wieder zu etwas Neuem auf. Schließlich schätzen es die meisten Menschen nicht, wenn sich jeder Tag wie eine ermüdende Wiederholung vieler vorangegangener Tage anfühlt.

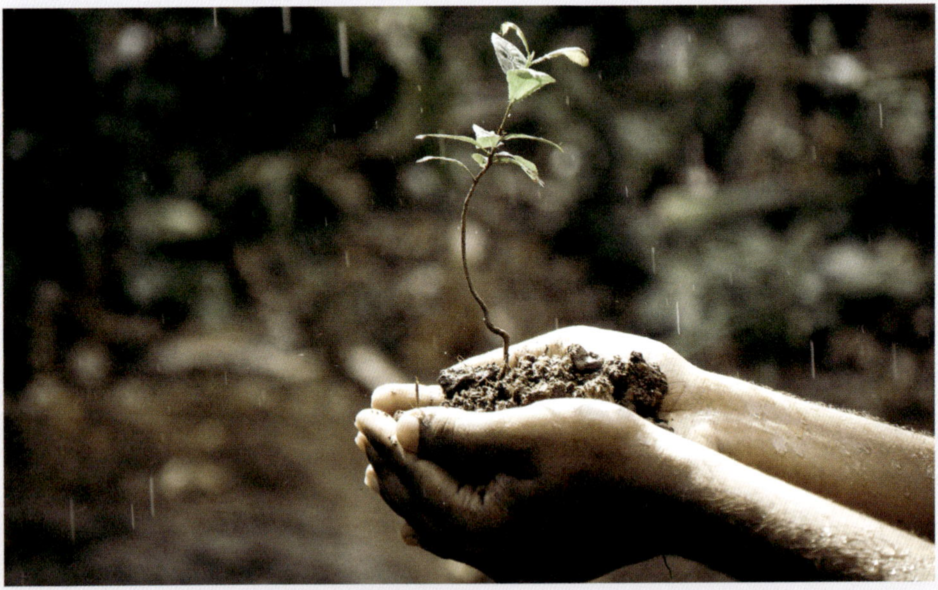

Zu Veränderungen haben wir ein zwiespältiges Gefühl. Es kann etwas Beunruhigendes haben, zu etwas Neuem aufbrechen zu sollen. Denn dazu müssen wir zwangsläufig Vertrautes und scheinbar Sicheres verlassen. In der Regel lassen wir uns auf etwas Unbekanntes nicht ohne Leidensdruck ein. Im

Mutterleib bewirkte das Wachstum schließlich Platznot und daraus folgende Veränderung. Und auch bei vielen weiteren Prozessen in unserem Leben kamen wir an den Punkt, dass es ungemütlich geworden wäre, einfach so weiterzumachen wie bisher. Das gilt für den Einzelnen ebenso wie für Beziehungsgeflechte. So nimmt eine gesunde Familie all die Prozesse von Wandlungen bereitwillig an. Und ganze Kulturen sind nur insoweit überlebensfähig, wie sie bereit sind – von guten Werten gesteuert –, Wandlungen zu vollziehen. In unserer Zeit fördert eine stetige Vermehrung des Wohlstandes nicht unbedingt unser Wohlsein. Ohne innere Erneuerung stößt uns all das Wachstum übel auf.

Für Erneuerung braucht es ein stabiles Fundament. Dazu gehört das, was glücklicherweise so bleiben kann, wie es ist. Bei uns sind es die wichtigsten Beziehungen: die zu Gott seit über 40 Jahren und unsere Paarbeziehung fast ebenso lange – auch wenn sich darin vieles bewegt hat. All die anderen Umstände meines Lebens haben sich zum Glück immer wieder deutlich gewandelt. Gerne führe ich mir vor Augen, dass allem äußeren Verfall eine innere Erneuerung entgegensteht, die sich täglich ereignet (vgl. 2. Korinther 4,16).

❀ Wenn Sie möchten, können Sie zu Gott sagen: Ja, ich stimme zu, dass du mich heute (unbemerkt oder spürbar) erneuerst, und will vertrauen, dass mir das guttut. Sagen Sie auch sich selbst: Ich bin bereit, mich erneuern zu lassen.

Fasten heißt aufzubrechen. Unser Ja zur Erneuerung gibt uns Sicherheit, um uns auf neue Herausforderungen einzulassen und daran zu wachsen. Damit übernehmen wir Verantwortung für unser Leben und lassen uns nicht einfach treiben, wodurch wir uns schnell den Umständen ausgeliefert fühlen würden. Die Weichenstellung, sich für Erneuerung zu öffnen, wirkt sich positiv auf unser Lebensgefühl aus.

> Gerade während einer Fastenzeit kann die Bereitschaft und der Wunsch, sich auf etwas Neues einzulassen, in uns aufbrechen und zur Entfaltung kommen.

4. SCHATZ: ZUFRIEDENHEIT – ENDLICH ZUR RUHE KOMMEN

In Zufriedenheit steckt das Wort »Frieden«. Ein Zustand, der uns heilsam unter die Haut geht, weil wir endlich an einem Punkt ankommen und nicht weiterhasten müssen. Aber wie kommen wir dazu?

Zufriedenheit beruht auf einer Entscheidung. Wer grundsätzlich davon ausgeht, dass ihm stets etwas fehlt, kommt nie irgendwo ganz an. Er kann das Kostbare, das der Augenblick bietet, nicht wirklich genießen. Zum Glück ist der Schatz der Zufriedenheit in uns angelegt. Allerdings können wir kaum damit rechnen, dass uns andere Menschen helfen, zufrieden zu sein. Aus Sicht einer Leistungsgesellschaft ist Zufriedenheit eine individuelle Entgleisung, weil sie Steigerung der Leistung und Kaufkraft einschränken könnte. Deswegen wird in der Werbung ein Heer von Experten auf uns angesetzt – mit dem Versuch, uns Bedürfnisse einzureden, auf die wir alleine niemals gekommen wären. Doch wir können uns wehren – zumal unser Glück auf dem Spiel steht. Nur wenn wir uns ganz bewusst und autonom entscheiden, mit etwas zufrieden zu sein, kommt unser Herz zur Ruhe.

Wir können Zufriedenheit kultivieren. Ganz zu Anfang unseres Lebens waren wir rundherum zufrieden, wenn wir mit unserer wichtigsten Bezugsperson in Verbindung waren. Leider sind wir anspruchsvoller geworden – und ruheloser. Doch Zufriedenheit bleibt das Ursprüngliche. Ich bete besonders gerne mit dem Psalmisten: *»Herr, mein Herz ist nicht erfüllt von Stolz, auch schaue ich nicht überheblich auf andere herab. Ich erstrebe nicht hohe Ziele, die zu vermessen für mich wären. Vielmehr habe ich meine Seele besänftigt und beruhigt. Wie ein gestilltes Kind an der Brust seiner Mutter, so zufrieden ist meine Seele.«* (Psalm 131,1-2) Solch ein Kind ist gesättigt. Es schwelgt in dem Bewusstsein, genau das und genau so viel bekommen zu haben, wie es braucht. Es ist weder übersättigt noch erlebt es irgendeinen Mangel. Die Bibel benennt hier klar das Vorbild für Zufriedenheit. Zu diesem zufriedenen Zustand zurückzufinden, das ist vielleicht das größte Abenteuer unseres Lebens.

Die unterschiedlichen Sichtweisen, das Leben zu betrachten, hat jemand einmal treffend so beschrieben: *Zwei Gefangene sahen durch die Gitter in die Ferne; der eine sah nur*

Schmutz, der andere die Sterne. Eigentlich sind die Sterne im Vorteil, um Aufmerksamkeit zu bekommen: Sie können uns anfunkeln. Doch ihr Licht, das einen weiten Weg hinter sich gebracht hat, erreicht uns oft nicht, weil wir so mit dem Morast beschäftigt sind, in dem wir versinken könnten.

Ich möchte mich selbst und auch Sie fragen: Worauf schauen wir durch das Gitter unseres zuweilen einengenden Alltags? Der Morast der Seele kann z. B. das Gefühl sein, zu kurz zu kommen. Daraus resultieren Selbstmitleid und manches andere, was uns herunterzieht. Durch das Aufschauen wird mir klar, dass ich keineswegs ein vom Leben Betrogener sein kann. Das ist schon allein deswegen so, weil ich die Fähigkeit besitze zu lieben – Gott und meinen Nächsten.

Gerne halte ich einen Moment inne, wenn ich die Schlüssel zu meiner Wohn- oder Arbeitsstätte im Schloss drehe. Ich denke zufrieden daran, dass ich zu so viel Gutem Zutritt habe. Wir haben uns etwas geschaffen oder (größtenteils) in Empfang genommen, das zu uns passt und deren Wert nur wir voll und ganz erkennen können. So sammle ich gute Gründe für Zufriedenheit. Wenn ich sie mir wie Fische vorstelle, muss ich sie nicht mühsam einzeln angeln. Es reicht, das Netz auszuwerfen – also aufmerksam zu sein für die Geschenke, die das Leben mit sich bringt.

❀ Wollen Sie sich dafür entscheiden, an bestimmten Stellen Ihres Lebens nicht noch mehr haben und erreichen zu müssen? Stattdessen können Sie die Dinge aufzählen, die (einstweilen) so bleiben können, wie sie sind. Sagen Sie sich: Ich kann auf Zufriedenheit zurückgreifen.

Zufriedenheit und das Fasten unterstützen sich gegenseitig. Weitverbreitet ist der Irrtum, wir könnten nur dann etwas genießen, wenn uns dafür möglichst viel zur Verfügung steht, und dass das größte Hindernis für den Genuss der Mangel sei. Manchmal versuchen wir, mit Essen oder anderem Konsum den Frust der Seele zu dämpfen, obwohl unser Problem nichts mit Mangel an Nahrung oder anderen Konsumartikeln zu tun hat.

> Das Zur-Ruhe-Kommen, nach dem wir uns sehnen, setzt voraus, dass wir mit dem längst Gegebenen zufrieden sein können. Dafür kann das Fasten ein Anstoß sein.

5. SCHATZ:
DANKBARKEIT – DER SCHLÜSSEL ZUM GLÜCK

Wenn wir Zufriedenheit kultivieren, reift sie zu einem weiteren Schatz in unserem Herzen heran – der Dankbarkeit.

Dankbarkeit ist heilsam. Im Talmud heißt es: *»Undankbarkeit ist schlimmer als Diebstahl.«* Wenn wir Dankbarkeit vermissen lassen, bestehlen wir uns selbst. Unbehagen kann man am besten durch Dankbarkeit begegnen. Sie ist eine wunderbare Medizin, die es allerdings nicht auf Rezept und per Mausklick gibt.

Gelegenheiten gibt es genug. Einmal habe ich einem Mann, der unseren Müll abgefahren hat, Danke gesagt für das, was er für uns tut. Ich hatte ein zweijähriges Kind an meiner Seite, das sich sehr für jede seiner Bewegungen interessierte. Für das Kind war die Müllabfuhr nicht weniger interessant, als es die prunkvolle Prozession eines Monarchen in unserer Straße hätte sein können. Wie beneidenswert frei ist ein Kind noch von all unseren fragwürdigen Bewertungen, was bedeutungsvoll ist und was weniger. Der Müllwerker jedenfalls schien sich über meinen Dank gefreut zu haben und auch für mich war es eine gute Erfahrung, die mich nichts gekostet hat – nur ein wenig Aufmerksamkeit. Seitdem versuche ich (auch ohne kindliche Unterstützung) Gelegenheiten zu nutzen, beispielsweise unseren Dienstleistern im Entsorgungsbereich zu danken, ohne die wir über kurz oder lang ein ernsthaftes Problem hätten.

Im Laufe eines Tages sagen wir schon immer mal wieder Danke. Beispielsweise haben wir etwas gekauft und bedanken uns bei der Person, die es uns aushändigt. Wenn wir dabei einen Moment innehalten, besteht die Chance, die Dankbarkeit auch wirklich tief zu empfinden.

Gute Gewohnheiten helfen der Dankbarkeit. Danken und denken entstammen im Deutschen der gleichen Wortfamilie. Das Nachdenken soll uns zur Dankbarkeit führen. Wichtige Gedanken und Vorhaben schreiben wir nieder, um nichts Bedeutsames zu übersehen oder zu vergessen. Vergesslich sind wir oft auch, wenn es darum geht, was uns Gott in unserem Leben bereits an Gutem getan hat (vgl. Psalm 103,2).

❀ Schreiben Sie doch einmal einen »Dankzettel«, um festzuhalten, was Sie dankbar sein lässt – als Alternative zum »Denkzettel«. So erinnern Sie sich, dass in Ihnen Dankbarkeit zu Hause ist.

Wie gut wäre es, wenn uns Dankbarkeit so selbstverständlich wie das Atemholen wird. Das entspricht unserer Bestimmung. Denn wir Menschen sind zum Lob seiner Herrlichkeit geschaffen (vgl. Eph. 1,12). Deshalb ist Danken nicht nur eine Höflichkeitsfloskel, sondern gehört zum tiefsten Sinn unseres Lebens. Durch Dankbarkeit kann man einen sehr gewöhnlichen und eher grauen Tag zu etwas Besonderem machen und den Alltag veredeln.

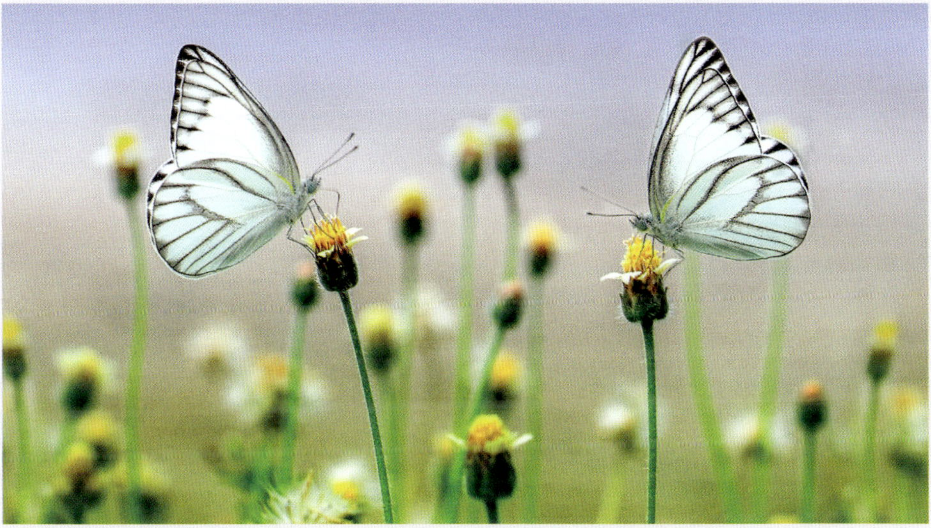

Fasten schafft Raum für die Dankbarkeit. Dabei besinnen wir uns auf das bereits Gegebene und brauchen nicht dem nachzujagen, was uns vermeintlich noch zu unserem Glück fehlt.

Eine Fastenzeit kann so etwas wie ein Reset-Knopf sein, der uns hilft, neue Gewohnheiten zu entwickeln.

Auch für die Seele kann das Fasten ein Neustart sein, um z. B. die zarte und zuweilen überwucherte Pflanze der Dankbarkeit zu begießen.

6. SCHATZ: ORIENTIERUNGSSINN – NEUAUSRICHTUNG IN DER FASTENZEIT

In dem Begriff *Orientierungssinn* steckt die *Orientierung*, die wir vor allem brauchen, um zwischen Sinnvollem und Sinnlosem unterscheiden zu können. Zugleich sind unsere *Sinne* angesprochen.

Fasten dient der Orientierung, unterstützt uns bei der Sinnsuche und lässt uns mit unseren Sinnen wacher werden.

Die Bedeutung dieses 6. Bausteins des WERTVOLL-Prinzips für das Fasten wird noch einleuchtender, wenn wir die vier Unterstützer benennen: *Weisheit, Entscheidungsfreiheit, Entdeckerfreude und Entschlossenheit.*

Orientierung brauchen wir immer. Es ist sehr unangenehm, nicht mehr zu wissen, wo man ist und wo es langgeht – also keine sinnvollen Orientierungspunkte mehr zu erkennen. Am beängstigten habe ich das einmal beim Skifahren erlebt. Es kam ganz plötzlich ein so dichter Nebel auf, dass es kein Oben und Unten mehr gab. Mir ist davon in kürzester Zeit schwindlig geworden.

Wir suchen ständig nach Sinn. Im Gespräch mit Sterbenden hört man immer wieder die Angst heraus, dass das eigene Leben bedeutungslos gewesen sein könnte. Dies ist vielleicht unser aller tiefste Angst – dass wir und unser Leben von anderen als belanglos angesehen werden und dass wir im Grunde mutterseelenallein sind. Bevor wir zeitfüllende Unternehmungen motiviert in Angriff nehmen, müssen wir dem Ganzen etwas abgewinnen und möglichst einen Sinn und Wert darin sehen. Allerdings gibt es sehr unterschiedliche Einschätzungen, was sinnstiftend ist. Eines liegt jedoch auf der Hand: Möglichst viel zu konsumieren, macht unser Leben nicht sinnvoller. Jesus lässt uns wissen: »... denn niemand lebt davon, dass er viele Güter hat.« (Lukas 12,15b) Der Irrtum liegt nicht vor allem darin, eine Menge Sachen zu haben, sondern zu meinen, sie könnten unser Leben in seinem Kern ausmachen und absichern. Wahres Leben ist eben doch etwas grundsätzlich anderes, als Leben wie eine Ware zu betrachten. Reich und sinnvoll wird unser Leben nur durch gute Beziehungen zu anderen, uns selbst, zu Gott und der Schöpfung. Zuweilen wird unser Leben oberflächlich. Wir sind dann im alten Trott und mit längst ausgedienten Gewohnheiten unterwegs. Um diese zu unterbrechen und danach sinnerfüllter zu leben – dafür bieten Einschnitte wie ein Jahreswechsel meist keine Schubkraft, das Fasten allerdings schon.

Wie können wir uns gut orientieren? Das größte Hindernis für unsere Wahrnehmung des Wesentlichen ist eine Überflutung mit Nebensächlichem. Wir werden vollgestopft mit Fakten, die uns nicht persönlich betreffen und auf die wir auch gar nicht betroffen reagieren wollen. Ständig ergehen an uns Aufforderungen, etwas zu erwerben und erlangen zu wollen. Doch es steckt nichts dahinter, das unserem Leben Sinn verleihen könnte. Die größte mentale Herausforderung unserer Zeit ist es wohl, in der Informationsflut das herauszufiltern, was für uns wirklich bedeutungsvoll ist.

❀ Überlegen Sie, was Ihnen heute wirklich wichtig und wertvoll ist. Unterscheiden Sie es von all dem, was nur vorübergehend schillert, um sich dann wie eine Seifenblase aufzulösen. Vergegenwärtigen Sie sich, dass Sie über ausreichend Orientierungssinn verfügen, Ihr Leben auf Sinnvolles auszurichten.

Wir sollten aufmerksam und gut bei Sinnen sein, um das Sinnvolle zu erkennen. Wenn wir uns von unseren Problemen überwältigen lassen oder uns die Sinne vom Konsumrausch oder irgendeinem anderem Rausch vernebeln lassen, ist dies nicht möglich.

Das Fasten kann die Wachheit unserer Sinne fördern. So werden wir aufmerksamer und achtsamer für das Wesentliche.

7. SCHATZ: WEISHEIT – WIE SIE IN UNS WOHNT

Ein treffendes Wort, das oft Albert Einstein zugeschrieben wird, lautet:

»Zwei Dinge sind unendlich, das Universum und die menschliche Dummheit, aber beim Universum bin ich mir noch nicht ganz sicher.« (unbekannt)

Der unbekannte Urheber dieses Ausspruches, bei dem es sich wohl eher nicht um Einstein handelte, beklagt hier die Abwesenheit von Weisheit. Die Anhäufung von Wissen allein schafft keine Entlastung. Denn intelligente Menschen begehen nahezu ebenso viele Dummheiten wie weniger Gebildete. Die Lage ist ernst, aber nicht aussichtslos.

Weisheit ist durchaus zu beobachten. Wir werden durch die Medien umgehend informiert, wenn irgendjemand eine riesengroße Dummheit begangen hat. Was uns fehlt, ist ein Nachrichtenformat, in dem all das zusammengestellt wird, das auf weisen und mutigen Entscheidungen beruht. Denn auch davon sind die Welt und unser Leben voll. Selbst Fehler können uns helfen, das Gute zu erkennen, da Umwege die Ortskenntnis erhöhen. Die meisten Entscheidungen haben wir so getroffen, wie es uns aus dem vorhandenen Erkenntnisstand das Beste erschien. Oft hat uns außerdem ein Bauchgefühl geleitet, von dem wir uns nicht gut erklären konnten, wie es eigentlich zustande kam. Unsere Intuition weist, gerade weil sie über unser Wissen hinausgeht, auf eine tiefere Weisheit in uns hin.

Führen Sie sich doch einmal positive Erfahrungen vor Augen, in denen Sie sich weise verhalten haben. Vielleicht haben Sie auch von der Weisheit anderer profitiert und diese für sich übernommen, was Ihnen zu gutem Gelingen verhalf. Eine Liste von guten Lebensentscheidungen, die Sie ohne eine Spur von Weisheit so nicht hätten treffen können, wäre bestimmt sehr lang.

Die Weisheit wartet längst auf uns. Wir können und müssen sie nicht produzieren, sondern wir finden sie vor. Ja mehr noch: Sie findet uns!

»Ruft nicht die Weisheit? Die Einsicht, lässt sie nicht ihre Stimme erschallen? Oben auf den Höhen am Weg, da wo die Pfade sich kreuzen, hat sie sich wartend aufgestellt.« (Sprüche 8,1-2)

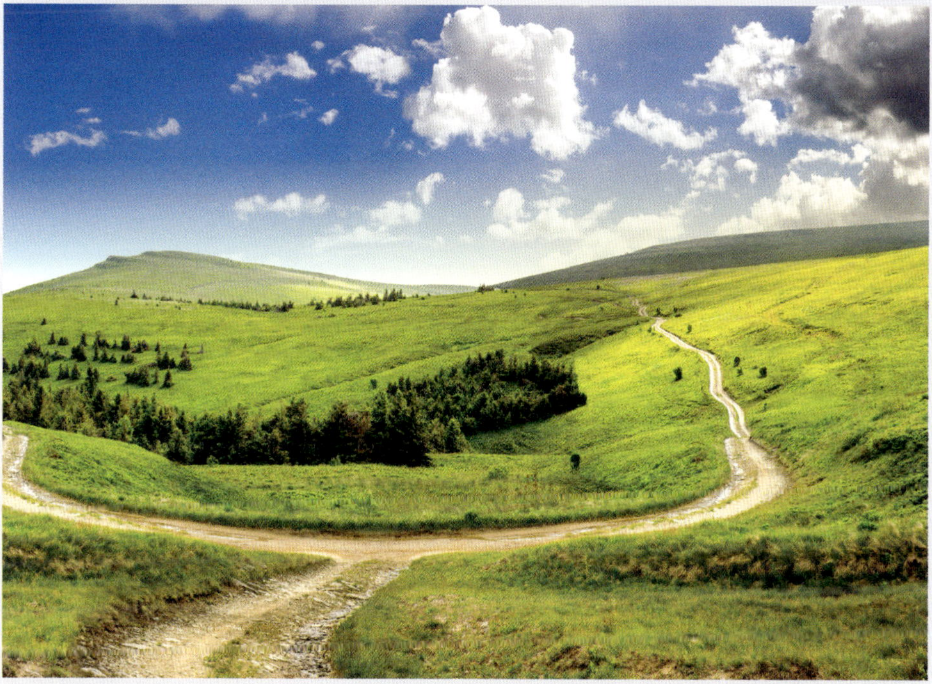

❀ Führen Sie sich vor Augen, an welcher Weggabelung Sie gerade stehen. Und nun gehen Sie der Vorstellung nach, dass die von Gott kommende Weisheit sich dort schon längst aufgestellt hat und Sie erwartet. Können Sie Erleichterung verspüren?
Sagen Sie sich: »Ich bin reich an Weisheit.«

Wach zu sein reicht. Fastenzeiten lassen uns wacher sein. Sie anzustreben ist ein Ausdruck von Weisheit, da sie uns helfen, ausgewogener zu leben. Wir erkennen dabei auch, dass der Genuss den Verzicht braucht und das Erfülltsein eher möglich ist, wenn wir es auch einmal wagen, leer zu werden.

8. SCHATZ: ENTSCHEIDUNGSFREIHEIT – MIT WÜRDE ESSEN UND FASTEN

Sich auf Sinnvolles auszurichten, ist nur möglich, wenn man frei wählen kann. Fühlen wir uns äußerlich bedrängt, können wir immer noch nach unseren verbliebenen Spielräumen suchen. Denn Freiheit beginnt und endet im Herzen.

Das Essen fordert gute Entscheidungen heraus. Die Auswahlmöglichkeiten für unsere Ernährung gehen sogar noch über das hinaus, was früher nur den Reichsten zur Verfügung stand. Das hat sich alles innerhalb eines einzigen Menschenlebens so gesteigert. Als ich geboren wurde, waren die Lebensmittelkarten der Nachkriegszeit gerade erst abgeschafft.

Es ist für uns nicht leicht, diesen Reichtum zumindest gelegentlich dankbar wahrzunehmen. Es mag daran liegen, dass wir insgesamt nicht achtsam genug sind, uns einfach daran gewöhnt haben und uns zuweilen von unseren Bedürfnissen treiben lassen, statt bewusste und freie Entscheidungen zu treffen. Gerade das aber unterstreicht unsere menschliche Würde und tut uns als ganzen Menschen nachhaltig gut.

Was heißt das für unsere Ernährung? Zuweilen essen wir fast ein wenig animalisch das Gewohnte ständig und gedankenlos. Wir verschlingen etwas, doch es bringt uns weder körperlich noch seelisch voran.

Besonders würdevoll wäre dagegen eine feierliche Atmosphäre bei den Mahlzeiten. Im Alltag fehlt uns allerdings meist die Kraft, den Tisch zum Essen festlich zu dekorieren. Doch entscheidender sind ohnehin die inneren Haltungen, die nur ein wenig Aufmerksamkeit für das Wertvolle erfordern.

Fasten ist ein würdevoller Rahmen für das Essen. Unser Schöpfer hätte unseren Stoffwechsel sehr viel einfacher sicherstellen können. Doch unser Nahrungsangebot mutet an wie ein überaus buntes, kreatives Meisterwerk unseres Schöpfers – und noch dazu eines, das man schmecken und auskosten kann. Solch ein prachtvolles Kunstwerk verdient einen angemessenen Rahmen. So halte ich gerne etwas inne, während ich die Schwelle zwischen Essen und Fasten überschreite. Ich werde mir bewusst, wie ich gerade dem Essen einen zeitlichen Rahmen gebe. Das hat etwas Erhebendes, ja Feierliches. Das ist besonders naheliegend, wenn ich im Tagesablauf das letzte Mal etwas esse und am Morgen dann das »Fasten breche« (daher kommt im Englischen das Wort »breakfast« für Frühstück). Es erhöht den Genuss, wenn diese Zeitspanne möglichst lange ist. Auch das Fasten darüber hinaus hat etwas Würdevolles, da es Ausdruck unserer Entscheidungsfreiheit ist.

Wir können unsere Entscheidungsfreiheit ausloten. Einerseits sehnen wir uns nach Freiheit. Zugleich fürchten wir, irgendwo nicht mehr dazuzugehören, und passen uns – anscheinend freiwillig – an, um uns Sicherheit zu verschaffen. Anpassung ist ein Prinzip in der Natur, das für das Überleben sehr bedeutungsvoll ist. Doch woran passen wir uns an?

Freiheit bedeutet gerade nicht, etwas außengesteuert zu konsumieren, das man nicht braucht. Freiheit bedeutet hingegen, gut in Kontakt zu sein mit den tiefen, ja tiefsinnigen Bedürfnissen und ihnen zu folgen. Dann ist beides gleichermaßen möglich: das Nehmen und das Lassen.

Ich stelle gerne meine Freiheit, alles Mögliche außer dem Lebensnotwendigen wie Luft und Liebe auch mal lassen zu können, auf den Prüfstand. Es war mir z. B. wichtig zu testen, ob ich es hinbekomme, im Urlaub einmal eine Woche nicht erreichbar zu sein. Fast wäre ich davon abhängig geworden, ständig meine E-Mails zu checken. Zu erleben, dass ich diesbezüglich auch mal eine Zeit der Abstinenz einhalten kann, hat mich froh gemacht. Ich konnte mich meiner inneren Freiheit vergewissern.

> Fasten fördert eine innere Freiheit, die für das Genießen unerlässlich ist. Wir machen die zutiefst körperliche Erfahrung, dass wir umso mehr wieder mit Freuden essen können, als wir es nicht ständig müssen.

❀ Was haben Sie heute schon alles entschieden und genau so gemacht, wie Sie es mochten? Nehmen Sie all Ihre Entscheidungsfreiheiten im Kleinen und im Großen wahr. Denken Sie an die Würde, die davon ausgeht. Sagen Sie sich: Ich habe Entscheidungsfreiheit.

9. SCHATZ:
ENTDECKERFREUDE – UNTERWEGS ZU NEUEN UFERN

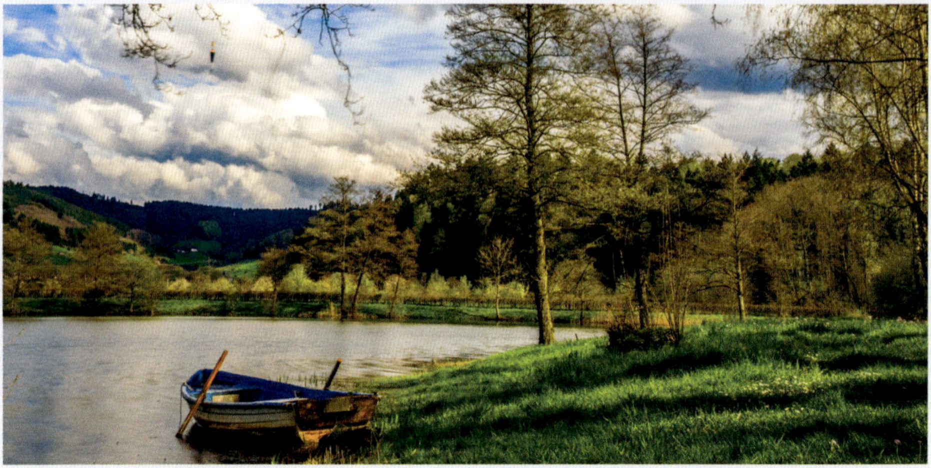

Wenn ich anderen von meiner Absicht erzähle zu fasten – noch dazu in der Kombination mit Wandern –, sehe ich häufig die Frage in den Gesichtern, ob das nicht ein wenig verrückt sei.

Der folgende Spruch kann uns herausfordern und ermutigen: *Wer im Leben etwas haben möchte, was er noch nie hatte, der wird wohl etwas tun müssen, das er noch nie tat.*

In uns gibt es den Wunsch, etwas Neues zu erleben. Die Schubkraft dafür ist Entdeckergeist und Abenteuerlust, ohne die sich ein neuer Tag nicht von den vorangegangenen unterscheidet.

Ohne Entdeckerfreude würden Sie dieses Buch nicht aus freien Stücken lesen. Wir hätten es auch nicht schreiben können, weil wir die beschriebenen Schätze und Erfahrungen nicht gesucht und uns im Selbstversuch zu eigen gemacht hätten. Das verbindet uns also.

Und viele – ja die meisten Entdeckungen liegen noch vor uns. Jede Erfahrung und Begegnung bringt weitere Einsichten hervor. Sobald wir uns auf den Entdeckungsgeist besinnen, lässt eine interessante Beobachtung nicht auf sich warten.

Entdeckerfreuden gründen sich auf die Beständigkeit des Vertrauten. Wir alle greifen in unseren Beziehungen und darüber hinaus auf Vertrautes zurück. Das gibt uns Sicherheit. All das sind Tankstellen für unsere Seele, durch die wir genug Sprit im Tank haben, um Neues zu entdecken und uns auf Ungewohntes einzulassen.

Eine Triebfeder der Entdeckerfreude ist die Lust auf das Staunen. Wenn ich in der Natur unterwegs bin, ist das beeindruckender als das Abspulen meines Sorgenprogramms. Streife ich über Wiesen oder durch den Wald, gehe ich mit gutem Grund davon aus, dass Unbekanntes, Überraschendes, Erstaunliches auf meine Aufmerksamkeit wartet. Gehe ich durch unseren Garten, rechne ich damit, Neues zu sehen. Denn er ist nicht derselbe wie noch am Tag zuvor – zumal ich da ja auch nur einen Ausschnitt wirklich wahrgenommen habe. Albert Einstein soll einmal gesagt haben:

> »Es gibt zwei Arten, sein Leben zu leben: entweder so, als wäre nichts ein Wunder, oder so, als wäre alles ein Wunder. Ich glaube an Letzteres.«
> (Albert Einstein, 1879–1955)

Die Vorstellung eines Lebens ohne die Erfahrung von Wundern erschreckt mich. Eines meiner Lieblingsgebete lautet nämlich: »Herr, lass mich über deine Wunder staunen.« Damit wünsche ich mir offene Augen für die Wunder in Gottes Welt.

Abenteuerlust bereichert unser Leben. Davon bin ich überzeugt, wenn ich auf meinen Lebensweg schaue. Auch als Ehepaar haben wir immer wieder etwas Neues ausprobiert. Ich weiß jetzt, weshalb ich keine Krimis sehe oder lese. Mein Leben ist auch so schon spannend und abwechslungsreich genug.

Entdeckerfreude ist ein Unterstützer für das Fasten. Während des Fastens betreten wir ein Terrain, das sich von dem Alltäglichen abhebt. Dadurch fühlen wir uns lebendiger und sind eher bereit, auch auf andere Abenteuer zuzugehen.

❀ Begrüßen Sie all das Ungewohnte, das Ihnen innen und außen begegnet, freundlich. Es könnte Sie bereichern. Sagen Sie sich: In mir schlummert Entdeckerfreude.

10. SCHATZ: ENTSCHLOSSENHEIT – DIE SAMMLUNG DER KRÄFTE

Aus der Entscheidungsfreiheit und Entdeckerfreude erwächst die Entschlossenheit, auf ein Ziel zuzugehen und uns nicht von Widerständen abhalten zu lassen.

Alles Bedeutungsvolle erwächst aus der Entschlossenheit. Ohne die Beharrlichkeit Gottes gäbe es uns nicht (mehr). Nicht nur als Bewahrer der Schöpfung sind wir eine totale Fehlbesetzung. Man muss uns schon sehr lieben, um uns dauerhaft zu wollen. Wahre Liebe ist ja zum Glück von Vorzügen unabhängig. Doch das hat sich in einer von Beurteilungen besessenen Welt noch nicht herumgesprochen.

Leider nutzen wir die Entschlossenheit nicht nur für das Gute. Die Bibel spricht von Sünde – was im Kern bedeutet, das Ziel unseres Lebens zu verfehlen. Manchmal haben wir Lust zu sündigen. Daraufhin sammeln wir unsere Erfahrungen, was dabei herauskommt: Wir fühlen uns früher oder später verloren. Aber wir können uns immer wieder neu ausrichten, sodass anderen und uns selbst durch unsere Entschlossenheit gedient ist.

Für unsere Veränderungsprozesse mag entscheidend erscheinen, wie viel Widerstände es für das Neue gibt. Doch bedeutungsvoller ist es, wie viel Entschlossenheit wir aufbringen. Auch bei gesundheitlichen Problemen entscheidet sich erstaunlich viel daran, wie sehr wir gesund werden wollen.

Es ist inspirierend zu verfolgen, wie Menschen durch ihre Willenskraft etwas sehr Unwahrscheinliches vollbringen. Außergewöhnliche Leistungen gründen sich stets darauf, dass es Menschen von ganzem Herzen wollen und beharrlich dranbleiben. Das heißt im Umkehrschluss: Wenn wir zu etwas keinerlei Entschlossenheit und Beharrlichkeit brauchen, ist es vermutlich nicht besonders bedeutungsvoll.

> Wir werden niemals ohne Entschlossenheit fasten können – selbst wenn alle um uns herum es tun würden. Umso mehr bereichert es uns, denn wir kommen in guten Kontakt mit den Kräften unserer Seele.

Beim Fasten erfahren wir, dass durch unsere Entschlossenheit etwas Ungewohntes möglich ist. Das ist eine Ermutigung, dass wir nicht nur gute Vorsätze fassen, sondern auch einige davon umsetzen können. Von daher können wir die Muskeln unserer Entschlossenheit immer wieder spielen lassen, d. h. wir können ohne Bewertungen beobachten, wozu und inwieweit wir Willenskraft aufbringen wollen und können.

Unsere Entschlossenheit bewirkt, dass alle Kräfte in uns versammelt werden. Wenn beispielsweise unser Körper beim Fasten Hunger verspürt, will die Seele Erleichterndes zur Verfügung stellen. Ich möchte an dieser Stelle ein paar Anregungen geben, welche Gedanken unterstützend wirken können – was wir quasi unsere Seele zu unserem Körper sprechen lassen können:

- »Wir kommen nicht zu kurz. Besinne dich auf deine Nahrungsdepots!«
- »Es tut dir gut, mal eine ordentliche Verdauungspause zu haben.«
- »Die Leichtigkeit durch einen leeren Magen hat ihren Wert.«
- »Wir haben alles, was wir zum Leben brauchen.«

Schenken Sie deshalb Ihrer Willenskraft Aufmerksamkeit. Schon allein durch Ihre Beachtung wird Sie gestärkt. Wenn Sie darauf achten, was Ihr momentanes Leben ausmacht, überlegen Sie, inwiefern das durch Ihre Entschlossenheit möglich geworden ist. Beobachten Sie auch, wozu Sie heute entschlossen sind. Sagen Sie sich: Ich habe Entschlossenheit in mir.

Entschlossenheit führt uns mit der Zeit zur Treue. In Marburg gibt es, wie an vielen anderen Orten auch, eine Brücke, an denen Pärchen als Zeichen Ihrer Liebe ein Vorhängeschloss mit ihren eingravierten Namen angebracht haben. Sie hoffen darauf, dass ihre Liebe nicht so schnell rosten wird wie die Schlösser. Jemand schrieb entrüstet an eine Holzwand: »Was ist das für eine Welt, in der ein Vorhängeschloss als Symbol für die Liebe benutzt wird!« Er meinte wohl, dass die Liebe doch von ihrem Wesen her mit Freiheit zu tun hat. Doch Liebe ohne Treue verkommt in der Beliebigkeit und im Misstrauen.

Damit sind wir nun ganz an dem Pol unseres Lebens angelangt, auf den die Kompassnadel unserer Sehnsucht stets ausgerichtet ist: die Liebe.

11. SCHATZ
LIEBE – NICHTS BRAUCHEN WIR MEHR

In der Mitte unserer 20 Betrachtungen steht die Königin von allem: die Liebe. An der Liebe genesen wir wie an nichts anderem. Damit sich die Liebe entfalten kann, brauchen wir besonders *Versöhnungsbereitschaft, Geduld, Vorstellungskraft und Hoffnung sowie Besonnenheit und Selbstbeherrschung.*

Viele gehen irrtümlicherweise davon aus, dass wir nur dann lieben können, wenn wir geliebt werden – also die äußeren Voraussetzungen ideal sind. Das aber schafft belastende Abhängigkeiten.

Johannes vom Kreuz hingegen ermutigt uns:

> »Herz, worauf wartest du? Lieben kannst du sofort.«
> (Johannes vom Kreuz, 1542–1591)

Gelegenheiten zu lieben gibt es genug. Wie können wir uns der Liebe nähern? Zunächst haben wir anzuerkennen, dass nichts wichtiger ist. Hinter allem, was wir sonst an Zielen anstreben, steckt immer das Bedürfnis nach Liebe. Deshalb ist es müßig, etwas anzugehen und nicht von vornherein Liebe hineinzulegen.

Des Weiteren sollten wir nicht darauf warten, von der Liebe wach geküsst zu werden, sondern aufgeweckte Fragen stellen: Was begeistert mich an Gott besonders? Was finde ich an meinem Mitmenschen erstaunlich, ja bewundernswert? Was ist an mir selbst als einem wunderbaren Kunstwerk faszinierend? Und was ist beeindruckend an der Schöpfung, die eine Riesendauerausstellung zum Thema Wunder ist? Sobald wir etwas unsere Bewunderung schenken können, wollen wir damit in Beziehung treten. Wir sind auf der Spur nach der Liebe. Und wie beim Vertrauen ist es nicht entscheidend, ob sie traumhaft groß ist.

Da die Liebe zu uns selbst leicht auf der Strecke bleibt, obwohl sie die Grundlage unserer Liebesfähigkeit ist, wollen wir bewusst nach ihr suchen.

Wir sind ganz und gar erstaunlich. Was hält uns davon ab, uns selbst als liebenswürdig zu empfinden? Gott und andere Menschen sind uns von unserer Geburt an mit ihrer Wertschätzung und Liebe vorausgegangen.

Wenn wir bedenken, was uns unser Körper alles ermöglicht, ist es nicht gerechtfertigt, dass wir vielleicht abfällig über ihn denken. Wir können uns z. B. bewegen, die Frische der Luft und des Wassers spüren, anderen begegnen.

❀ Probieren Sie doch einmal aus, wie viel Zustimmung Sie für Ihren Körper finden. Während Sie ihn betrachten, könnten Sie folgende Gedanken bewegen: »Ich schätze an dir …« (Zählen Sie auf, was Sie einmal würdigen wollen.) Vielleicht können Sie sogar verallgemeinern: »Ich schätze dich.« Oder sogar (auch wenn es sehr ungewohnt erscheint) zu Ihrem Körper sagen: »Ich mag dich«, »Ich liebe dich«. Sie können sich sagen: Ich habe Liebe in mir.

Fasten kann Ausdruck von Liebe sein. Zunächst sich selbst gegenüber, weil der Drang nach immer mehr unseren Körper und unsere Seele überfordert. Fasten stärkt unsere Beziehung zu anderen, da die Gier nach mehr mich auf Dauer einsam macht. Schließlich brauche ich den anderen dann nur noch als Konkurrenten. Fasten geschieht aber auch aus Liebe zur Natur.

Fasten kann ein Zeichen der Achtung gegenüber der Schöpfung sein: Wir wollen nicht alles unkontrolliert verbrauchen, was wir in die Hände bekommen, sondern achtsam mit den Ressourcen dieser Welt umgehen.

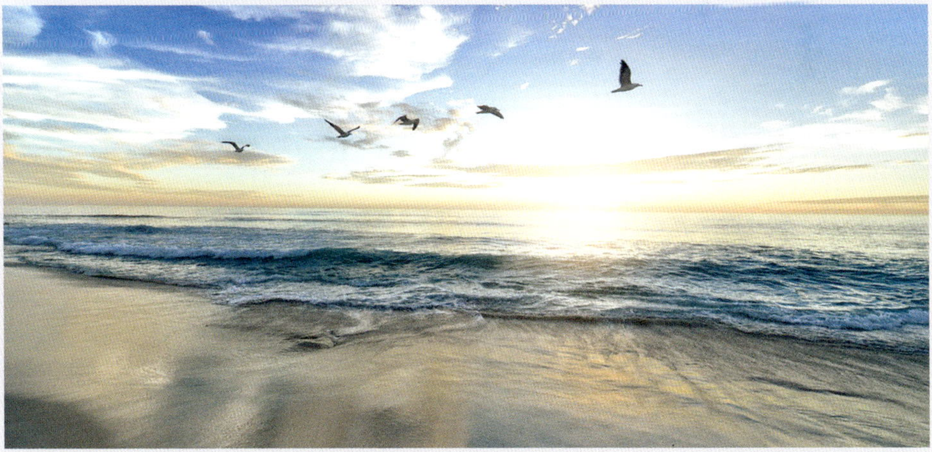

12. SCHATZ:
GEDULD – EINE KOSTBARE FRUCHT

Schwierige Erfahrungen erschweren den Zugang zu der Schatzkammer unserer Seele. Der Weg dazu muss erst einmal freigelegt werden wie ein Bergwerksstollen. Dazu braucht es Geduld. Sie ist unverzichtbar, da alles Wertvolle Zeit zum Wachsen und Reifen braucht.

Geduld als Gehilfin der Liebe stärkt unsere Beziehungen zu Gott, dem Nächsten und uns selbst. Die Geduld treibt uns in die Arme Gottes. Einerseits brauchen wir seinen besonderen Beistand. Andererseits sind wir im Hoffen und Ausharren Gott generell sehr nahe. Schließlich hat er eine unermessliche Geduld mit uns Menschen, die in diesem Umfang für uns nicht nachvollziehbar ist. Als permanent Ungeduldige fühlen wir uns manchmal in Gottes Gegenwart wie ein Fremdkörper. Doch Geduld ist für unser alltägliches Miteinander und unsere Beziehungen unerlässlich. Ohne eine tägliche Portion Geduld würden wir uns von unseren Mitmenschen allzu oft genervt fühlen und vielleicht schreiend davonlaufen. Ebenso brauchen wir viel Geduld im täglichen Umgang mit uns selbst, der auch nicht immer einfach ist.

So kann es wertvoller sein, in der Geduld zu wachsen, als das Erhoffte möglichst schnell zu bekommen. In Gottes Charakterschule mit mir belege ich Geduld als Hauptfach und kann es beim besten Willen nicht abwählen.

Was kann uns motivieren, uns auf Geduldsproben bereitwillig einzulassen?

Ungeduldig zu sein, bringt auch nichts. Geduldig zu sein, heißt ja, von der Vorstellung Abstand zu nehmen, man könne durch Aktivitäten die Wartezeit verkürzen. Wie wenig erfolgreich das ist, kann man durch ein ständiges Spurenwechseln im Autobahnstau oder an Supermarktkassen leicht testen. Im Grunde kann man Zeit – so wie alle unveräußerlichen Gaben unseres Lebens – nicht sparen, sondern nur die Chancen des Augenblicks verpassen. In der Regel ist Abwarten sinnvoller als blinder Aktionismus.

❀ Überlegen Sie sich einmal, was Sie an Wertvollem auf Ihrem Lebensweg in Empfang nehmen konnten. Und führen Sie sich vor Augen, wie das ohne Ihre Geduld niemals hätte wachsen und reifen können. Würdigen Sie die Geduld als Grundlage von vielem, das Ihnen wichtig ist. Sagen Sie sich: Auch Geduld gehört zu meinen inneren Schätzen.

Mit Geduld bleibt uns vieles erspart. Das wird durch die Erklärungen des Straßenkehrers Beppo gegenüber Momo anschaulich:

»Manchmal hat man eine sehr lange Straße vor sich. Man denkt, die ist so schrecklich lang; das kann man niemals schaffen, denkt man. [...] Und dann fängt man an, sich zu beeilen. [...] Und man strengt sich noch mehr an, man kriegt es mit der Angst und zum Schluss ist man ganz außer Puste und kann nicht mehr. [...] Man darf nie an die ganze Straße auf einmal denken, verstehst du? Man muss nur an den nächsten Schritt denken, an den nächsten Atemzug, an den nächsten Besenstrich. [...] Auf einmal merkt man, dass man Schritt für Schritt die ganze Straße gemacht hat. Man hat gar nicht gemerkt wie und man ist nicht außer Puste.« (Michael Ende: Momo, Stuttgart, 1973, S. 35–37)

Fasten als großes Reinemachen des Körpers könnte uns wie das Straßenfegen erscheinen. Doch wenn wir es wie Beppo angehen, ist es kaum noch mühevoll: Wir konzentrieren uns lediglich auf den nächsten Schritt.

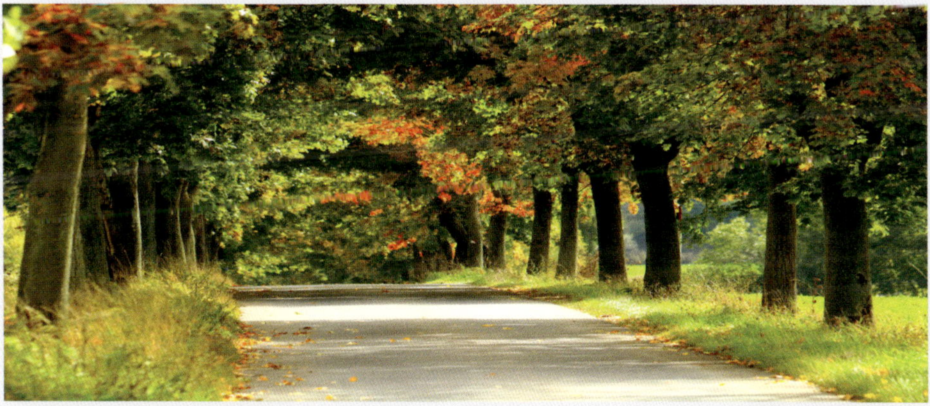

Für jede Form des Verzichts braucht es Geduld. Denn es können damit Entzugserscheinungen einhergehen. Die körperlichen Veränderungen beim Fasten ereignen sich nicht auf Knopfdruck, sondern brauchen etwas Zeit. Doch genau durch und schon während dieser allmählichen Umstellung reifen Einstellungen, die uns in Kontakt mit unseren Schätzen bringen und guttun.

13. SCHATZ VERSÖHNUNGSBEREITSCHAFT – AUCH DEM HUNGER GEGENÜBER

Die Liebe lebt von der Versöhnung, denn wir können uns nicht Tag und Nacht davor bewahren, einander etwas Wichtiges vorzuenthalten. Glücklicherweise wünschen wir uns von Herzen Versöhnung. Gerade die Palette der schweren, anstrengenden Gefühle wie Wut und Trauer müssen wir manchmal durchschreiten, um schließlich bei der Versöhnung ankommen zu können.

Um das tief versöhnte Leben zu führen, nach dem wir uns sehnen, haben wir auch vielen Gegebenheiten zuzustimmen. In unserem Kontext wollen wir exemplarisch das Augenmerk auf den Hunger legen, den wir instinktiv als etwas Bedrohliches bewerten. Wir können jedoch versöhnlicher darauf schauen, nämlich als etwas, das zu unserem Leben gehören darf – als wichtiger Teil der kreativen Spannungen, die unser Leben so reich machen. Fasten ist eine Annäherung an diese versöhnliche Haltung.

Kreative Spannungen bereichern uns. Es ist gut für uns, wenn wir beim Zubettgehen tatsächlich müde sind, um dann auch gleich einschlafen zu können. Ebenso schmeckt eine Mahlzeit irgendwie besser, wenn wir zumindest etwas hungrig sind. Es entspricht unseren Bedürfnissen nicht immer, nach dem Diktat der Uhr zu ruhen und zu essen. So müssen wir oft wieder lernen, auch auf unsere innere Uhr zu hören. Ein Bedürfnis darf dann erst einmal in aller Ruhe in uns wachsen.

Es kommt auf unsere Bewertungen des Hungers an. Für unsere Befindlichkeit ist nicht entscheidend, was passiert, sondern wie wir die Ereignisse bewerten. Wenn wir Hunger bekommen, sehen die für uns günstigen Bewertungen so aus: Außerhalb der Fastenzeit weist uns der Hunger darauf hin, dass unser Verdauungstrakt wieder empfangsbereit für neue Arbeit ist. Während des Fastens signalisiert das Hungergefühl, dass nun unser Körper auf die Versorgung aus den eigenen Depots umstellen kann.

Lernen Sie alternative Bewertungen und Reaktionen auf ein Hungergefühl kennen. Beobachten Sie, wozu Sie mehr neigen:

Ich denke, bei Hunger ein Problem zu haben, das sofort gelöst werden muss. Wenn nicht, befürchte ich, immer schwächer zu werden.	*Ich bewege* mich immer noch im natürlichen Rhythmus meines Lebens. Ich habe ausreichend Reserven, auf die ich zurückgreifen kann.
Ich fühle mich bei Hunger als zu kurz gekommen. Er sagt mir, dass ich nicht alles habe, was ich jetzt sofort zum Leben brauche.	*Ich fühle* mich aufgehoben, versorgt und lebendig – gerade weil ich zwischen Hunger und Sättigung unterwegs bin.
Ich handle nervös oder ängstlich und empfinde mich oft als von meinen Trieben gesteuert.	*Ich entscheide* bewusst zwischen Essen und dem Zurückstellen dieses Bedürfnisses.

❀ Können Sie den folgenden Aussagen zustimmen? »Hunger ist nicht mein Feind, sondern darf zu meinem Leben gehören. Ich muss nicht gegen ihn ankämpfen, sondern kann ihm zustimmen. Das lässt mich freier werden.« Sagen Sie sich: Ich kann mich mit Hunger versöhnen.

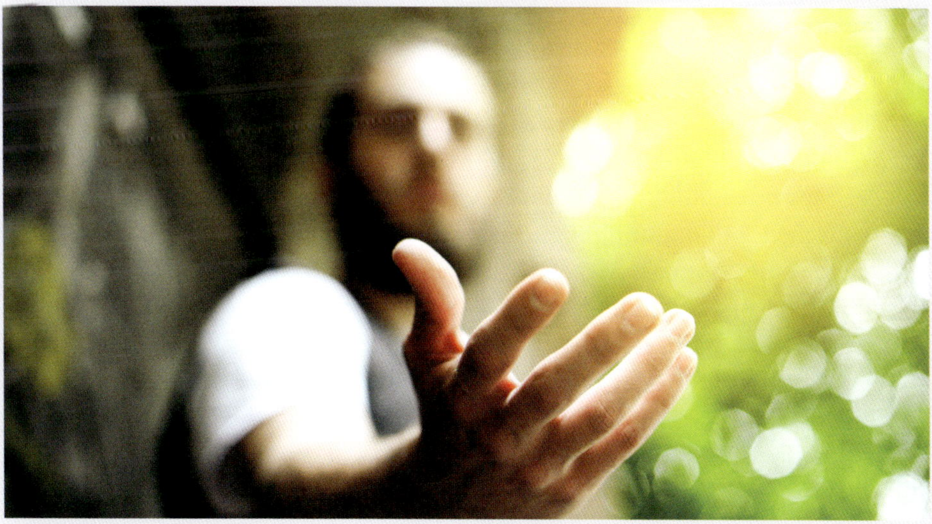

14. SCHATZ
VORSTELLUNGSKRAFT UND HOFFNUNG – DIE SCHUBKRAFT UNSERES VORANGEHENS

Der Liebe wird nachgesagt, dass sie blind mache. Doch das Gegenteil ist zutreffend. Da sie sich der Vorstellungskraft bedient und Hoffnungen hervorbringen kann, können wir mit Liebe etwas sehen, was uns bislang verschlossen war.

Alles beginnt mit der Vorstellungskraft. Der Schöpfergott kann etwas sehen, was noch nicht existiert. Wir können es uns vorstellen. Diese wunderbare Gabe haben wir, um in Beziehungen über uns hinauszuwachsen. Wenn wir allerdings von dem Eindruck beherrscht werden, ganz auf uns selbst gestellt zu sein, nutzen wir die Vorstellungskraft vor allem, um Sorgen in Serie zu produzieren, was kein Mensch braucht.

Besonders in Krisen ist uns die Vorstellungskraft eine unschätzbare Hilfe. Veranschaulichen wir uns das, wenn es um Krankheit geht. Die Ärztin und Autorin Rachel Naomi Remen schreibt dazu: »Am Anfang der Medizin [...] wurde Krankheit nicht in Begriffen der Pathologie, sondern in der Sprache der Seele definiert. Nach Vorstellung der Alten war Krankheit ein ›Verlust der Seele‹, ein Verlust von innerer Ausrichtung, Zweck, Sinn, dem Mysterium, der Ehrfurcht. Zur Heilung gehörte nicht nur eine Erholung des Körpers, sondern auch ein Zurückholen der Seele. [...] Die Sprache der Seele ist die des Sinns.« (Rachel Naomi Remen: Aus Liebe zum Leben, Freiamt, 2002, S. 35) Bei Krankheit stellt sich stets die Frage, wozu ich gesund werden will und was ich mit der wiedergewonnenen Gesundheit anfange. Sie wird uns im Rahmen einer medizinischen Behandlung in der Regel nicht gestellt. Umso mehr sollten wir selbst nach einer Antwort suchen. Während meiner Krebserkrankung hat es mir sehr zur Genesung geholfen, daran zu denken, was ich danach vorhabe – nicht aus Angst, etwas zu verpassen, sondern aus Freude am Leben.

Wenn Sie gerade in einer gesundheitlichen oder anderen Krise stecken – führen Sie sich vor Augen, was Sie denken, fühlen und tun werden, wenn Sie dies überwunden haben. Rechnen Sie damit, dass Sie diese Überlegungen innerlich und äußerlich aufrichten.

Auch beim Fasten können wir auf die Kraft unserer Vorstellung zurückgreifen. Wir können uns schon vor Beginn unseres Fastens den persönlichen Gewinn vor Augen führen. Ebenso können wir uns ausmalen, wie es sein wird, Hindernisse überwunden zu haben.

> Fasten hat etwas mit frohen Erwartungen zu tun. Wir hoffen auf einen Gewinn, den wir momentan noch nicht mit Händen greifen können.

Die Vorstellungskraft soll im Dienst der Hoffnung stehen, die die Zukunft vorwegnehmen kann. Das Reich Gottes hat schon mitten unter uns begonnen, so sagt es Jesus seinen Freunden (vgl. Lk. 17,21). Die Hoffnung ist die Brücke, die Gegenwart und Zukunft, Fantasiertes und Reales zusammenbringt. Die Geschichte Gottes mit seinem Volk ist davon geprägt, Hoffnungen hochzuhalten. So schreibt beispielsweise Sacharja: »Wer immer den Tag des geringsten Anfangs verachtet hat, wird doch mit Freuden sehen den Schlussstein.« (Kapitel 4,10; nach Luther 1984)

Eines der bekanntesten über hundert Jahre alten Gospellieder ist »We shall overcome« – »Wir werden überwinden«. Darin heißt es: »Deep in my heart I do believe ...« – »In der Tiefe meines Herzens glaube ich ...«. Aus der Tiefe meines Herzens fließt alles in meiner Seele in den Glauben an das Überwinden hinein. Das ist eine Quelle, die sich mit anderen Herzen zusammentut. Und diesen Glauben können die Rückschläge der momentanen Realität überhaupt nicht infrage stellen. Es ist auch nicht entscheidend, wann dieses Überwinden zweifellos und für jeden sichtbar wird. »We shall overcome ... some day « heißt es in dem alten Gospellied – eines Tages. Eines Tages wird es vollendet. Das ist nun wirklich keine Datumsangabe, die man sich schon mal im Kalender notieren könnte. Doch sei's drum. Durch Vertrauen und Hoffnung ist das Überwinden bereits jetzt Wirklichkeit.

❀ Suchen Sie nach einem Beispiel in Ihrem Leben, wo Ihnen die Hoffnung so sehr Kraft verliehen hat oder verleiht, dass Sie dadurch bereits etwas von dem Erhofften spüren. Sagen Sie sich: Ich bin voll guter Hoffnungen.

15. SCHATZ: BESONNENHEIT UND SELBSTBEHERRSCHUNG – IN ALLEM DAS RECHTE MASS

In 2. Timotheus 1,7 zeigt Paulus auf, was wir brauchen, um unseren Sorgen und Ängsten zu trotzen: »Denn Gott hat uns nicht gegeben den Geist der Furcht, sondern der Kraft und der Liebe und der Besonnenheit.« Diese drei brauchen einander. Offensichtlich brauchen wir jeden Tag neue Kraft, die allerdings ohne Liebe zu einem unsinnigen Kraftakt verkommt. Welche Bedeutung die Besonnenheit hat und weshalb sie für die Kraft und die Liebe wichtig ist, erschließt sich erst auf den zweiten Blick. Dieses Wort meint, in all unserem Tun und Sein das rechte Maß zu finden. Denn auch das Gute wendet sich gegen uns, wenn es ausufert. Maßlosigkeit gibt den Ängsten viel Angriffsfläche, weil wir nicht zur Ruhe kommen können. Wahre Liebe begrenzt sich, um dem Geliebten Freiraum zu geben. Das macht uns Gott vor.

Besonnenheit führt uns zur Mäßigkeit. Dieses Wort ist heute aus dem Sprachgebrauch verschwunden – wahrscheinlich, weil es nach scheinbar unzumutbaren Entbehrungen klingt.

Sokrates soll gesagt haben:

»Nur dem, welcher sich selbst beherrscht, ist es möglich, beim Handeln das Beste ins Auge zu fassen.« (Sokrates, griechischer Philosoph, 469–399 v. Chr.)

Weniger von allem lässt uns eher den Überblick behalten – im Kühlschrank, im Kleiderschrank und in all unseren Abstellräumen. Wir können lernen, weniger zu fürchten, dass uns mal etwas fehlt. Außerdem schmälert es unsere Genussfähigkeit, wenn wir jeden Tag Schokolade, Kuchen und Ähnliches zu uns nehmen. Paulus bringt es so auf den Punkt: »Alles ist mir erlaubt, aber nicht alles dient zum Guten. Alles ist mir erlaubt, aber nichts soll Macht haben über mich.« (1. Korinther 6,12) Wenn ich mich besonnen selbst beherrsche, verhindere ich, dass etwas über mich herrscht. Daraus erwächst die Freiheit, die für das Genießen unverzichtbar ist.

Von den Tieren unterscheidet uns u. a. die Fähigkeit, daran zu denken, welche Auswirkungen ein bestimmtes Verhalten in der Zukunft hat. Leider schöpfen wir dieses wesentlichste Kennzeichen von Intelligenz nicht aus. Um nur einige Beispiele fast »animalischen« Verhaltens zu nennen: Da ist der Chef, der sich vor allem an den nächsten Quartalszahlen seines Unternehmens orientiert; oder der Politiker, der nur bis zur nächsten Wahl denkt; und natürlich wir alle, wenn wir uns so verhalten, dass wir unserer Gesundheit schaden.

Selbstbeherrschung ist dann besonnen, wenn sie von Sanftmut geprägt ist. Das bedeutet, dass wir auf uns und andere keinen Druck ausüben. Das ist auch gar nicht nötig, um sinnvolle Ziele zu erreichen. Bertolt Brecht schrieb 1938 in einem Gedicht:

> »... das weiche Wasser in Bewegung
> mit der Zeit den mächtigen Stein besiegt.
> Du verstehst, das Harte unterliegt.«

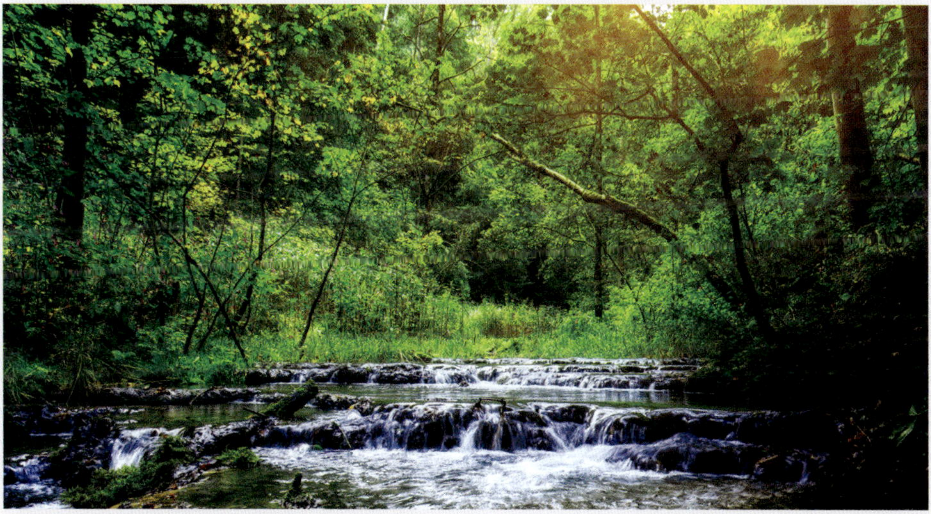

Das gilt auch, wenn ich mal das Essen unterbreche und faste. Wir bringen den Mut auf, sanft vorzugehen. Gerade darum kommt es zu einem Einschnitt, der uns rundherum guttut. Nicht umsonst wird Fasten dann auch »Chirurgie ohne Messer« genannt.

16. SCHATZ: LEICHTIGKEIT – WERDEN WIE DIE KINDER

Nachdem ich damit begonnen hatte, beim Fasten die Kräfte der Seele aktiv einzubeziehen, stellte sich ein Hochgefühl ein, als ich wieder zu essen anfing. Es lässt sich nicht so gut beschreiben. Ganz überraschend fühlte sich das Leben angenehm leicht an. Es reichte, einfach »nur« da zu sein. Diese Leichtigkeit habe ich schon einmal besessen, vor langer Zeit. Dieses Gefühl liegt allerdings hinter der Schwelle meines Erinnerungsvermögens, in meinen ersten beiden Lebensjahren.

Wir können das unbeschwerte Kind in uns – oftmals auch »inneres Kind« genannt – nicht gut spüren. Viele belastende Erfahrungen haben uns den Zugang verwehrt. Doch alle Erfahrungen sind noch in uns, auch die guten ganz zu Anfang. Denen nähern wir uns, wenn wir uns mit den Wesenszügen des kleinen Kindes beschäftigen. Viele Eigenschaften sind schon in den Kapiteln Vertrauen, Orientierungssinn und Liebe zur Sprache gekommen. Nun soll die Leichtigkeit im Mittelpunkt stehen, die durch vier Fähigkeiten unterstützt wird: *Begeisterungsfähigkeit, dem Gegebenen zustimmen, den Gefühlsreichtum entdecken und das Leben genießen.*

Hin und wieder übe ich mich im Windsurfen, was mir große Freude bereitet. Das ganze Geheimnis liegt darin, die richtige Position und Haltung zu finden. Dann läuft alles wie von selbst und man wird vom Wind getragen. Die Wellen, die zuvor das Brett so wacklig machten, kann ich nun ganz leicht durchschneiden. Ebenso wird Fasten ganz leicht, wenn man sich durch die Ausrichtung auf die beschriebenen Schätze in die entsprechende Position bringt und sich von diesen Kräften tragen lässt.

Gerne sehen wir ganz kleine Kinder an. Dabei schauen wir genau genommen nicht in erster Linie zu ihnen herab, sondern irgendwie zu ihnen hinauf. So leicht sollte sich unser Leben noch mal anfühlen, das wäre schön! Jesus verweist darauf, dass wir werden sollen wie die Kinder (vgl. Matthäus 18,3). Weshalb sollte das die einzige Aufforderung Jesu sein, die völlig utopisch ist? Was wird er wohl an einem Kind als nachahmenswert empfunden haben?

Führen wir uns die Haltungen des geborgenen Kindes vor Augen. Es ist im Kern ein tiefes Einverständnis mit dem Gegebenen. So ist das ganz kleine Kind überzeugt, alles zu haben, was es zum Leben braucht. Wenn es gut in Kontakt zur wichtigsten Bezugsperson ist, fehlt nichts zu seinem Glück. Es braucht nicht erst alle möglichen Veränderungen, um zufrieden zu sein. Denn es weiß, dass das Entscheidende da ist. Es ist auch ganz einverstanden, an dem Ort zu sein, an dem es sich gerade befindet, und geht ganz im gegenwärtigen Augenblick auf. Schließlich stimmt es ganz sich selbst zu und hat nicht ständig etwas an sich auszusetzen. Auch mit seinen Mitmenschen ist es einverstanden. Alles in allem erlebt es sich und die Welt als ganz und vollständig.

Auch wenn das von unserer eigenen Alltagsbefindlichkeit unerreichbar weit entfernt zu sein scheint, gehört es doch zu der Wirklichkeit unseres Lebens. Lassen Sie sich sagen, dass dieses kleine Kind, das Sie einmal zu Beginn Ihres Lebens waren, in Ihnen ist und Ihre Aufmerksamkeit verdient.

❀ Nehmen Sie ein Foto von sich zur Hand, das Sie als fröhliches Kleinkind zeigt. Ansonsten malen Sie sich vor Augen, wie Sie damals nach Ihren Vorstellungen ausgesehen haben.
Stellen Sie sich nun vor, dass dieses kleine Menschenwesen auf Ihrem Schoß sitzt. Sie erzählen Ihrem inneren Kind, was Sie gerade am meisten belastet. Und nun stellen Sie sich vor, was der/die Kleine aus seiner Unbeschwertheit heraus zu Ihrem Sorgenkatalog zu sagen hat. Sagen Sie sich: Ich habe die Leichtigkeit des geborgenen Kindes in mir.

Fasten kann uns diesem Gefühl der Leichtigkeit näherbringen. Ausgehend von der Entlastung in der Magen- und Darmregion können wir uns insgesamt leichter fühlen – als würden wir von Wasser getragen. Für unsere Seele kann uns die Vorstellung unterstützen, dass unser inneres Kind uns an die Hand nimmt und durch unsere Beschwerlichkeiten führt.

17. SCHATZ: BEGEISTERUNGSFÄHIGKEIT – SPIELERISCH LERNEN

Manchmal stellen wir uns insgeheim unser Gehirn wie einen Muskel vor, der trainiert und zu Höchstleistungen angeregt werden kann. Doch in Wirklichkeit ist unser Gehirn auf eine sehr viel freudvollere Weise zu fördern: durch Begeisterung.

Wenn wir von einem Lernschritt begeistert sind, werden in unserem Mittelhirn bestimmte Nervenzellen stimuliert. Diese schütten dann Botenstoffe, die Glück erzeugen, in andere Hirnregionen aus. Professor Gerald Hüther nennt diese Botenstoffe den »Gehirndünger«.

Dass ein Kleinkind so leicht und effektiv lernt, könnte u. a. daran liegen, dass es sich 20- bis 50-mal am Tag für etwas begeistern kann. Bei uns Erwachsenen passiert dies wesentlich weniger. An die Begeisterungsfähigkeit eines Kleinkindes reichen wir nie und nimmer heran, da bleibt es uns ein unerreichbares Vorbild. Wir sollten möglichst nur das zu lernen anstreben, wovon wir begeistert sind. Ich hatte neun Jahre Russischunterricht und habe doch nie gelernt, diese Sprache anzuwenden – vor allem, weil ich sie damals aus politischen Gründen ablehnte. Bei anderen Lernprozessen hingegen habe ich mich selbst überrascht, da ich von der Idee begeistert war, gerade dieses Neue irgendwann beherrschen zu können.

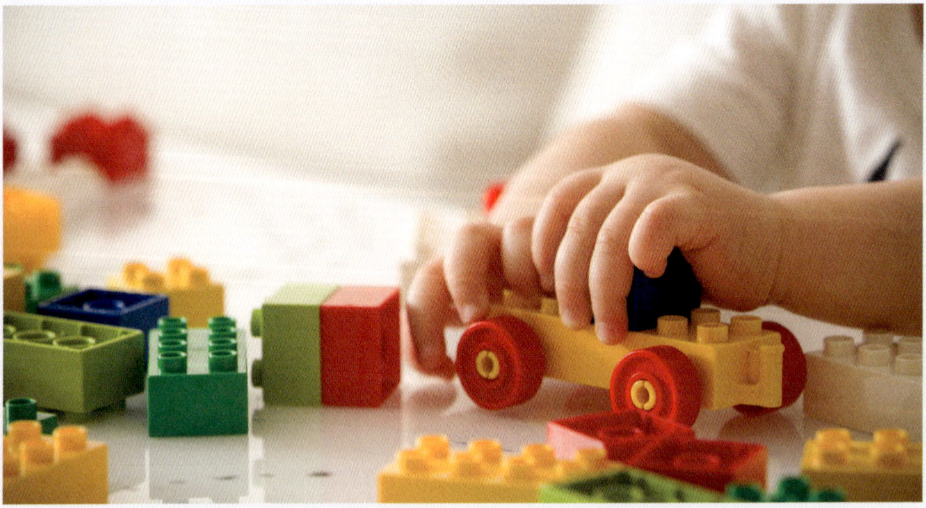

Fasten ist auch ein Lernprozess für Leib und Seele. Wer lernen will, wie man gut fastet, sollte sich an Menschen halten, die vom Fasten begeistert sind.

Fasten ist ohnehin in einer Gruppe deutlich leichter, weil Begeisterung ansteckend wirkt. Wenn Sie erkennen, wie gut Ihnen Fasten tun kann, ist die so förderliche Begeisterung in Ihnen bereits am Werk.

Knüpfen wir noch einmal da an, wie es ganz zu Anfang war: Wir lernten spielerisch – also mühelos und hoch motiviert – eine Muttersprache und vieles andere Hochkomplexe. In der Schule ist uns dann leider die Freude am Lernen und somit die spielerische Leichtigkeit verloren gegangen. Spielen und Lernen waren nun nicht mehr eins, sondern wurden zu Gegensätzen. Das ist bedauerlich – zumal wir nur im Spiel unsere Möglichkeiten, insbesondere die Kreativität, ausschöpfen. Was kann diesen Verlust verhindern?

- Abwarten, bis wir selbst bestimmte Lernschritte gehen wollen, statt etwas zu erzwingen.
- Ermutigung, gut in Kontakt mit uns selbst zu kommen. Überzeugungsarbeit, dass es für uns und unser Leben bedeutungs- und wertvoll ist, dies zu lernen.
- Lehrende, die selbst vom Lernstoff begeistert sind.
- Den Lernenden in seiner Ganzheit – mit Körper, Seele und Geist sowie Denken, Fühlen und Handeln – ansprechen.

Wenn wir das Fasten begeistert erlernen wollen, sollten wir darauf achten, dass diese vier Kriterien erfüllt sind. Sagen Sie sich: Ich bin begeisterungsfähig.

18. SCHATZ: ETWAS (SO) LASSEN – DAS GESCHENK, EINFACH DA ZU SEIN

Wir schauen mit Bewunderung einem Kind zu, das ganz in seinem Spiel aufgeht. Dabei taucht kein einziger Gedanke an ein Danach und Daneben auf. »Flow« wird das in der Glücksforschung genannt. Diesen Zustand zu erleben, ist im Alltag genauso möglich wie in einem spektakulären Urlaub. Was können wir vom Kind lernen?

Ein Kind, das noch im Urvertrauen und der Geborgenheit schwelgt, muss von nichts Besitz ergreifen, weil ja grundsätzlich da ist, was es braucht. Seine Seele ist ganz im Einklang mit dem Rhythmus von Nehmen und Lassen. Wir machen uns dagegen Stress, wenn wir am liebsten alles nur denkbar Mögliche haben wollen und müssen.

Haben oder Sein – ist das die Frage? Der Psychoanalytiker und Philosoph Erich Fromm hat eines seiner lesenswerten Bücher »Haben oder Sein« betitelt. Aber ist das wirklich eine Alternative? Denn das Haben gehört ja zum Sein. Doch während es im Sein um unsere ureigenste Lebendigkeit geht, hat das Haben etwas Statisches, Lebloses. Gerade weil wir so viel damit bezwecken wollen, geht uns ein tieferer Sinn verloren. Wenn dagegen das Sein dominiert, reicht es völlig aus, da zu sein. Dass ich gut im Sein angekommen bin, merke ich daran, dass eine Überzeugung in mir Raum gewinnt: Es stimmt für mich ganz und gar, an diesem Ort zu sein und gerade dieses und jenes zu erleben. Ich finde alles vor, was ich brauche. Nichts anderes ist jetzt wichtiger oder besser und muss erst noch für mein Glück verändert werden.

So stehen das »Haben-Müssen« und das »Lassen-Können« einander gegenüber. Das Lassen-Können setzt – im Gegensatz zum Haben-Müssen – Freiheit und Selbstsicherheit voraus und stärkt sie zugleich. So können wir z. B. beim Einkaufen deutlicher wahrnehmen, was uns längst gegeben ist, und es als wertvoll erachten.

Das Fasten kann zu einem Anstoß werden, nicht nur zeitweise und probehalber das Essen zu lassen, sondern auch manch anderes, das man schon (fast) bis zum Überdruss auszukosten versucht hat.

Die Welt retten, ohne sich einzuschränken – geht das? So lautete ein Titelthema des »Spiegels«. Die Fragestellung übersieht, dass man nie etwas tun kann, ohne etwas anderes zu lassen. »Die Welt retten«, das sollte ja einen winzigen Hauch von Heldenhaftigkeit haben. Der verfliegt sofort wieder, wenn es uns überhaupt nichts kostet. Wieso soll es eine Einschränkung sein, sich für jede noch so kurze Distanz in einen Metallkasten namens Auto zu setzen, statt auf dem Fahrrad freien Blick zum Himmel zu haben? Wieso reduziere ich mich, wenn ich weniger Plastikmüll verursache? Nimmt es mir etwas, wenn ich darauf verzichte, durch die Welt zu jetten, als warte mein Glück auf anderen Kontinenten auf mich? Und überhaupt: Was ist so schlimm daran, sich einzuschränken? Zu Unrecht sehen wir es als eine Bedrohung unserer Lebensfreude an. Gerade durch die Begrenzung eröffnet sich aber doch die Chance, innerhalb dieser Grenzen das Wertvolle zu genießen.

❀ Überlegen Sie einmal, was Sie alles leicht lassen können, sodass Sie es wie eine Erleichterung und als Freiheit empfinden. Würdigen Sie es für einen Moment. Sagen Sie sich: Ich kann etwas lassen und diese Fähigkeit als Geschenk empfinden.

Wohl dem, der in vielen Reifungsschritten entdeckt, wie wertvoll es ist, etwas zu lassen. Ohne diese kann sich unser Leben schnell anfühlen, als würden wir uns mit schwerem Gepäck abquälen.

Für die Leichtigkeit können wir uns an dem Kind orientieren, das die Freude am Dasein auskostet. Es muss dem Vorhandenen nichts hinzufügen.

Beim Fasten lassen wir etwas Gewohntes. Wir können dann deutlicher spüren, was uns mehr beschwert als voranbringt, weil es uns übermäßig in Anspruch nimmt.

19. SCHATZ: GEFÜHLSREICHTUM – AUCH DEN SCHWEREN EMOTIONEN ZUSTIMMEN

Ein Kind hat keine Angst vor seinen Gefühlen. Es vertraut, dass alles seine Zeit hat. Was gestern war, braucht es heute nicht mehr beschäftigen. So gibt es keinen Grund, nachtragend zu sein.

Das noch unbeschwerte Kind hat keinen Anlass, sich zu verstellen und anders zu erscheinen, als es ist. Es schaut uns mit großen Augen an, ohne jemals den Blick schamerfüllt abzuwenden.

Kinder können leidenschaftlich-hemmungslos weinen und sofort damit aufhören, wenn sie Beistand und Trost finden.

Ebenso können sie herzerwärmend und ständig lachen. »Kinder lachen normalerweise 400-mal am Tag, Erwachsene nur noch 20-mal und Tote gar nicht«, meint Dr. Eckart von Hirschhausen.

In dem Film »Timm Thaler *oder* Das verkaufte Lachen« werden wir daran erinnert, dass alle Reichtümer dieser Welt nichts nützen, wenn wir nicht mehr lachen können. Denn dann werden wir unglücklich. Gerade im Lachen und in der Fröhlichkeit zeigen sich unsere Einzigartigkeit und Kreativität. Ohne Lachen ist unser Leben wie eine Suppe ohne Würze. Auch mit wertvollen Zutaten hat sie nichts Schmackhaftes und Ansprechendes. Im Lachen sind wir Gott nahe, weil es zu seinen Eigenschaften gehört. Dass Gott Humor hat, sieht man nicht zuletzt daran, dass er uns geschaffen hat.

Kinder stecken uns nicht nur mit ihrem Lachen an. Alle Gefühle haben für das Kind ihren sicheren Platz. So steht der Leichtigkeit nichts im Wege.

»Wer bist du?«, sagte der kleine Prinz. »Du bist sehr hübsch ...«
»Ich bin ein Fuchs«, sagte der Fuchs.
»Komm und spiel mit mir«, schlug ihm der kleine Prinz vor. »Ich bin so traurig ...«
»Ich kann nicht mit dir spielen«, sagte der Fuchs. »Ich bin noch nicht gezähmt!«
»Ah, Verzeihung!«, sagte der kleine Prinz.
Aber nach einiger Überlegung fügte er hinzu: »Was bedeutet das: ›zähmen‹?«
»Zähmen, das ist eine in Vergessenheit geratene Sache«, sagte der Fuchs. »Es bedeutet: sich vertraut machen.«
(Antoine de Saint-Exupéry, 1900–1944, in: »Der kleine Prinz«, Kapitel 21)

Für welches unserer Gefühle könnte dies zutreffen? Es könnte verborgen etwas Wertvolles, Schönes darin liegen. Wir wünschen uns, dass wir mit diesem Gefühl mit mehr Leichtigkeit umgehen (also beinahe damit spielen). Das würde uns trösten und ermutigen. Doch das geht (noch) nicht. Das Gefühl ist noch nicht gezähmt. Wir können nicht vertrauen, dass es uns nicht letztlich verletzt und behindert. Um dies zu ändern, bleibt uns nur, sich das Gefühl vertraut zu machen.

❀ Vielleicht versuchen Sie einmal, mit einem Gefühl in Kontakt zu treten, das Ihnen bedrohlich erscheint. Wählen Sie aus: z. B. Wut, Angst, Trauer, Ohnmacht, Hilflosigkeit, Einsamkeit, Verlassenheit oder das Gefühl der Ablehnung. Sie können diesem Gefühl sagen: »Ich möchte nicht gegen dich ankämpfen, sondern davon ausgehen, dass du auch eine Bedeutung für mich hast. Ich will dich zähmen und mir vertraut machen. Dann kann ich mit dir spielen.« Sagen Sie sich: Ich habe eine Palette von Gefühlen, die mich in ihrem Miteinander bereichern.

Während des Fastens könnten wir uns als sensibler, dünnhäutiger empfinden. Schließlich findet auch in unserer Seele eine Reinigung statt. Wir sind eingeladen, nicht verbissen gegen aufsteigende Gefühle anzukämpfen oder sie zu unterdrücken, sondern mit ihnen in Kontakt zu treten und sie uns vertraut zu machen.

20. SCHATZ: GENIESSEN KÖNNEN – UND ZWAR MIT ALLEN SINNEN

Keiner von uns kann ständig aus dem Vollen schöpfen. Aber wir können versuchen, immer wieder neue Quellen zu finden. Eine davon ist unsere Genussfähigkeit.

Weil das kleine Kind ganz im Hier und Jetzt lebt, kann es sich auf eine Sache konzentrieren und damit deren Möglichkeiten ausschöpfen. So kann es viele glückliche Momente genießen.

Glück will gesucht werden. Wie bei der Liebe sollten wir auch für das Glück und den Genuss nicht darauf warten, dass sie einfach überwältigend über uns kommen. Mit solch einer Passivität würden wir uns nur kleinmachen. Schon während wir darauf aus sind, in dem Kleinen, Unscheinbaren etwas Wertvolles, Genießerisches zu entdecken, können wir uns wohlfühlen.

> Viele kleine Genussmomente stärken uns mehr als das große Highlight, das den Alltag umso grauer erscheinen lässt. Das größte Tier unseres Planeten – der Blauwal – ernährt sich von Plankton. Es braucht also nicht den großen Fang.

Beim Fasten können wir all die Geschenke um uns herum mit geschärften Sinnen wahrnehmen. Damit geht es gerade nicht um Mangel und Verzicht. Das bloße Wegnehmen oder Bleibenlassen kann zu Entzugserscheinungen führen, durch die das Belohnungssystem des Menschen plötzlich nicht mehr aktiviert wird. Es kommt zu einer Verschiebung der Botenstoffe und zu einer Stressreaktion, weil man das Entbehrte vermisst und sich ein Gefühl von Ausgeliefertsein ausbreitet. Deswegen ist es so wichtig, all das WERTVOLLe in unserem Leben immer wieder wahrzunehmen.

Wir können die Möglichkeiten unserer Sinne ausschöpfen. Wir sind in der Regel mit fünf Sinnesorganen auf die Welt gekommen, die alle auf Genießen ausgerichtet sind. Diese fünf Sinne wollen miteinander kooperieren. Wenn ein Sinnesorgan ausfällt, sind andere umso aktiver. Hier stoßen wir auf einen Aspekt von Ganzheit, den wir leicht übersehen. Etwas in uns fordert uns auf: »Gib mir fünf« bzw. »Schlag ein« – eine Ermutigung, auf allen verfügbaren Kanälen Wertvolles wahrzunehmen und etwas zu genießen.

Zugleich sollten wir beachten, dass zu viele Reize auf einmal das Genießen eher behindern als fördern. Das wird nachvollziehbarer, wenn Sie einmal Ihre Aufmerksamkeit darauf richten, was Sie mit Ihren fünf Sinnen genießen können.

- Halten Sie Ausschau nach einer *Augenweide*. Wie das Wort schon beinhaltet, geht es hier um etwas, auf dem Ihr Blick gerne ruht. Etwas, das auch Ihre Seele nährt. Solch einen Ruhepunkt zu finden, ist nicht möglich, wenn wir von Bildern überflutet werden.

- Gibt es einen *Ohrenschmaus?* Sie könnten auf etwas Leises – bislang Unbeachtetes – in Ihrer Umgebung achten oder ein Geräusch verursachen. Dazu müssen wir uns aus einer Geräuschkulisse vieler überwältigender Töne lösen.

- Ist ein *Wohlgeruch* im Raum unterwegs, dem Sie einmal nachschnuppern wollen? Die Bedeutung unseres Geruchsinns wird leicht unterschätzt. Über ihn speichern wir Erinnerungen besonders lange. Wenn meine Frau und ich uns umarmen, nehmen wir gerne den so vertrauten Geruch des anderen wahr. Ein Parfüm würde in den meisten Fällen eher stören, weil es ja nicht das ganz Persönliche und Eigene wäre.

- Was können Sie spüren, um ein *Wohlempfinden* zu bewirken? Wo fühlt sich etwas gut an? Auch darin suchen wir eher die sanfte Berührung und nicht massive Reize.

- Vielleicht ist Ihnen auch eine kleine *Gaumenfreude* möglich. Wir sind auf der Genießerspur, wenn wir mit unserer Aufmerksamkeit nach Besonderheiten suchen. Ein sehr starker oder scharfer Geschmack würde dabei stören. So können wir auch die Frische des Schluckes Wasser genießerisch schmecken. Sagen Sie sich: Ich bin ganz auf das Genießen ausgerichtet.

Genießen wird erst durch Reizreduzierung wirklich möglich. Dazu leistet auch das Fasten einen wertvollen Beitrag. Es zeigt uns, wie sehr wir aus der Fülle leben.

ZUSAMMENFASSENDE GEDANKEN

Mit all den Eindrücken können wir bislang verborgene Schätze erahnen und dann immer deutlicher sehen. Aus einem banal erscheinenden Geschehen tritt etwas Wertvolles hervor. Und wir können endlich einmal so groß von uns denken, wie wir als Meisterstück von allem Geschaffenen nun einmal sind.

Haben Sie schon einmal ein »Stehaufmännchen« in der Hand gehabt? Wenn man aufhört, es niederzudrücken, richtet es sich sofort von selbst wieder auf. Das Geheimnis dieses Kinderspielzeugs ist die Kugel im Bauch, die der Puppe Gewicht gibt.

So ermöglicht uns unser heiliger Kern – die Schätze unserer Seele – dieses Aufrichten unter allen Umständen. Dann können wir es wagen, auch mal die Komfortzone zu verlassen, in der wir nichts Neues dazulernen. Denn wenn es keine neuen Erfahrungen gibt, wird es bald muffig. Beim Fasten jedoch treten wir aus dem Vertrauten heraus. Wir wagen etwas und gewinnen viel.

Wir haben nun auf den vorangegangenen Seiten viele gute Gründe zusammengetragen, die die Aussage »Mein Leben ist wertvoll« bestätigen. Wenn wir das immer mehr verinnerlichen, wird es zur Grundhaltung werden, die keiner Begründungen mehr bedarf. So fühlen wir uns auch in schweren Zeiten leichter an Leib und Seele.

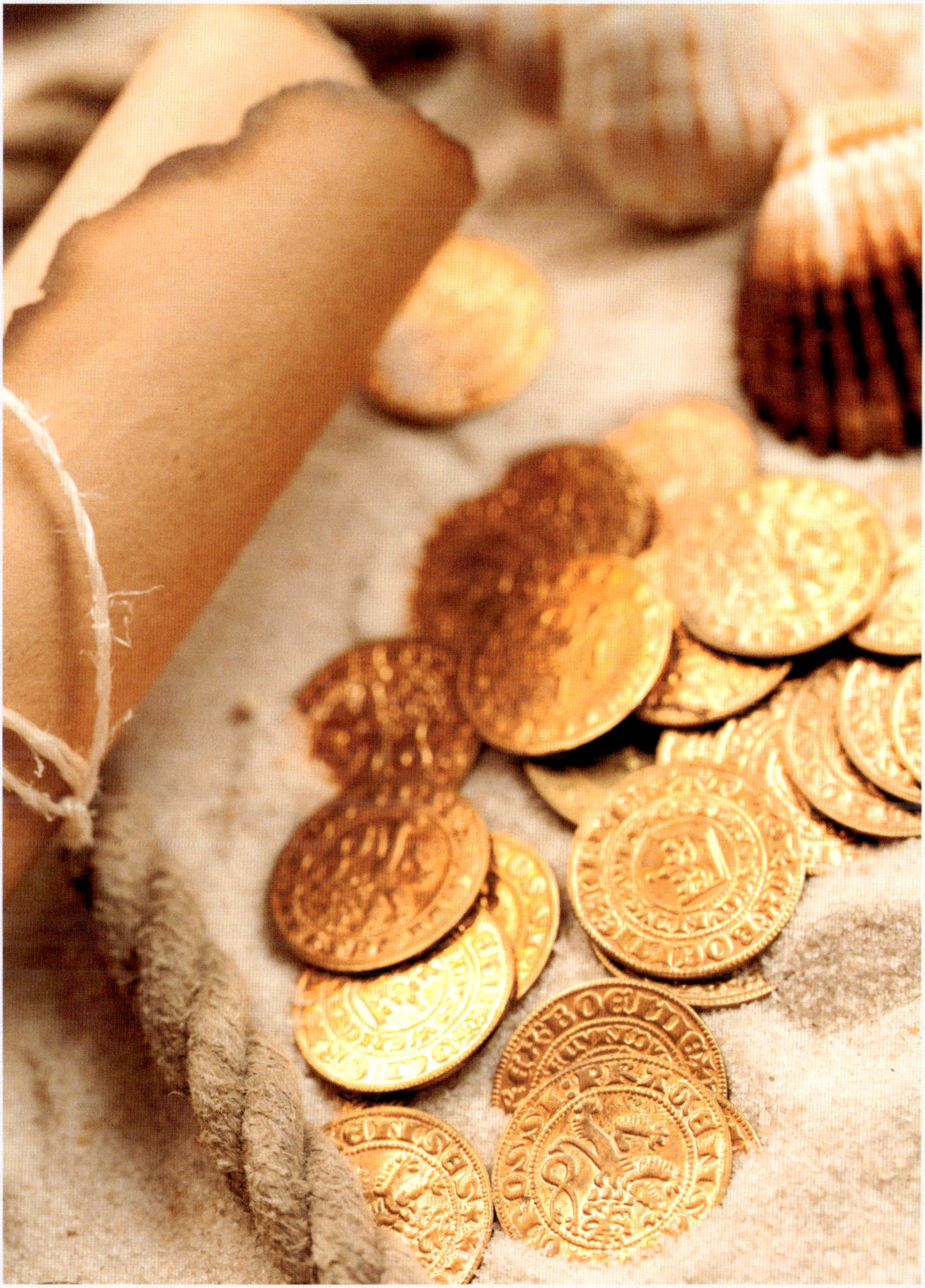

Anhang

REZEPTE FÜR DIE FASTENWOCHE

HAFERTRUNK

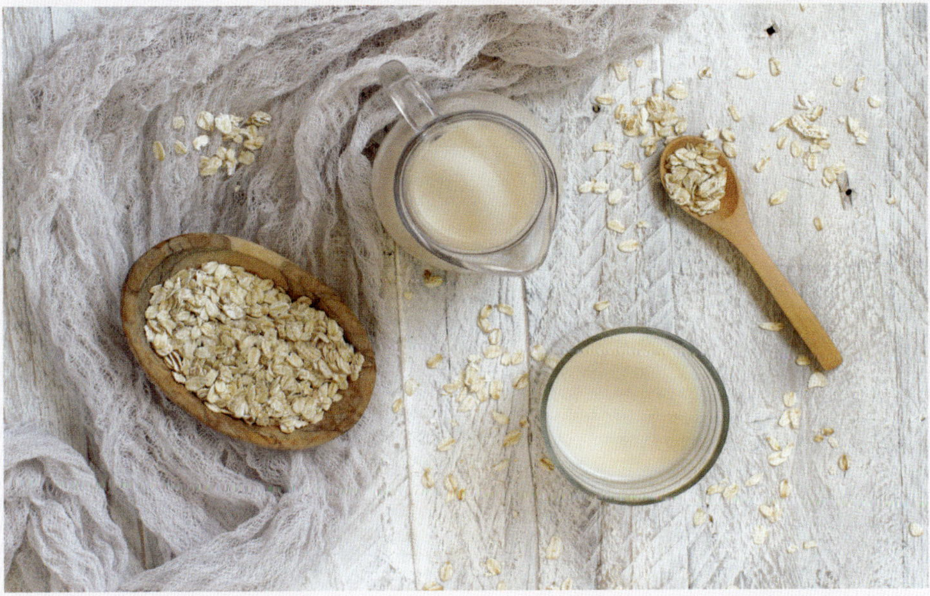

Abends ½ Tasse Vollkornhaferflocken in 3 Tassen kaltem Wasser einweichen, über Nacht stehen lassen und morgens Haferwasser abgießen und trinken. Die Haferflocken einfrieren und zum Aufbau nach dem Fasten verwenden.

BASISCHE BRÜHE
(für 2–3 Tage):

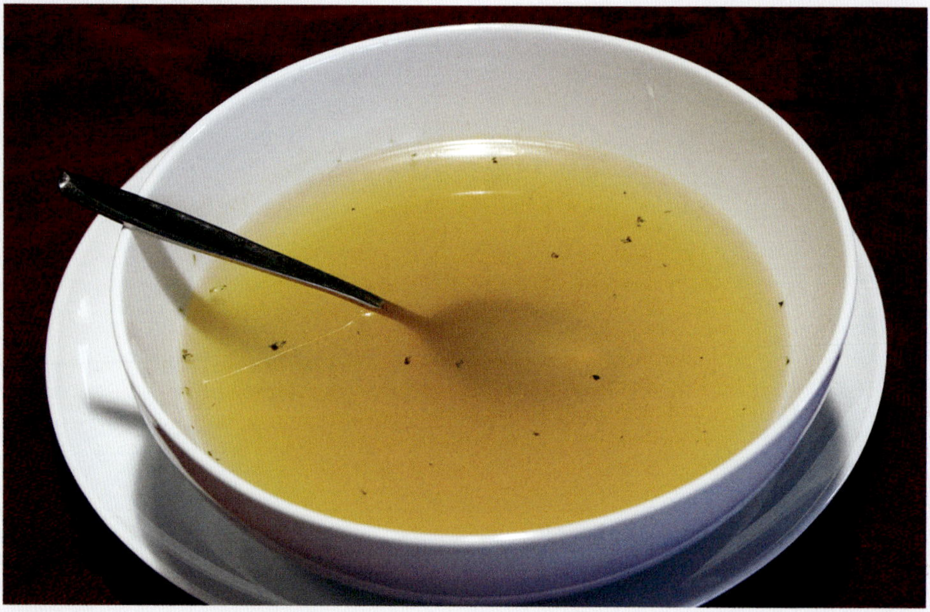

1 kg Möhren
1 kg Kartoffeln
4 Stangen Porree
1 kl. Sellerie
1 EL Hefeflocken
Petersilie, Schnittlauch, Giersch ...

Gemüse mit 1½–2 l Wasser für 1 Stunde leicht köcheln und dann noch ziehen lassen. Kein Salz verwenden. Trinken Sie nur die Brühe, die mit Kräutern, Sauerkrautsaft oder Rote-Bete-Saft verfeinert werden kann.

ENTSCHLACKUNGSTEE

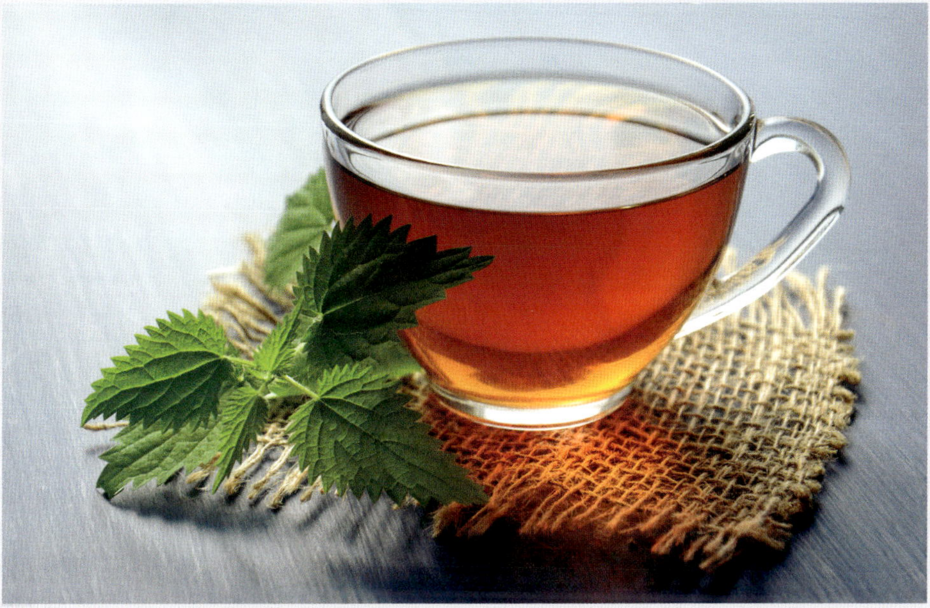

10 g Löwenzahnblätter
10 g Brennnesselblätter
10 g Birkenblätter
5 g Pfefferminzblätter
5 g Ringelblumenblüten

Übergießen Sie ½ bis 1 Teelöffel dieser Mischung mit einer großen Tasse kochendem Wasser. 5–10 Minuten ziehen lassen, dann absieben. Einschleichende Therapie: 3 Tage lang 1 Tasse trinken, 3 Tage lang 2 Tassen trinken, dann 3 Tassen pro Tag.

BRENNNESSELWASSER

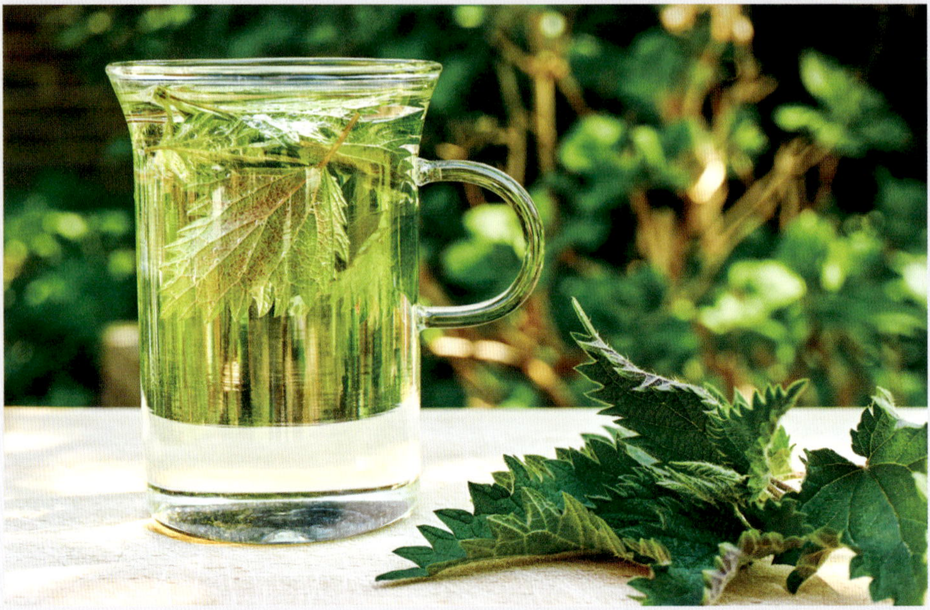

2–3 frische Brennnesseltriebe in eine Kanne geben und mit 2 Litern Wasser (ohne Kohlensäure!) auffüllen. Zitronenscheiben machen das Wasser noch leckerer. 1–2 Stunden ziehen lassen. Über den Tag verteilt trinken.

REZEPTE FÜR EINE BASISCHE WOCHE NACH DEM FASTEN

Eine basische Woche mit reichlich Obst am Morgen, Gemüse oder Gemüsesuppe am Mittag und Gemüsesuppe am Abend entschlackt Sie noch zusätzlich. Es wäre schade, wenn Sie in der Aufbauwoche nach dem Fasten gleich mit Brot, Milchprodukten und Fleisch anfangen. Deshalb habe ich Ihnen hier einige Vorschläge zusammengestellt, wie Sie mit saisonalen Salaten und Gemüse Ihre Aufbauwoche gestalten können.

HAFERFRÜHSTÜCK

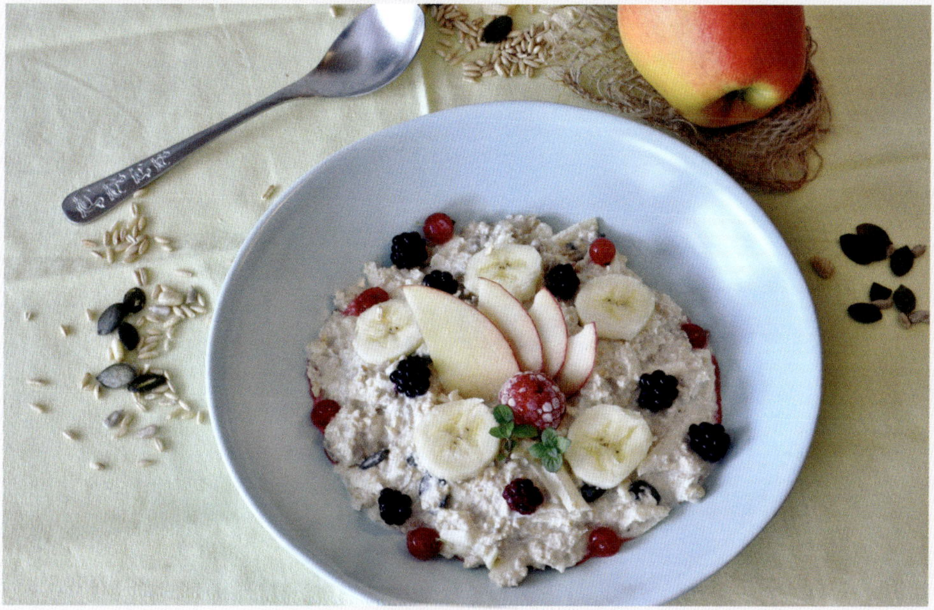

100 g Haferflocken oder frisch gepresster Hafer
1 reife Banane
1 Apfel
Walnüsse, Mandeln oder Kokosraspeln
2 EL Dattel-Feigen-Rosinenmus
Zitronensaft

Hafer abends in Wasser einweichen (der Hafer sollte mit Wasser bedeckt sein). Am Morgen das Obst zerkleinern und mit den anderen Zutaten und dem eingeweichten Hafer vermischen.

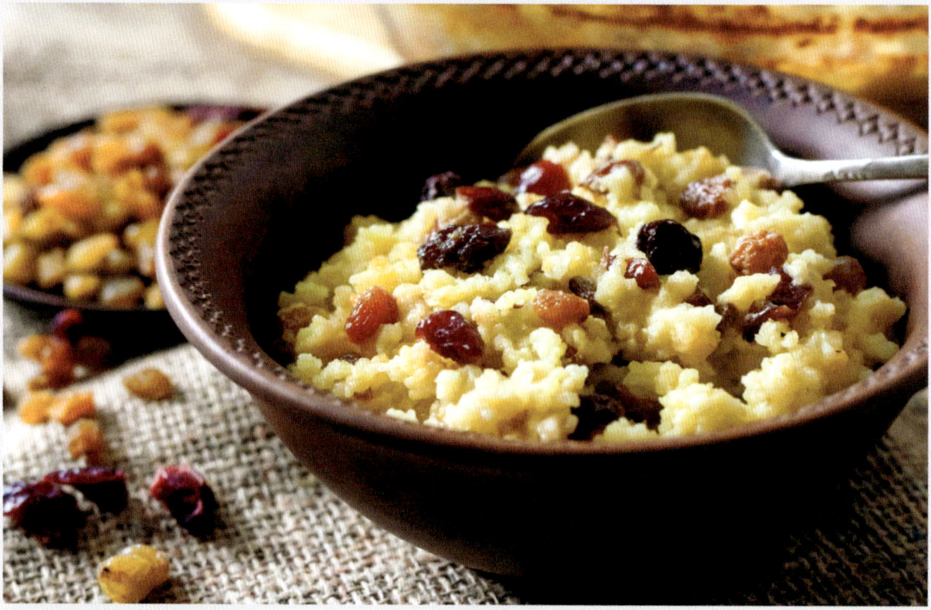

150 g Hirse
3 Äpfel raspeln
1 Banane zerdrücken
1 Dattel zerkleinern
3 EL Kokosraspeln, Mandeln oder Nüsse
2 EL Zitronensaft

Hirse in 450 ml Wasser aufkochen und ca. 30 Minuten quellen lassen. Alle Zutaten miteinander vermischen. Hirse kann mit vielen Früchten kombiniert werden. Lecker schmeckt Hirse z. B. mit Birnen und Cashewnüssen oder Beerenobst.

GRANOLA

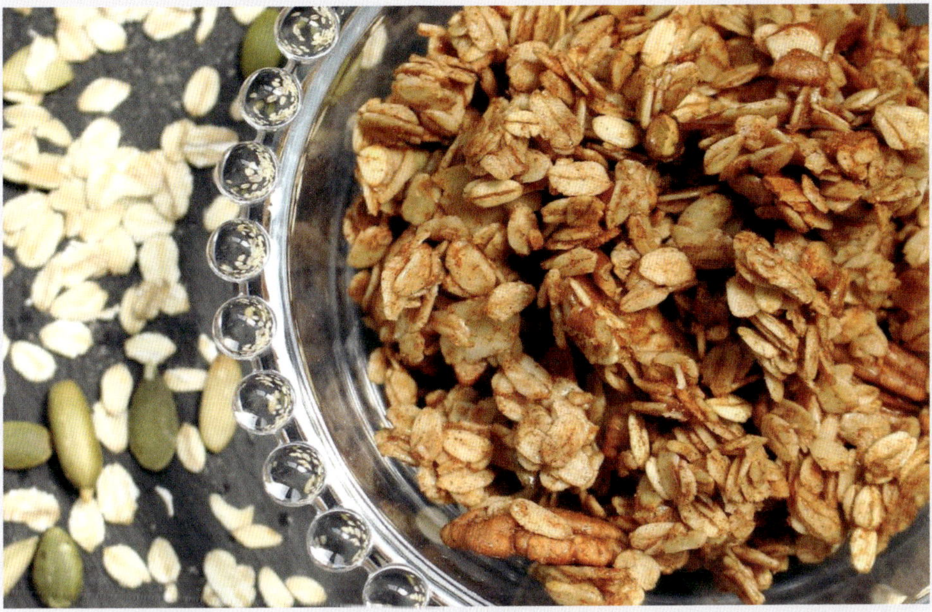

500 g Buchweizen
1 kg Haferflocken
500 g Nüsse und Samen eigener Wahl
(Mandeln, Walnüsse, Sonnenblumenkerne ...)
200 g Datteln einweichen und pürieren
Alles in einer großen Schüssel mischen und auf ein Backblech geben. 2 Stunden bei 150 Grad backen (den Ofen einen Spalt offen lassen), dabei die Mischung öfter wenden.

PFLAUMENMUS (ungekocht):

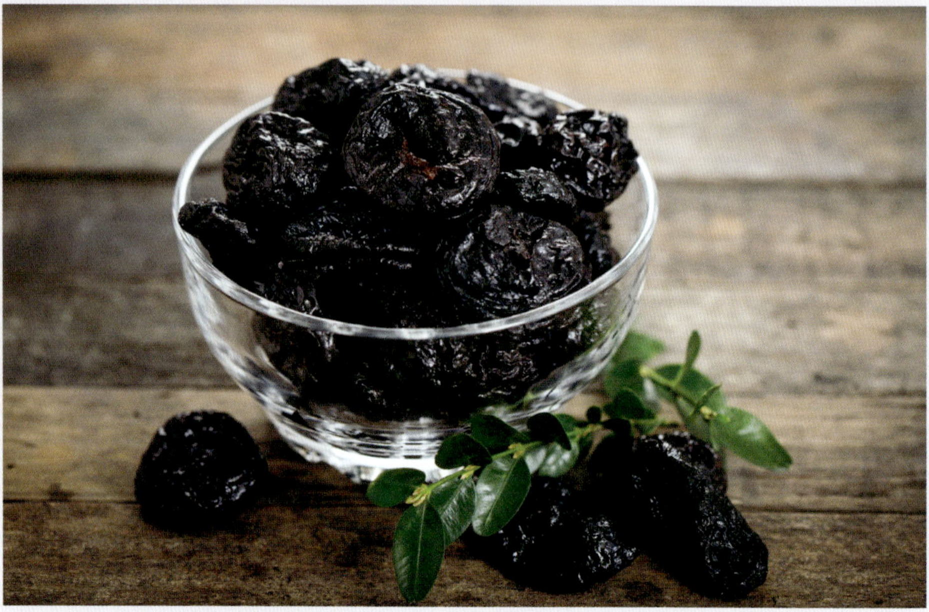

1 Packung Trockenpflaumen (oder andere Trockenfrüchte) über Nacht in Wasser einweichen.
Mit 1 EL Zimt und Zitronensaft fein pürieren. Hält sich lange im Kühlschrank.
Auch als Süßungsmittel für andere Süßspeisen zu verwenden.

MANDELTATAR

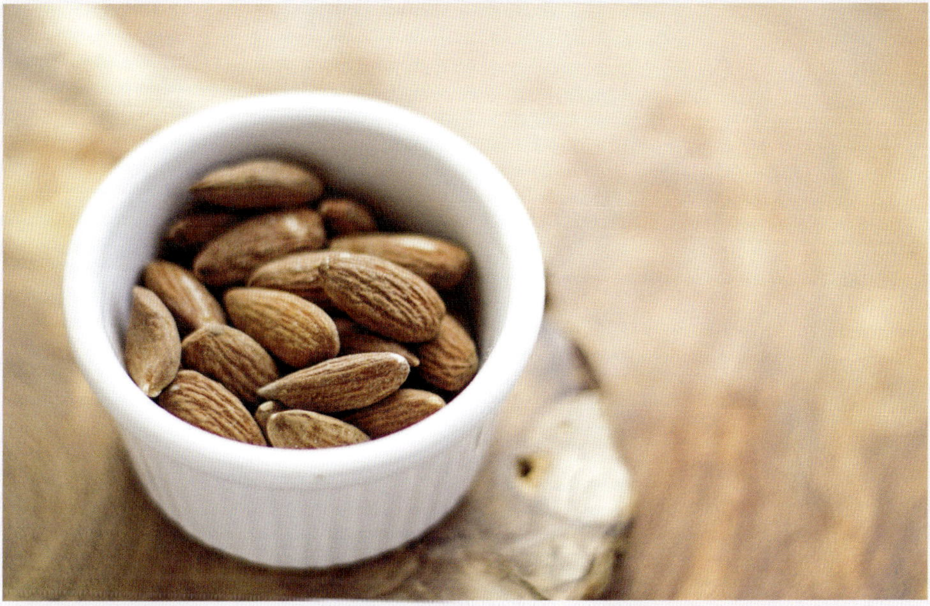

200 g Mandeln, gemahlen
150 g Tomatenmark
2 EL Öl
1 Zwiebel
2 Knoblauchzehen
Kräutersalz, Majoran, Thymian, Basilikum

Alle Zutaten gut zerkleinern und miteinander vermischen.

HIRSEBRATLINGE

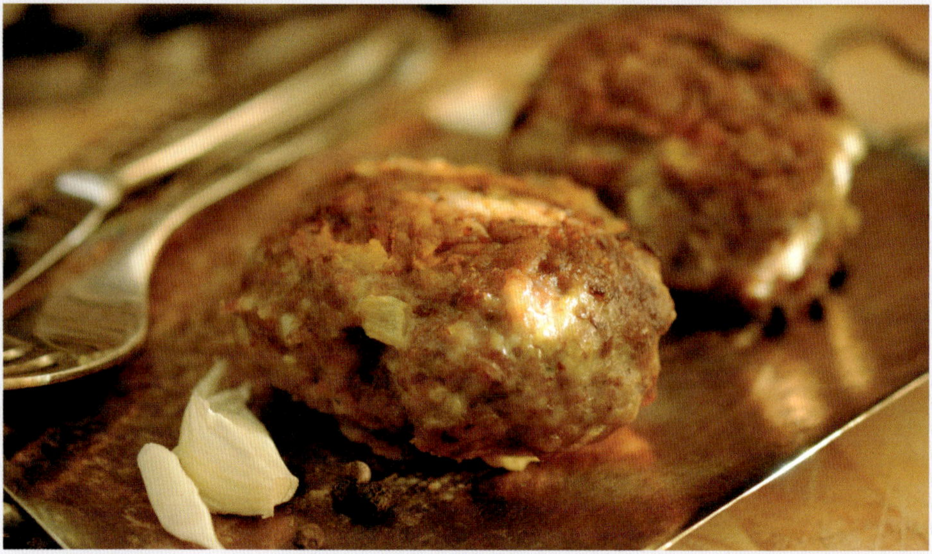

200 g Hirse
1–2 Zwiebeln
3 große Möhren
3 EL Hefeflocken
100 g geriebene Nüsse
2 EL Zitronensaft
1 EL Senf
2 EL Tomatenmark
etwas Kräutersalz, Pfeffer, Majoran
1 Handvoll Wildkräuter
evtl. etwas Haferflocken

Hirse in 400 ml Wasser kochen. Zwiebeln klein schneiden und andünsten. Möhren reiben und mit den restlichen Zutaten sehr gut vermischen. Kurz durchziehen lassen. Falls sich die Masse nicht formen lässt, Haferflocken hinzufügen und gut durchkneten. Frikadellen formen und auf ein Backblech legen. Bei 200 Grad ca. 25 Minuten backen.

ROTE-BETE-SAUERKRAUT-SALAT

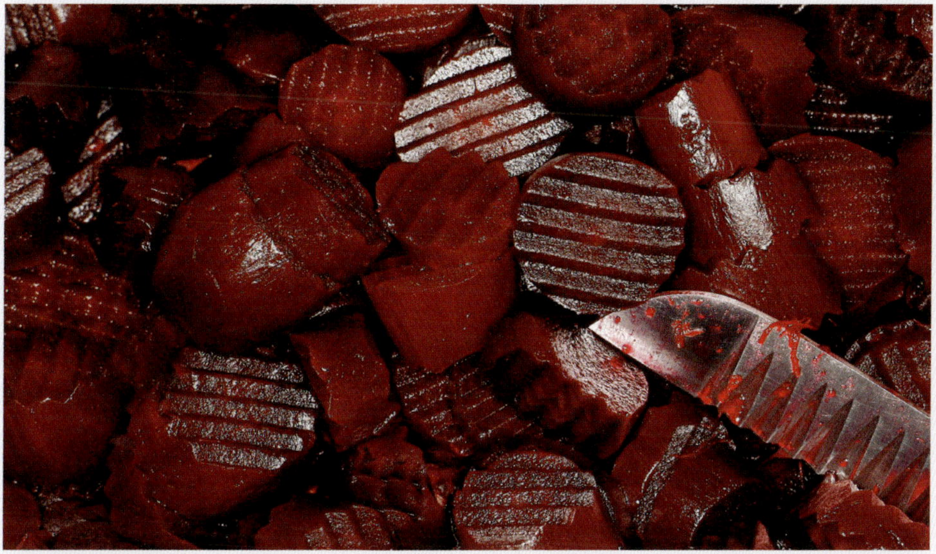

400 g Rote Bete
250 g Sauerkraut
2 EL Sonnenblumenöl
1–2 Frühlingszwiebeln
Petersilie
1–2 TL Zitronensaft
1 TL Honig
150 g Sonnenblumenkerne

Sonnenblumenkerne in der Pfanne trocken anrösten. Rote Bete raspeln und mit dem Sauerkraut und den übrigen Zutaten vermengen. Mit Kräutersalz abschmecken.

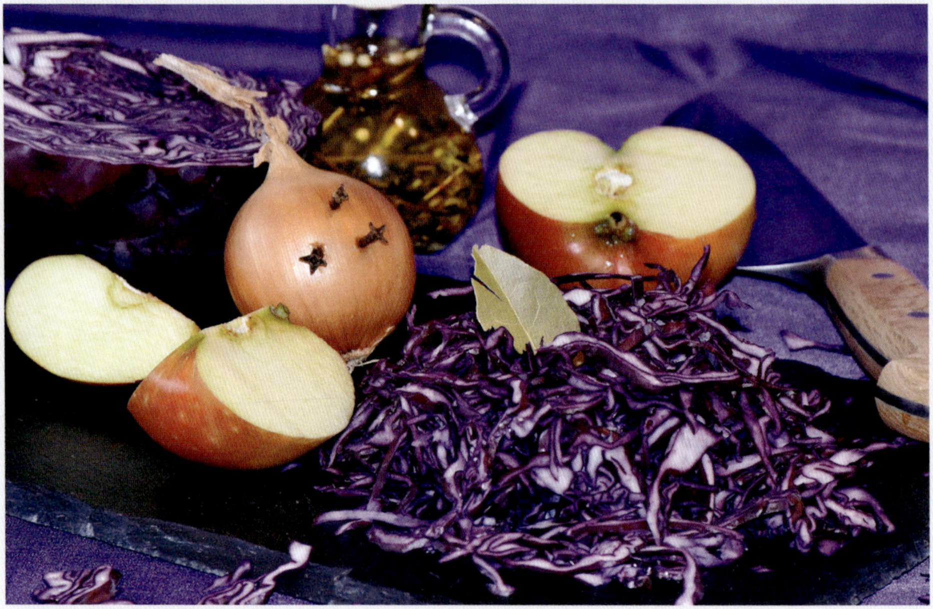

1 kleiner Rotkohl
3 Möhren
4 Äpfel
2 Frühlingszwiebeln
4 EL Olivenöl
½ Zitrone
Salz, Pfeffer, Kräuter

Kohl, Möhren, Äpfel und Frühlingszwiebeln fein hacken. Mit Öl, Zitrone, Gewürzen und Kräutern abschmecken. Mindestens eine Stunde ziehen lassen. Der Salat kann mit Nüssen und Kernen verfeinert werden.

DRESSING

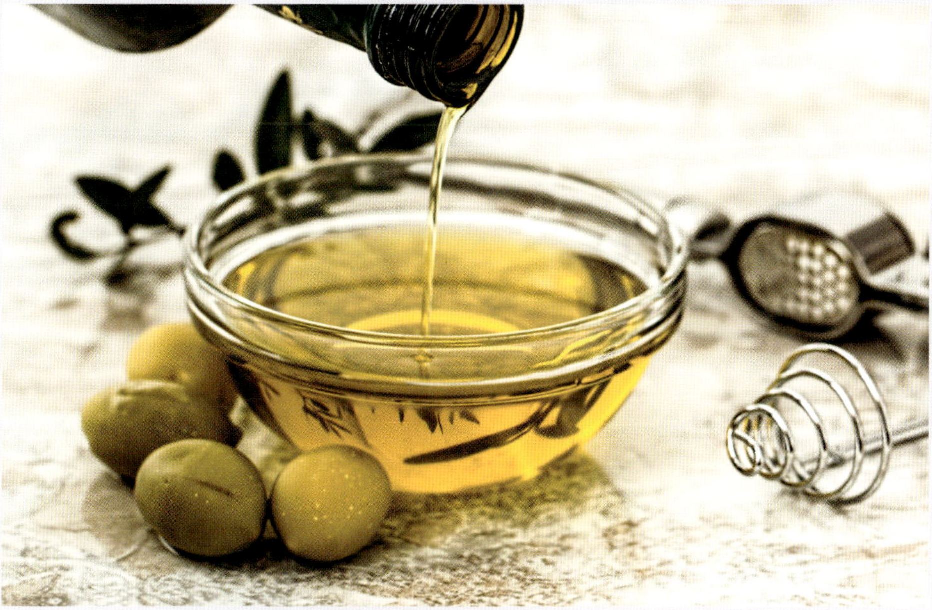

4 EL Olivenöl
2 EL Zitronensaft oder frischer Orangensaft
Kräutersalz
Pfeffer
evtl. 1 TL Senf
Kräuter nach Wahl

Nicht nur ein gutes Dressing macht einen Salat schmackhaft. Denken Sie auch an Nüsse, Samen, Kerne, Keimlinge, Sprossen, Blüten – damit wird jeder Salat zur Augen- und Gaumenfreude.

LINSENSUPPE

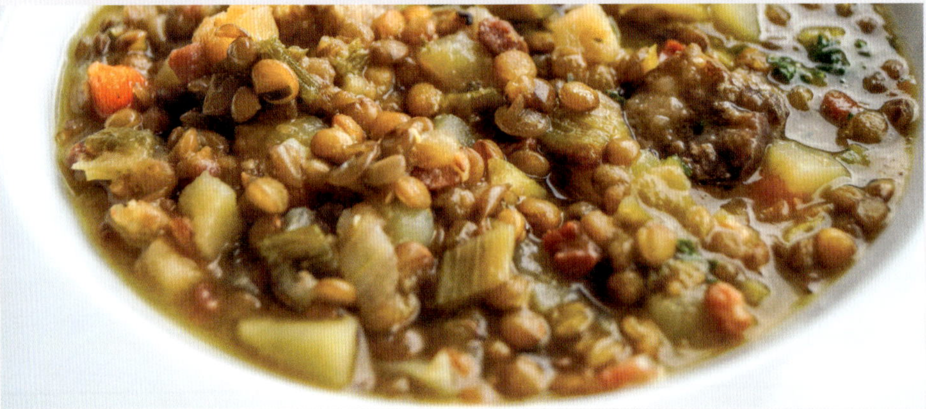

2½ Tassen Linsen (am besten schmecken die festen braunen)
3¼ l heißes Wasser
Gemüsebrühe
5 EL Olivenöl
2 Zwiebeln, gehackt
4–5 große Knoblauchzehen, in dünne Scheiben geschnitten
3 Möhren
2 Kartoffeln
2 große Lorbeerblätter
½ TL Zimt
½ TL gemahlener Ingwer
½ TL gemahlene Nelken
1½ TL Kreuzkümmel, gemahlen
frisch gemahlener schwarzer Pfeffer

Olivenöl erhitzen. Zwiebeln, Knoblauch und Lorbeerblätter ca. 2 Minuten andünsten. Restliche Gewürze dazugeben und ca. 1 Minute unter Rühren anrösten. Mit dem heißen Wasser und der Gemüsebrühe aufgießen, die Linsen und klein geschnittenen Karotten und Kartoffeln dazugeben, umrühren und aufkochen lassen. Bei geringer Hitze ca. 1 Stunde köcheln lassen. Je nach Geschmack nachwürzen oder salzen.

KICHERERBSEN-WIRSING-EINTOPF

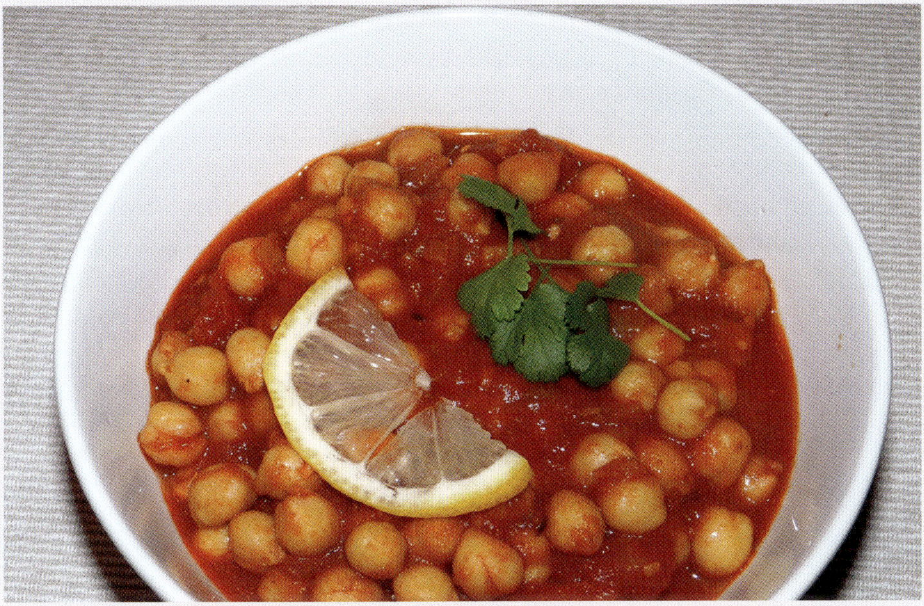

200 g Kichererbsen
400 g Wirsing
250 g Tomaten
2 Zwiebeln, gewürfelt
1 l Wasser
Tomatensaft
3 dicke Knoblauchzehen, in Scheiben geschnitten
Salz, Pfeffer, frische Kräuter

Kichererbsen über Nacht einweichen. 1 Stunde kochen.
Zwiebeln anbraten. Wirsing und Tomaten klein schneiden und kurz mit andünsten. Restliche Zutaten hinzufügen und ca. 20 Minuten köcheln lassen. Abschmecken.

MEINE ERFAHRUNG MIT FASTEN WÄHREND DER CHEMOTHERAPIE

Als bei mir (Dietmar) Krebs diagnostiziert wurde, bekamen wir durch eine Fernsehsendung (»Fasten und Heilen – Altes Wissen und neueste Forschung«, arte, Frankreich 2011) eine spannende Information: An einer kalifornischen Universität ging man davon aus, dass während des Fastens gesunde Zellen einen Schutzmechanismus aufbauen, der die unerwünschten Nebenwirkungen der Chemotherapie abmildern kann. Die Krebszellen dagegen verfügen nicht über diesen Schutz und sind anfälliger für die erwünschte Wirkung der Chemotherapie. Dies konnte an dieser Universität im Tierversuch bestätigt werden. Untersuchungsergebnisse an Menschen lagen zu diesem Zeitpunkt noch nicht vor. Mittlerweile forschen auch Prof. Dr. med. Andreas Michalsen und sein Team in Berlin dazu. Es gibt erste Hinweise, dass eine kurze Fastenzeit vor und nach einer Chemotherapie eine positive Auswirkung bei den Erkrankten haben kann.

Ich habe damals im Selbstversuch während der Chemotherapie gefastet. Jeder der sechs Zyklen umfasste an drei aufeinanderfolgenden Tagen eine Infusion. Mit dem Fasten habe ich einen Tag vor dem ersten Tag der Infusion begonnen und – um die Zeit nicht zu lang werden zu lassen – es am Ende des dritten Tages beendet.

Folgende Erfahrungen kann ich weitergeben, die natürlich keine Allgemeingültigkeit haben:

Die gefürchtetste Nebenwirkung während einer Chemotherapie ist die Übelkeit. Die Tatsache, dass ich mich in den fünf Monaten nicht ein einziges Mal übergeben musste und während dieser Zeit gerade einmal die für eine Woche vorgesehene Medikamentendosis verbraucht habe, schreibe ich – neben meinem beträchtlichen Bewegungspensum – dem Fasten zu. Diese Vermutung wurde durch die Tatsache gestützt, dass ich zu Beginn eines der Zyklen etwas Übelkeit verspürte. Ich schrieb es dem Fasten zu und begann wieder zu essen. Daraufhin war mir dann tagelang richtig übel, sodass der Unterschied zu meiner Befindlichkeit während der vorangegangenen Fastenzeiten offensichtlich wurde. Mittlerweile bin ich davon überzeugt, dass ich diese anfängliche Übelkeit nicht wegen des Fastens verspürte, sondern weil ich geglaubt hatte, auf den Entlastungstag verzichten zu können. Auf diese abrupte Umstellung hatte mein Körper reagiert.

Dass das Fasten die große Erschöpfung während der Chemotherapie reduziert, konnte ich nicht beobachten, da ich mich durch all die naturheilkundliche und seelische Unterstützung nicht erschöpft, sondern lediglich leistungsreduziert fühlte. Eine mögliche Gewichtsabnahme war kein Problem, da ich zwischen den Fastenzeiten gut und vollwertig aß.

ERMUTIGENDE BIBELTEXTE

Hier haben wir Ihnen für Ihre Fastenzeit noch einige Mut machende Texte der Bibel zusammengestellt:

»Denn ich bin der Herr, dein Arzt.« (2. Mose 15,26b)

»Schmecket und sehet, wie freundlich der HERR ist. Wohl dem, der auf ihn trauet!« (Psalm 34,9)

»Findest du Honig, so iss davon nur, soviel du bedarfst, dass du nicht zu satt wirst und speist ihn aus.« (Sprüche 25,16)

»Da merkte ich, dass es nichts Besseres dabei gibt als fröhlich sein und sich gütlich tun in seinem Leben. Denn ein jeder Mensch, der da isst und trinkt und hat guten Mut bei all seinem Mühen, das ist eine Gabe Gottes.« (Prediger 3,12-13)

»Ihr werdet mit Freuden Wasser schöpfen aus den Brunnen des Heils.« (Jesaja 12,3)

»Warum zählt ihr Geld dar für das, was kein Brot ist, und euren sauren Verdienst für das, was nicht satt macht? Hört doch auf mich, so werdet ihr Gutes essen und euch am Köstlichen laben.« (Jesaja 55,2)

»Wisst ihr nicht, dass ihr Gottes Tempel seid und der Geist Gottes in euch wohnt? Wenn jemand den Tempel Gottes zerstört, den wird Gott zerstören, denn der Tempel Gottes ist heilig – der seid ihr.« (1. Korinther 3,16-17)

»Alles ist erlaubt, aber nicht alles dient zum Guten. Alles ist erlaubt, aber nicht alles baut auf.« (1. Korinther 10,23)

»Ich kann niedrig sein und kann hoch sein; mir ist alles und jedes vertraut: beides, satt sein und hungern, beides, Überfluss haben und Mangel leiden; ich vermag alles durch den, der mich mächtig macht.« (Philipper 4,12-13)

»Prüfet aber alles und das Gute behaltet.« (1. Thessalonicher 5,21)

Nachwort

EINFACH FASTEN – ÜBER DEN VERZICHT ZUM GENUSS

Wir können etwas kaum noch schätzen und auskosten, wenn wir ständig im Überfluss konsumieren. Das gilt besonders für unser Essen.

Jahrzehnte des wachsenden Wohlstands haben Verzicht aus unserem Leben herausgedrängt.

Das schadet unserer Gesundheit, unserer Umwelt und unseren Beziehungen.

Bewusstes Verzichten unterstreicht unsere Würde, zumal es unter allen Lebewesen dieser Erde nur uns Menschen möglich ist. Gerade dadurch bekommt unser Leben Tiefgang. Wir nehmen wahr, welche Fülle uns längst zur Verfügung steht, und können sie eher genießen.

Fasten ist viel einfacher, als Sie womöglich denken. Es ist von unserem Schöpfer in uns angelegt. Ihnen stehen dafür alle Möglichkeiten zur Verfügung. Dieser Leitfaden hat Ihnen Anregungen gegeben, wie Leib und Seele das Fasten anstreben und unterstützen.

Bei alledem ist uns wichtig, Sie zu ermutigen: Finden Sie Ihren ganz persönlichen Fastenweg! Wir hoffen, wir konnten Sie motivieren und ein Stück des Weges begleiten.

Eine gute Fastenreise wünschen Ihnen Ihre
Ruth und Dietmar Pfennighaus

Lese- und Filmtipps

Ruth Pfennighaus, Wir sind für den Garten geboren: Naturheilmittel für Körper, Seele und Geist neu entdecken. Ein ganzheitliches Praxisbuch. Francke-Buch GmbH 2018.

Dr. med. Erich Rauch, Darmreinigung. Das Original nach Dr. med. F. X. Mayr: Wie Sie richtig entschlacken, entsäuern und ein ganz neues Lebensgefühl gewinnen. TRIAS-Verlag 2019.

Jürgen Schilling, Kau dich gesund! Schlank und vital ohne Diät. TRIAS-Verlag 2011.

Christopher Vasey, Das Säure-Basen-Gleichgewicht: Saure und basische Nahrungsmittel – Übersäuerung vorbeugen und behandeln. Verlagsgruppe Droemer Knaur 2005.

Dokumentation von Thierry de Lestrade und Sylvie Gilman: »Fasten und Heilen – Altes Wissen und neueste Forschung«. Arte 2011.

Unsere Medien rund um das Fasten

Wir veröffentlichen jährlich zwei neue Broschüren, von denen bis zum Jahr 2025 bereits zehn erschienen sind. Für das Fasten sind besonders interessant: Vollwertige Alltagsküche, Ganzheitliche Immunstärkung, Leichtigkeit für Leib und Seele.

Diese Broschüren können im Shop des Gesundheitshauses bestellt werden unter www.ge-haus.de/shop-1

Außerdem finden Sie bei youtube unter den Stichworten „Kleine Kräuterkunde“, „Ruth Pfennighaus“ sowie „Gesundheit erleben“ zahlreiche Videos zu dem Thema dieses Buches. Siehe auch unter www.ge-haus.de/tv, u.a. die Sendung Nr. 10.

Willkommen im Ganzheitlichen Gesundheitshaus

Die Autoren dieses Buches, Ruth und Dr. Dietmar Pfennighaus, sind die Initiatoren des Gesundheitshauses in Marburg. Sie unterstützen Svenja Riedel in der Leitung und Weiterführung der Arbeit tatkräftig. Mit einer Vielzahl von Fachleuten finden Sie dort ein breites Spektrum von Weiterbildungen, Seminaren und Beratung vor.

Insbesondere finden Sie auf unserer Website die ganzheitliche Fastenwochen, die wir im Frühjahr und im Herbst anbieten und damit auf 25 Jahre Erfahrung zurückgreifen.

Außerdem bieten wir „Basische Wochen" an, in denen wir die Leichtigkeit auf der körperlichen und seelischen Ebene in den Vordergrund stellen. Wir stellen Ihnen damit einen wirksamen Weg zur Gewichtsreduzierung vor – und um sich insgesamt leichter zu fühlen (siehe: www.ge-haus.de/fasten-ernährung).

Im Gesundheitshaus liegt die Aufmerksamkeit nicht auf dem, was uns fehlt, sondern vielmehr auf den gesunden Anteilen und Ressourcen – insbesondere den Selbstheilungskräften. In einer ganzheitlichen Herangehensweise ergänzen Medizin, Naturheilkunde, Systemische Beratung und Gebet einander.

Auf unserer Internetseite finden Sie das vielfältige Programm, Flyer sowie eine Mediathek mit eigenen Videos und Printmedien – auch rund um das Fasten.

Kontakt:
Ganzheitliches Gesundheitshaus
Oberweg 55, 35041 Marburg
Internet: www.ge-haus.de
E-Mail: info@ge-haus.de

Weitere Bücher von Ruth Pfennighaus

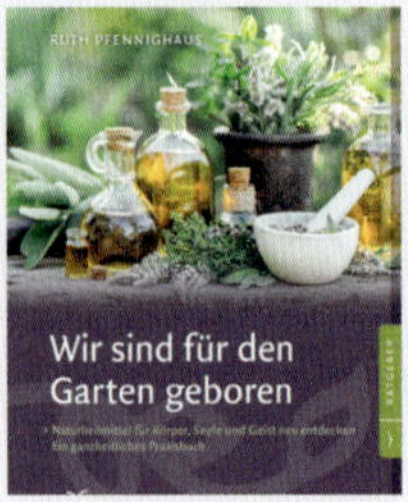

Wir sind für den Garten geboren
Naturheilmittel für Körper, Seele und Geist neu entdecken
Ein ganzheitliches Praxisbuch
ISBN 978-3-86827-721-0
176 Seiten, Paperback

Gott hat uns Menschen ursprünglich für den Garten Eden geschaffen. Und er hat uns alles gegeben, was ein gesundes, erfülltes Leben ermöglicht. Vertrauensvolle Beziehungen, Bewegung in seiner schönen Schöpfung, einen beglückenden Rhythmus von Arbeit und Ruhe, erfrischendes Wasser, wertvolle Nahrung und nicht zuletzt eine wahre Naturapotheke an Heilpflanzen und -kräutern. Doch oft haben wir verlernt, die guten Gaben unseres Schöpfers wahrzunehmen und anzuwenden, die doch zum Wohl unseres Körpers und unserer Seele gedacht sind.
In diesem Buch gibt uns Ruth Pfennighaus ganzheitliche, einfach umzusetzende Tipps an die Hand, wie wir gesünder, gelassener und glücklicher durchs Leben gehen können. Gehen Sie mit auf eine Entdeckungsreise in die Welt der Naturheilschätze und der Geschenke, die uns der Schöpfer direkt vor die Haustür gelegt hat!

Mit Rezepten für gesunde Gerichte, Tees, Tinkturen, Salben u.v.m.

Kleine Frauenkräuterkunde
Heilsames aus meinem Himmelsgärtchen
ISBN 978-3-96362-136-9
124 Seiten, gebunden
Illustrationen von Katja Hogh

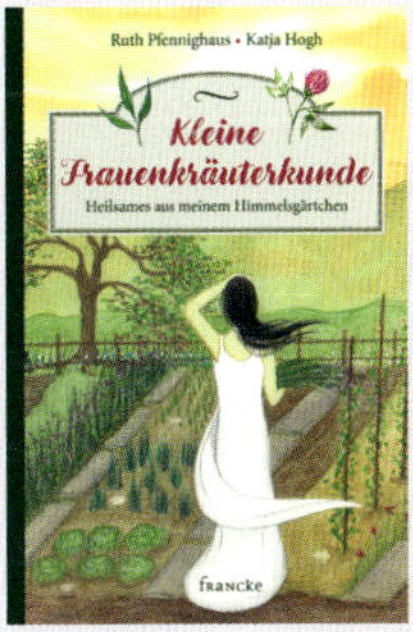

Gärten sind nicht nur ein wahres Wunderwerk, um zu entschleunigen, sondern halten auch einen unglaublichen Reichtum für uns bereit. In vielen Pflanzen schlummern verborgene Schätze – gerade für uns Frauen! Entdecken Sie die geheime Wirkkraft unserer heimischen Kräuter und Wiesenpflanzen und machen Sie sie für sich nutzbar. Ihre Gesundheit wird es Ihnen danken. Und Ihre Seele ebenso … Berührende Bilder der Künstlerin Katja Hogh gepaart mit Gedichten, Sinnsprüchen, Segensversen und persönlichen Einsichten der bekannten Phytotherapeutin Ruth Pfennighaus sowie handfestem Kräuterwissen, Gesundheitstipps und Naturkosmetikrezepten.

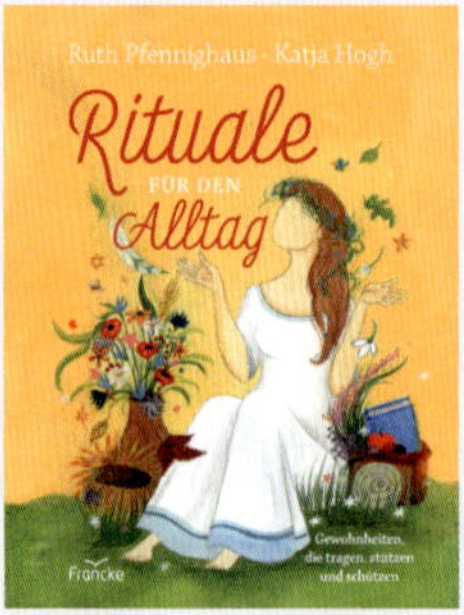

Rituale für den Alltag
ISBN 978-3-96362-295-3
80 Seiten, gebunden
Illustrationen von Katja Hogh

Rituale verleihen Kraft, geben Sicherheit, Frieden und Stärke. Rituale geben unserem Alltag Struktur und einen hilfreichen Rhythmus. Und sie verankern in unserem Leben Wichtiges, was sonst zu kurz kommen würde. In diesem Buch stellt uns die bekannte Autorin und Gesundheitsberaterin Ruth Pfennighaus vor, welche Rituale sie durch den Tag und das Jahr begleiten und ihr zu Kraftquellen und Ruheorten mitten im Alltag werden. Es sind Gewohnheiten, die der Selbstfürsorge dienen und darüber hinaus durch Übungen, Symbole, Lieder und Gebete unsere Beziehung zu Gott und Mensch festigen.
Die persönlichen Einsichten der Autorin lassen sich gut auf das eigene Leben übertragen und regen dazu an, selbst heilsame Rhythmen zu finden, damit wir beschenkt, fröhlich und gelassener durch unsere Tage gehen können. Vertieft werden die Texte durch ausdrucksstarke Bilder der Künstlerin Katja Hogh.

»Gute Gewohnheiten sind wie Spuren im Schnee. Ich muss mir erst einen Pfad treten, immer wieder, bis der Weg gebahnt ist. Gute Gewohnheiten dürfen wachsen und müssen stetig wie kleine Pflänzchen gepflegt werden.« (Ruth Pfennighaus)

Kleine Kräuterkunde fürs Immunsystem
Heilsames aus Wiese, Wald und Garten
ISBN 978-3-96362-432-2
124 Seiten, gebunden
Illustrationen von Katja Hogh

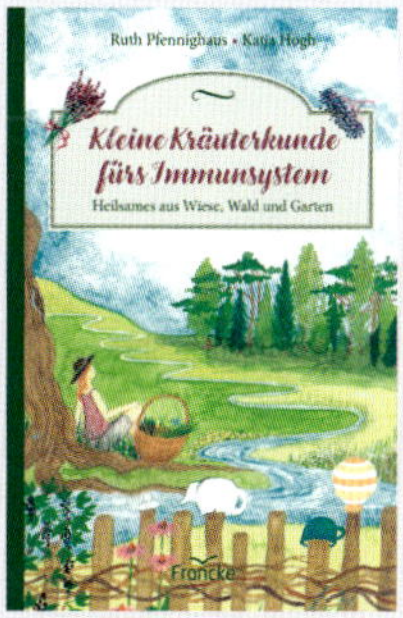

Wie können wir unser Immunsystem und damit unser Wohlbefinden und unsere Gesundheit stärken – das ganze Jahr hindurch? Welches »Kraut« ist dafür gewachsen?
Ruth Pfennighaus gibt in diesem Buch wertvolle Tipps aus der Ganzheitsmedizin und Naturheilkunde. Sie führt ihre Leserinnen und Leser in die Heilkraft von Pflanzen, Kräutern und ätherischen Düften ein, gibt Hinweise für eine immunstärkende Ernährung und beschreibt die Anwendung alter Heilmittel.
Lernen Sie wirkungsvolle Gesundheitshelfer aus dem Pflanzenreich kennen und schätzen, mit denen Sie zu einem gut funktionierenden Immunsystem beitragen können!

Mit ausdrucksstarken Bildern der Künstlerin Katja Hogh.